JN316743

日本精神神経学会

臨床医のための
小児精神医療入門

監修　日本精神神経学会 小児精神医療委員会
編集　齊藤万比古　恩賜財団母子愛育会愛育研究所愛育相談所・所長
　　　小平　雅基　総合母子保健センター愛育クリニック小児精神保健科・部長

医学書院

臨床医のための小児精神医療入門

発　行	2014年5月1日　第1版第1刷Ⓒ
	2015年9月1日　第1版第2刷

監　修　日本精神神経学会　小児精神医療委員会
編集者　齊藤万比古・小平雅基
発行者　株式会社　医学書院
　　　　代表取締役　金原　優
　　　　〒113-8719　東京都文京区本郷 1-28-23
　　　　電話　03-3817-5600（社内案内）

印刷・製本　横山印刷

本書の複製権・翻訳権・上映権・譲渡権・公衆送信権（送信可能化権を含む）は㈱医学書院が保有します．

ISBN978-4-260-01906-4

本書を無断で複製する行為（複写，スキャン，デジタルデータ化など）は，「私的使用のための複製」など著作権法上の限られた例外を除き禁じられています．大学，病院，診療所，企業などにおいて，業務上使用する目的（診療，研究活動を含む）で上記の行為を行うことは，その使用範囲が内部的であっても，私的使用には該当せず，違法です．また私的使用に該当する場合であっても，代行業者等の第三者に依頼して上記の行為を行うことは違法となります．

JCOPY〈出版者著作権管理機構　委託出版物〉
本書の無断複製は著作権法上での例外を除き禁じられています．複製される場合は，そのつど事前に，出版者著作権管理機構（電話 03-3513-6969，FAX 03-3513-6979，info@jcopy.or.jp）の許諾を得てください．

執筆者一覧（執筆順）

齊藤万比古	恩賜財団母子愛育会愛育研究所愛育相談所・所長
相原正男	山梨大学大学院総合研究部・教授
本城秀次	名古屋大学発達心理精神科学教育研究センター・教授
笠原麻里	駒木野病院児童精神科・診療部長
岡田　俊	名古屋大学医学部附属病院親と子どもの心療科・准教授
十一元三	京都大学大学院人間健康科学系・教授
根來秀樹	奈良教育大学教育学部障害児医学分野・教授
小林朋佳	地域医療機能推進機構東京山手メディカルセンター小児科
稲垣真澄	国立精神・神経医療研究センター精神保健研究所知的障害研究部・部長
原田　謙	長野県こころの医療センター駒ヶ根
宇佐美政英	国立国際医療研究センター国府台病院児童精神科
松本英夫	東海大学医学部専門診療学系精神科学・教授
高橋雄一	横浜市立大学附属市民総合医療センター精神医療センター・准教授
小平雅基	総合母子保健センター愛育クリニック小児精神保健科・部長
金生由紀子	東京大学大学院脳神経医学専攻こころの発達医学・准教授
岩垂喜貴	国立国際医療研究センター国府台病院児童精神科
牛島定信	三田精神療法研究所・所長
田中英高	大阪医科大学小児科・准教授
亀岡智美	兵庫県こころのケアセンター・副センター長
田中　究	神戸大学大学院精神医学分野・准教授
中西大介	三重県立小児心療センターあすなろ学園・医長
塩田睦記	東京女子医科大学病院小児科
小国弘量	東京女子医科大学病院小児科・教授
奥山眞紀子	国立成育医療研究センター・副院長/こころの診療部長
近藤直司	大正大学人間学部臨床心理学科・教授
石井のぞみ	総合母子保健センター愛育病院小児科・部長
松本俊彦	国立精神・神経医療研究センター精神保健研究所自殺予防総合対策センター
原　裕子	川口市立医療センター放射線科・部長
入砂文月	国立国際医療研究センター国府台病院精神系統括診療部門
山下　洋	九州大学病院子どものこころの診療部・講師
生地　新	北里大学大学院医療系研究科・教授
中村伸一	中村心理療法研究室
渡部京太	国立国際医療研究センター国府台病院児童精神科・診療科長
飯倉康郎	筑後吉井こころホスピタル診療部・部長
堀越　勝	国立精神・神経医療研究センター認知行動療法センター・センター長
山崎　透	静岡県立こども病院こころの診療センター・センター長
本田秀夫	信州大学医学部附属病院子どものこころ診療部・診療教授

岩坂英巳	奈良教育大学特別支援教育研究センター・教授
牛島洋景	国立国際医療研究センター国府台病院児童精神科
大重耕三	岡山県精神科医療センター・医長
鈴木　太	名古屋大学医学部附属病院親と子どもの心療科
新井　卓	神奈川県立こども医療センター児童思春期精神科・部長
佐竹直子	国立精神・神経医療研究センター病院精神科
細金奈奈	総合母子保健センター愛育病院小児精神保健科
伊東ゆたか	東京都児童相談センター治療指導課・課長
富田　拓	国立きぬ川学院・医務課長
桝屋二郎	法務省関東医療少年院・医務課長
高瀬利男	横浜いずみ学園・医務課長

はじめに

　本書は日本精神神経学会小児精神医療委員会が監修した，子どもの心の診療に関心を持ち，その専門性を獲得したいと望む精神科医や児童精神科医，あるいは小児科医，さらには子どもの精神保健，福祉，教育などの分野のあらゆる職種の読者に，児童青年精神医学とその臨床領域である子どもの心の診療の基礎的情報と専門性を獲得するための道筋を示した入門の書である．

1. 本書刊行に至る経緯

　本書刊行に向けた直接の動きは，2011年度に日本精神神経学会・教育に関する委員会の中に設置された児童思春期精神科部会（これは後に小児精神医療作業部会と改称された）が，専門医になろうと受験準備中の精神科医に児童青年精神医学および子どもの心の診療に関する整理された情報を提供し，この分野での研修目標を明確にすることに取り組むよう求められたことに始まる．当時，児童青年精神医学，司法精神医学，精神療法の3分野が特に専門医資格取得にあたって情報の得にくい分野と学会員には感じられていたこともあり，卒後教育の諸分野の中で特に梃入れが必要であるという理事会での決定に基づき，3分野それぞれに関する作業部会が設置されたのである．以来，3作業部会はそれぞれテキストの編纂（すでに司法精神医学作業部会から『臨床医のための司法精神医学入門』が刊行されている）および全国研修会の開催などに取り組んできた．その活動の意義が評価され，2013年9月に3作業部会は各々独立した委員会へと再編され，小児精神医療作業部会も小児精神医療委員会とされた（以下，作業部会時代を含め小児精神医療委員会と記す）．

　小児精神医療委員会が取り組んだテキストは，児童青年精神医学と子どもの心の診療に関連した基本的項目に関する解説を列挙する教科書の形を採るという案は複数の類書がすでに出版されていたこともあり，出発段階での検討で採用しないことが決まっていた．では，どのようなテキストとすべきかについての議論へと移っていく過程で，本書で示したような項目の要約，理解度を自己点検するためのチェックリスト，内容の理解を支援する図表などを示した自由ノート，学習や研修の達成目標，そして引用文献および推薦図書から組み立てられて同じフォーマットを用いることが決まった．次に問題となるのは，「誰がどの項目を執筆するか」を具体的に決定することであった．

　その段階で，この企画に利用可能な素材が一つ存在した．それが，児童青年精神医学と子どもの心の診療に必要な基礎的な情報の伝達を目的として2010年度から始まった「厚生労働省こころの健康づくり対策事業思春期精神保健研修」の中の医療従事者専門研修（2部構成で各々2日ずつ計4日間の研修コース）である．このコースは，医学部の教育過程で児童青年精神医学の講義が十分行われることはほとんどなく，発達障害を中心に1時間から数時間の講義が行われる程度であるという現状を前提に，子どもの心の発達過程やそれに応じた精神症状の年代特異性，子どもの

精神医学的評価，そして子どもに特有な精神科治療の諸技法の考え方，さらには子どもの心の診療が連携すべき関連機関に関する情報などについて包括的に解説されるコンパクトな系統講義（各項目の講義は原則として 30 分間）を提供しようとするものである．このコースを含む 4 研修コースからなる思春期精神保健研修は，編者が当時所属していた国立国際医療研究センター国府台病院児童精神科が厚生労働省から企画・実施を受託したものであり，2014 年度も実施予定である．なお，このコースの受講者として想定したのは，精神科医，小児科医を中心とする医師と，看護師，精神保健福祉士，作業療法士，心理技術者などのコメディカルスタッフである．

　2010 年度に開始し 2012 年度で終了した厚生労働科学研究費補助金（障害者対策総合研究事業精神障害／神経・筋疾患分野）による「児童思春期精神科医療における診断・治療の標準化に関する研究」（研究代表者：齊藤万比古）の分担研究「児童青年精神科医療機関における専門的医師等の養成システムに関する研究」（分担研究者：小平雅基）は，研究活動の一環としてこの研修コースの企画に取り組むとともに，その系統講義に関する受講者の感想を集計して次の年度の講義に反映するという活動を続け，最終年度で各講師の執筆によるテキスト案を作成した．小児精神医療委員会は，厚労科研の研究成果であるこのテキスト案を検討し，内容的には委員会が作成しようとしている初学者や研修中の専門家が児童精神科臨床に必要な基本的事項の要旨を理解でき，自らの研修の進行段階がイメージできる系統的で整理されたテキストとなっていると評価した上で，テキストには含まれていなかった知的障害やリエゾン精神医学などいくつかの項目を追加することを決定した．

　こうした委員会の決定を受けて，編集者は本書の完成に向けた最終的な調整と修正を行い，完成したテキスト原稿を資料として刊行に向けた出版社の決定を学会事務局に委ねた．その結果，医学書院が出版を了承し，その後，医学書院担当者と本書の編集者および著者との間で調整と修正を重ね，ようやく本書を世に送り出すことができた．その間，辛抱強く一貫して本書の作成に打ち込んでくれた医学書院の編集担当者の努力については特に記して感謝の意を表したい．

2. 本書の構成と利用法

　このような経緯から，本書はテキストの原型を作成した厚生労働科学研究の主任研究者（齊藤）と分担研究者（小平）が編集を担当し，小児精神医療委員会での検討を重ねて刊行に至ったことから，小児精神医療委員会監修として世に出ることとなった．本書の刊行時点では，すでに 2013 年春に刊行されている『臨床医のための司法精神医学入門』に続く，日本精神神経学会会員向けの 2 冊目の入門書であり，同時に児童青年精神医学と子どもの心の診療における臨床的専門性を獲得していくうえでの指針を提供する書にもなっている．そこで，以下に本書の組み立てについての概略を記して，本書を利用する際の読者の手がかりに供したい．

　本書は大きく総論と各論に分け，総論では子どもの精神発達や神経発達をはじめ，子どもの心の診療の基本的概念あるいは考え方を提供する項目を集めている．

　各論は，児童青年期に見出される諸精神疾患の病態を解説した諸項目，疾患概念

では把握できない児童虐待や不登校などの現象概念を扱った諸項目，諸検査の概説を集めた諸項目，見立てのまとめ方に関するケース・フォーミュレーションの項目，各種の治療技法を解説した諸項目，さらに現在は普及していないものの今後普及することが期待される技法を解説した諸項目，そして医療機関以外の専門機関の活動に関する諸項目から構成されている．また各項目はすべてその項目の概要の解説，その項目についてどの程度の理解を持っているかを自己点検するためのチェックリスト，その項目の理解を深め整理することを援ける図表を示した自由ノート，研修の達成目標（初級，中級，上級での3段階で示した），そしてその項目の解説で用いた引用文献と，理解を深め整理するための推薦図書という組み立てで記述している．達成目標については，これは各職種の生涯教育の目標として，初学者の目指す目標を初級，ひとまず専門家として問題なく機能できる水準を上級，そして両者の中間の水準を中級とするという基準で記載されており，上級は児童精神科を専門分野として臨床活動に取り組んでいる医師の平均的理解度の水準を示している．

なお，諸精神疾患に関する各論の「A．子どもの心の診療にみられる各病態」に含まれる各章の「基本的治療技法」で，治療技法名にA$^+$，A$^-$，B，Cの4種類の記号のいずれかが付記されている．これは各治療技法のその疾患に対する推奨度を示す記号であり，以下のような基準でつけられている．

A$^+$：様々の研究で効果が実証されており，かつ最も効果的と考えられているもの（少なくとも1つ以上のランダム化比較試験は行われている）

A$^-$：様々の研究で効果が実証されており，効果的と考えられているもの（少なくとも1つ以上のランダム化比較試験は行われている）

B：十分に実証されているとまでは言えないが，ケースコントロール研究などはされており，専門家からみて挙げておきたい治療技法

C：症例報告などで有用性が述べられているが，系統だった効果検証はなされていない治療技法

こうした構造に組み立てられた本書は，研修段階にある初心者が研修すべき諸課題を把握し，自らの研修の進み具合を知る基準を提供するとともに，各項目の理解度を点検する一覧を示している．さらに，専門性を獲得しつつある専門家に各項目の理解度を知るためのチャートを提供しており，各専門機関での研修指導者に子どもの心の診療をめぐって何を研修者に経験させ，教育すべきかの指標を示している．

本書が，広く諸分野の実践家・臨床家に子どもの心の診療への関心を呼び起こし，その専門性を高める指針として支持してもらえるなら，編者としてそれにまさる喜びはない．

2014年3月

日本精神神経学会小児精神医療委員会委員長
厚生労働科学研究「児童青年精神科領域における診断・治療の標準化に関する研究（H22－精神－一般-004）」研究代表者

齊藤万比古

目次

はじめに v

総論

A 子どもの精神発達 ....（齊藤万比古） 2
B 子どもの神経発達 ....（相原正男） 8
C 早期幼児期の精神発達 ....（本城秀次） 13
D 母子関係の精神保健 ....（笠原麻里） 16
E 児童青年精神科臨床におけるエビデンスの用い方 ....（岡田　俊） 20

各論

A 子どもの心の診療にみられる各病態

1 自閉症スペクトラム障害（広汎性発達障害） ....（十一元三） 24
2 注意欠如・多動性障害 ....（根來秀樹） 29
3 学習障害 ....（小林朋佳・稲垣真澄） 34
4 反抗挑戦性障害・素行障害 ....（原田　謙） 40
5 気分障害 ....（宇佐美政英） 45
6 統合失調症 ....（松本英夫） 51
7 摂食障害 ....（高橋雄一） 55
8 強迫性障害 ....（小平雅基） 60
9 チック障害・習癖 ....（金生由紀子） 65
10 睡眠関連障害 ....（岩垂喜貴） 70
11 パーソナリティ障害 ....（牛島定信） 74

12	心身症		（田中英高）	78
13	PTSD 関連障害		（亀岡智美）	84
14	解離性障害・転換性障害		（田中　究）	88
15	知的障害		（中西大介）	95
16	てんかん		（塩田睦記・小国弘量）	100

B 子どもの心の診療特有の問題

1	子ども虐待		（奥山眞紀子）	105
2	不登校・ひきこもり		（近藤直司）	109
3	周産期関連の問題とその後の発達		（石井のぞみ）	113
4	自傷行為		（松本俊彦）	117

C 諸検査

1	脳波検査		（塩田睦記・小国弘量）	122
2	画像検査		（原　裕子）	128
3	心理検査・認知機能検査		（入砂文月）	132

D ケース・フォーミュレーション　　　　　　　　　　　　　　　（山下　洋）　135

E 治療介入技法

1	子どもの治療総論		（齊藤万比古）	140
2	薬物療法		（岡田　俊）	146
3	個人力動的精神療法		（生地　新）	149
4	家族療法		（中村伸一）	153
5	集団療法		（渡部京太）	156
6	行動療法		（飯倉康郎）	161
7	認知行動療法		（堀越　勝）	166
8	遊戯療法		（齊藤万比古）	171
9	入院治療		（山崎　透）	176
10	発達障害への療育		（本田秀夫）	181
11	ペアレント・トレーニング		（岩坂英巳）	184
12	他機関との連携		（牛島洋景）	189
13	子どもの精神科救急		（大重耕三）	193

14	子どものリエゾン精神医学	（鈴木　太）	197
15	ARMSへの支援	（新井　卓）	200

F 今後期待される治療介入技法

1	アウトリーチ的介入	（佐竹直子）	205
2	PCIT	（細金奈奈）	208

G 病院以外での子どもの心の診療

1	児童相談所	（伊東ゆたか）	210
2	児童自立支援施設	（富田　拓）	213
3	医療少年院	（桝屋二郎）	216
4	情緒障害児短期治療施設	（高瀬利男）	220

あとがき	223
索引	225

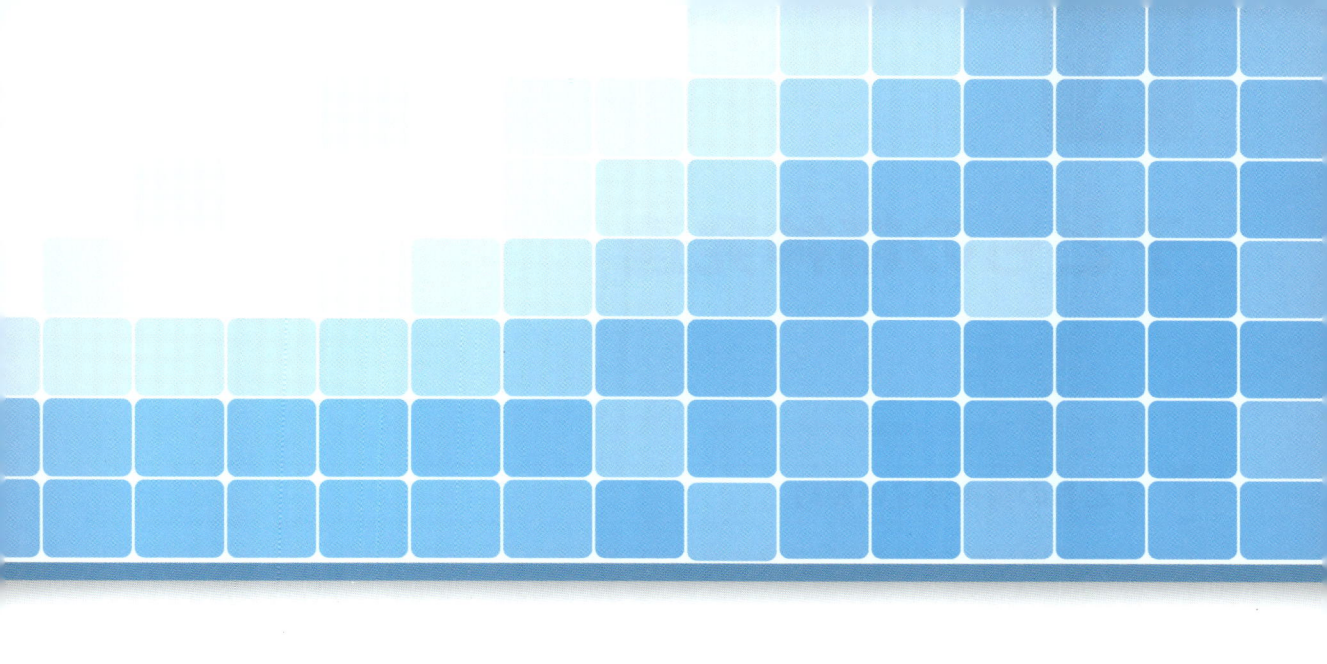

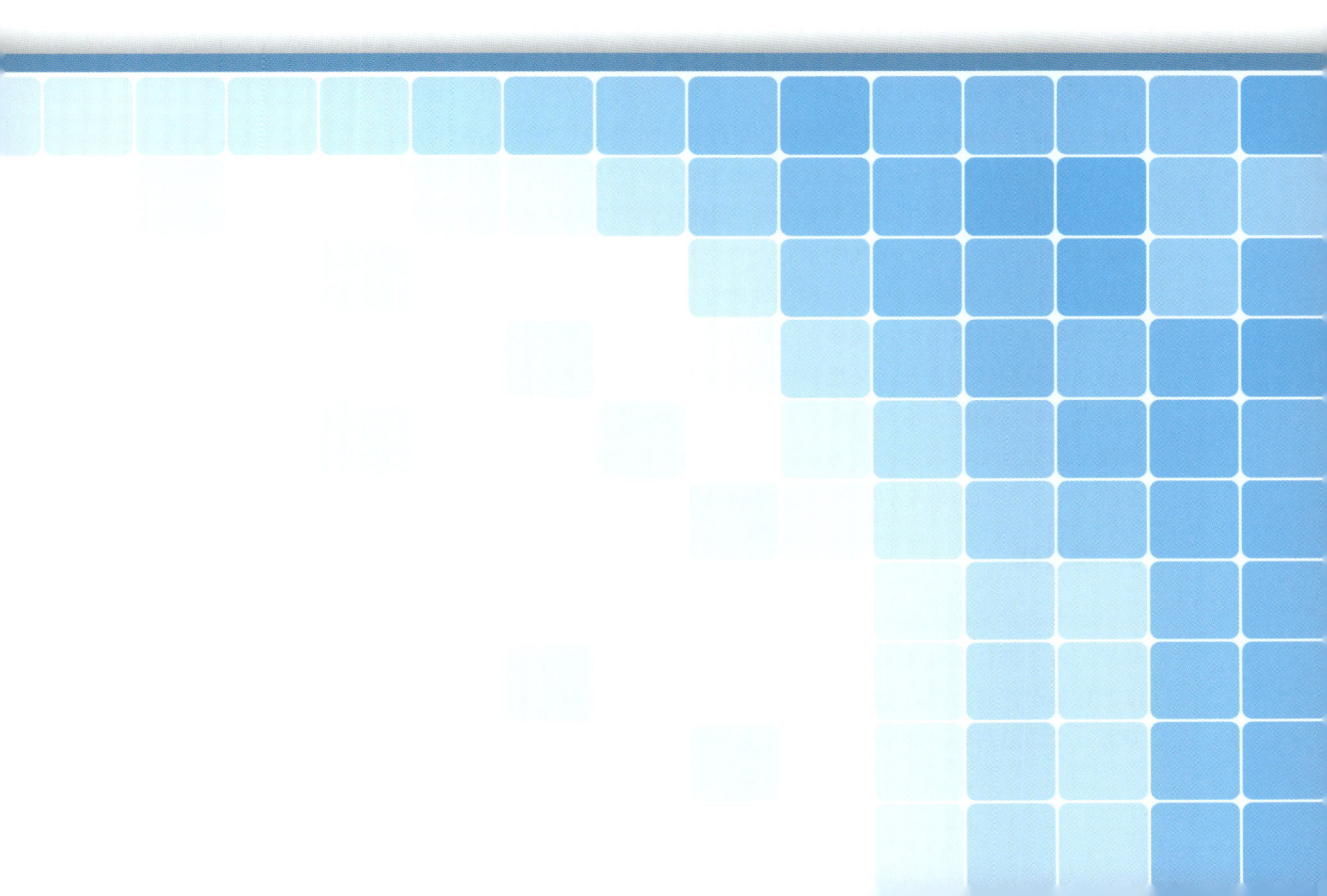

総論

A

子どもの精神発達

子どもの精神発達の要約

　子どもの精神発達の過程を知っているということは，子どもの精神発達の標準的な経過を展望でき，同時に子どもの通常発達路線からの逸脱を認知できることである．その結果，子どもの年代特異的な葛藤と精神医学的問題の発現経過の相互関係が理解できるようになり，精神疾患からの回復過程についても，脳科学的，薬理学的理解などとは別に子どもの自我機能や関係性の発達という観点からとらえる能力を得ることができる．さらに，技法の相違を越えて，子どもの精神療法過程で生じている医師-患児関係や，子どもの象徴的表現の意味について発達路線の観点からとらえ，治療過程に反映させることができることにつながる．

　子どもの精神発達は乳幼児期発達と青年期発達に焦点を当てたとらえ方が一般的である．青年期，とりわけ思春期と呼ばれるその前半期（10～17歳くらいまで）は幼児期発達の部分的再現を繰り返す年代とされている．

a. 乳幼児期

　5歳くらいまでの乳幼児期は，葛藤の中心となる身体器官の違いという観点から口唇期，肛門期，男根期（あるいはエディプス期）と呼んだFreudの理論がよく知られている．Mahler[1]は幼児期発達を子どもの心が母親との共生状態から離れ，自立した個人として成立していく経過という観点でとらえ，出生直後の自閉段階と共生段階を経て，生後4か月くらいから5歳くらいまでの期間を分離-個体化過程と呼んだ．分離-個体化過程（以下のカッコ内の数字はおおよその年代を示した）は分化期（生後4～7か月），練習期（8～13か月），再接近期（14か月～2歳6か月），個体性確立と情緒的対象恒常性の固定化期（2歳6か月～5歳）の4種類の下位段階から成り立っている．幼児期の精神発達の意義は，母子関係を基本とする早期幼児期に始まり，父親が加わる三人関係に至り，それを通過していく経過で，自尊心と他者への信頼感，衝動の統制力，両価性の認容力，ライバルと共存する能力などの基本的機能を開発していることにある．子どもは，出生後わずか5年ほどでこのような大きな仕事を終えて幼児期の幕を引くが，この幼児期の心は人の内面にいつまでもとどまり続ける．

b. 学童期

　子どもは学童期に入り幼児期でも青年期でもない数年間（Freudは「潜在期」と呼んだ）を経て，青年期に入っていくとされる．この潜在期もFreudがそう呼んだときに考えられたほど葛藤が背景に退いた静かな年代とはいえない．むしろ，その前半期はつい昨日まで現実であった幼児期の余韻を色濃く残しながら，学校という社会で生きることを求められ，その

後半期はすでに青年期の足音が響き始めるという，あわただしい年代であるということができる．この数年間で子どもは身体の発達とともに，学習能力や運動能力を拡大し，さらには社会的体験を蓄積していくとされる．

c. 思春期・青年期

青年期はadolescenceの日本語として用いられる用語である．Blos[2]に従がえばpreadolescence（高学年小学生），early adolescence（中学生），adolescence proper（高校生），late adolescence（大学生），postadolescence（25, 26歳までの数年間）の5期に分類される．子どもの精神発達という観点からすれば，adolescence properまでの3種類の時期からなるadolescenceの前半期（10〜17歳：この期間を本項では思春期と呼ぶ）が重要である．この7年間ほどにわたって，子どもは母親離れと自己の確立（自分探し・自分作り）という発達課題に取り組んでいく[3]．

この思春期発達において友人関係や学校活動に適応することの意義は大きく，母親離れをめぐる不安や葛藤を支えてくれるとともに，自己形成上の目標ともいえる理想を提供してくれる．思春期の年代は幼児期の葛藤と取り組む部分的な退行が生じ，その際の母親への幼児的な依存もまたこの年代の子どもの支えの1つである．さらに，adolescenceの15年ほど，とりわけ思春期と呼ばれるその前半期は自己愛性の高さが特徴とされる．これは退行的な親への依存と過剰適応的な外界との一体感という外からの思春期心性の支えとともに子どもの心を支える内的支えとして自己愛は機能するからである．思春期発達とは，これら3種類の支えのバランスの上に進行するものであるが，退行的依存は母親からの自立の放棄に，友人関係などへの過剰適応はその挫折に，そして自己愛の肥大はプライドの傷つくことへの過敏性につながっていくリスクもはらんでおり，これらの均衡が崩れる過程でさまざまな問題行動や精神疾患が発現する．

このようなデリケートな過程を通過して，子どもはadolescenceの後半である18歳以降の年代に移っていき，思春期に確立した諸機能の応用的な練習を行う段階を経て，25歳頃adolescenceを終えるとされている．しかしおそらくこの終結はいったん仕舞いとしたという終わり方であり，人は生涯にわたって，危機に直面するたびに何らかの形でadolescence心性と再会することになる．

この他，子どもの心の発達については母子関係の相互性とも関わるアタッチメント理論，認知機能という観点からのPiagetの発達論も重要な理論体系である．

子どもの精神発達を理解するためのチェックリスト

- ☐ アタッチメントの機能とその機能障害について説明できる
- ☐ 分離-個体化過程（Mahler）の下位段階について名称と各時期の特徴について説明できる
- ☐ Mahler の分離-個体化過程のうちの再接近期と関連が深いとされる両価性の意義について説明できる
- ☐ 基本的信頼とは何か，その意義は何か，そしてその形成不全がもたらす問題とは何かについて説明できる
- ☐ Freud の精神性的発達論による口唇期，肛門期，男根期（エディプス期）の各時期の特徴について説明できる
- ☐ エディプス的三角関係とは何かについて説明できる
- ☐ 幼児期発達における父親の役割は何かについて，エディプス期におけるそれと，前エディプス期（口唇期と肛門期）におけるそれについて説明できる
- ☐ 潜在期における子どもの精神発達の特徴は何かについて説明できる
- ☐ 青年期の精神発達が人間には10歳から15年間も必要であることについて説明できる
- ☐ 高学年小学生（preadolescence）におけるギャング集団的な友人関係が持つ意義は何かについて説明できる
- ☐ preadolescence における子ども-母親関係の形態および機能の性差は何かについて説明できる
- ☐ 中学生（early adolescence）における友人関係の特徴とその意義，教師との関係はどうかについて説明できる
- ☐ 高校生（adolescence proper）の友人関係の特徴，それ以前の友人関係との違いは何かについて説明できる
- ☐ 思春期（10～17歳）の子どもの精神発達に果たす父親の役割について（男女差を含む）説明できる
- ☐ 青年期，とりわけ思春期における自己愛の果たす役割について説明できる
- ☐ 思春期のひきこもり（不登校）状態における自己愛の様態の特徴について説明できる
- ☐ 青年期，を通過したとき，人が身につけているべき精神機能（男女差を含め）について説明できる
- ☐ Piaget の発達論とその意義について説明できる

子どもの精神発達理解のための自由ノート

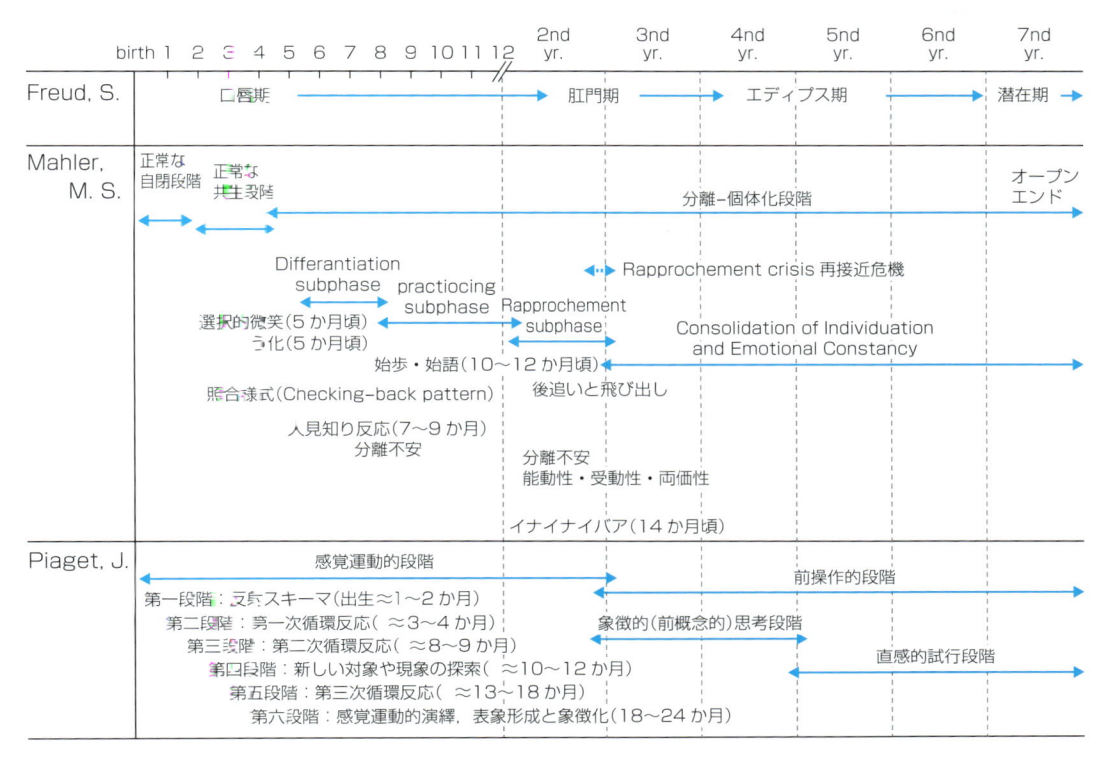

図1 乳幼児期発達の諸段階とマイルストーン

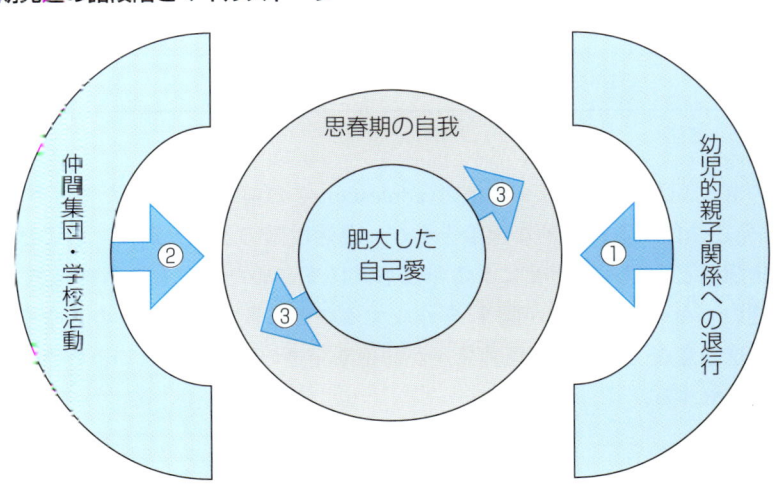

Freud, S.: 口唇期 → 肛門期 → エディプス期 → 潜在期

Mahler, M. S.: 正常な自閉段階、正常な共生段階、分離-個体化段階、オープンエンド
- Differantiation subphase
- practiocing subphase
- Rapprochement subphase
- Rapprochement crisis 再接近危機
- Consolidation of Individuation and Emotional Constancy
- 選択的微笑（5か月頃）
- う化（5か月頃）
- 始歩・始語（10〜12か月頃）
- 照合様式（Checking-back pattern）
- 後追いと飛び出し
- 人見知り反応（7〜9か月）
- 分離不安
- 分離不安　能動性・受動性・両価性
- イナイナイバア（14か月頃）

Piaget, J.: 感覚運動的段階、前操作的段階
- 第一段階：反射スキーマ（出生〜1〜2か月）
- 第二段階：第一次循環反応（〜3〜4か月）
- 第三段階：第二次循環反応（〜8〜9か月）
- 第四段階：新しい対象や現象の探索（〜10〜12か月）
- 第五段階：第三次循環反応（〜13〜18か月）
- 第六段階：感覚運動的演繹，表象形成と象徴化（18〜24か月）
- 象徴的（前概念的）思考段階
- 直感的試行段階

図2　思春期の心を支える3要素

（中心）思春期の自我／肥大した自己愛
① 幼児的親子関係への退行
② 仲間集団・学校活動
③

「母親離れ」の始まった思春期の子どもは孤立感，見捨てられ感，依存をめぐる両価性が高まる不安定な葛藤状態にあり，強力な支援を必要とする．図はそうした支援の主なものとして①退行的な幼い親子関係への依存による支え，②仲間集団や学校活動に適応することで得られる支え，③こうした外的な支援の取り入れに伴う内的な自己愛性の高まりによる支えの3要素を示したものである．思春期の発達はこの3要素のバランスの上に成り立つ不安定な経過である．

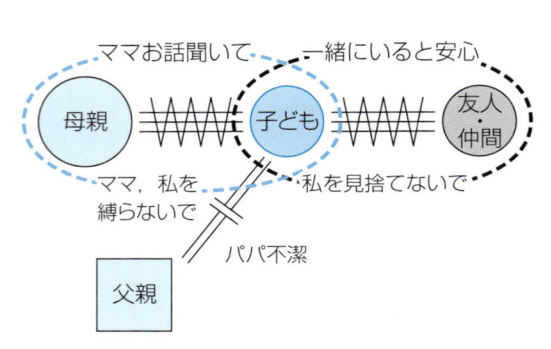

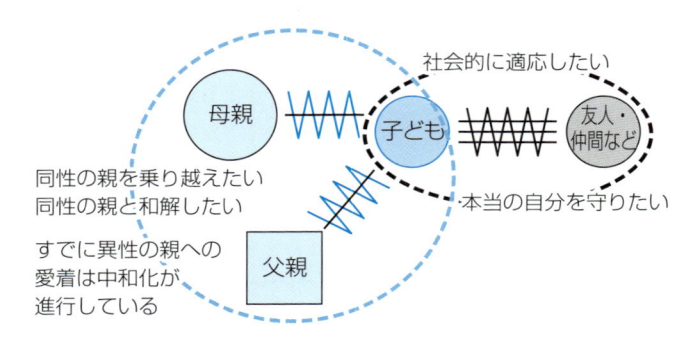

図3 思春期における関係性の布置
直線の本数で両者の関係の強さを，波線は葛藤の存在をあらわし，色のちがいで葛藤の強弱（強：黒色，弱：青色）をあらわしている．

達成目標

●初級

子どもの乳幼児期，学童期，思春期（adolescence の前半期）にわたる年代（0～17歳くらい）の精神発達に関する代表的な理論を学び，発達段階の名称と期間，およびメルクマールとなる発達課題との組み合わせによる年表形式にまとめた子どもの精神発達のスキーマ（乳幼児期発達のスキーマの1例が図1）を作成することに取り組む．この過程を通じて，幼児期の精神発達の意義，思春期の精神発達が幼児期発達の焼き直しという特徴を色濃く持っていることを理解する．

●中級

ひとまず一貫した子どもの精神発達のスキーマと現実の患児の表す諸現象とを照合しながら，具体的現象の発達論的とらえ方に取り組み，それについて指導医と討論することで自作のスキーマを検討し，その修正を続ける．各精神障害の疾病理解にあたって，発達段階特有な心性との関係からその障害への親和性，症候の特性，障害の経過などについて理解を進めることができる．さらに，治療計画の作成において，発達の保証と促進という側面を取り入

れたプログラムを作成しようと努める．障害の治療や生活支援において，年代ないし発達段階の特性を理解した介入をしようと努める．

●上級
　初級・中級者に対して自作のスキーマで発達論を解説し，指導できる．患児の親や他の領域の専門家などに子どもの発達を中心に置いた患児理解と疾病理解を具体的かつ明快に伝えることができる．この水準の終了時には子どもの精神発達のスキーマの何回にも及ぶ修正を経て自家薬籠中のスキーマを持ち，子どもの通常発達の側面と精神病理的側面のいずれに注目する際にも，常に発達段階を意識した理解ができる．

◎引用文献
1) Mahler MS, Pine F, Bergman A：The Psychological Birth of the Human Infant. Basic Books, New York, 1975〔高橋雅士, 織田正美, 浜畑　紀（訳）：乳幼児の心理的誕生―母子矯正と個体化. 黎明書房, 1981〕
2) Blos P：On Adolescence. The Free Press of Glencoe Inc, New York, 1962〔野沢栄司（訳）：青年期の精神医学. 誠信書房, 1971〕
3) 齊藤万比古：思春期―集団と個の桎梏を越えて. 思春期青年期精神医学 15：2-14, 2005

◎推薦図書
1. 小此木啓吾, 岩崎徹也, 橋本雅雄, 他（編）：精神分析セミナー Ⅴ. 発達とライフサイクルの観点. 岩崎学術出版社, 1985
2. 齊藤万比古, 生地　新（総監訳）：児童青年精神医学大事典. 西村書店, 2012

〈齊藤万比古〉

B 子どもの神経発達

子どもの神経発達の要約

　子どもの精神疾患の原因は，心理・社会的要因〔心的外傷後ストレス障害（PTSD），虐待など〕と中枢神経の器質的・機能的障害（脳炎，てんかん，発達障害など）や身体疾患（遺伝子，代謝，内分泌疾患など）による生物学的要因，さらに双方が関与する"心身症"などが挙げられる．したがって医学的評価には，医学的診断と平行して胎生期，周産期，出生後のさまざまな発達段階における神経発達を評価できることが求められる．特に，精神症状から身体疾患を診断できる意義は，脳機能の臨界期前に特異的治療法が存在すること，発達をおおよそ予想できるため医学的治療，心理療法，リハビリテーション，特別支援教育を適切な時期に導入でき，遺伝カウンセリングの実施が可能になることなど有利な点が指摘できる．

　精神症状を引き起こす身体疾患を表1に示す．先天性代謝異常症，奇形症候群，てんかんなど精神遅滞を引き起こす疾患を中心に挙げているが，「自閉症状」「注意障害・衝動性」「学習障害」「転換性症状」を呈し診断上気をつけなければならない身体疾患に各々番号を付している．各症例により障害部位，重症度は異なるため，あくまで参考として記述している．これらの疾患の特異的臨床検査に至るためには，一般身体診察，カフェオレ斑や白斑などの皮膚所見，高口蓋，眼裂斜上などの小奇形などを体表面から観察することが診断の手がかりとなる．

　神経発達を要素的に見るためには，脳の成長，成熟，発達の順序で診察することが重要である．脳の成長とは，脳が大きくなり安定した構造に近づくことであり，脳重量は3歳で成人の90％に至るため，その臨界期は3歳と考えられている．したがって乳幼児期は頭囲を継続的に測定することが肝要である．なお，ヒトの前頭前野の体積は年齢とともに増大し，8～15歳の思春期前後で急激に増大する[1]．脳の成熟とは，脳内情報処理過程が安定した機能になることで，神経科学的には情報処理速度が速くなること，すなわち髄鞘形成の進展としてとらえられる．脊髄，脳幹，大脳皮質と下から上に，大脳皮質では視床，大脳表面と中心から外側に，感覚野から運動野と後方から前方に髄鞘は形成されていくことがMRIにより生体でも観察可能となった[2]．したがって，神経発達の順序もこの様式で進展していくことになる．

　神経発達を診察する際重要な点は，成熟した脳部位は下位の脳機能をコントロール（抑制，促進）する階層構造であることを理解する点にある．例えば，バビンスキー反射などの脊髄反射は脳幹部位の成熟により立ち直り反射が出現してくると抑制され消失していくことで運動発達は促される．神経系の階層性の原則は大脳においても同様であり，一次運動・感覚野から連合野に成熟が進むため感覚，知覚，さらに認知発達や感覚統合が進展され，さらに青

年期を通じて成人に至るまで髄鞘形成が認められる前頭前野は，長期間をかけて成熟しながら下位脳部位である辺縁系，感覚・運動野を抑制，促進しながら社会脳が形成されていくことになる（図1）．前頭葉機能からみた神経発達は，まず自己抑制が出現し，次にワーキングメモリ，実行機能が順次認められてくる（図2）．実行機能は，将来の目的に向けて判断，計画，行動するためのオペレーティング機能のことで，外の世界を自分の世界（脳）に取り込み目的指向的行動（行為）ができる能力である．この能力により，人は自己中心性文脈を獲得し，自己を形成し，自己実現という動機づけに向かうことができる．

子どもの神経発達理解へのチェックリスト

- ☐ 精神症状を引き起こす身体疾患を念頭に入れた問診，診察ができる
- ☐ 精神症状を引き起こす身体疾患を念頭に入れた神経生理学的検査が依頼できる
- ☐ 子どもの精神障害に関する心理・社会的，生物学的要因が挙げられる
- ☐ 子どもの発達（知能）検査結果が理解できる
- ☐ 精神症状を引き起こす身体疾患の血液・生化学的検査が実施できる
- ☐ 微細運動の神経学的診察ができる
- ☐ 各年齢における健診結果が評価できる
- ☐ CT，MRI，脳波などの神経生理学的検査の評価ができる
- ☐ WISC，K-ABCによる知能指数，群指数，下位検査項目の量的解釈ができる
- ☐ 乳幼児期のロコモーション，共同注視が評価できる
- ☐ 認知機能検査バッテリーが組めるようになる
- ☐ 心理賦活時の神経生理学的評価ができる
- ☐ 脳血流（SPECTなど），事象関連電位，脳波周波数解析，終夜睡眠ポリグラフの評価ができる

子どもの神経発達理解のための自由ノート

表1 精神症状を引き起こす身体疾患

先天性代謝異常症	アミノ酸代謝異常症[1,2]，副腎白質ジストロフィー[2,4]，ミトコンドリア病[4]など
染色体異常	Williams症候群[1,2,3]，脆弱X症候群[1]，Angelman症候群[2]など
奇形症候群	Sotos症候群，Cornelia de Lange症候群[1,2]など
脳形成異常	神経細胞遊走障害[1,2,3]，脳梁欠損[1,2]，クモ膜嚢胞[2,4]など
胎内環境	ウイルス感染症[1,2]，薬物，環境ホルモン，放射線被曝など
脳内循環障害	水頭症[1,2]，もやもや病[2,3,4]，脳動静脈奇形[4]など
頭部外傷	脳挫傷[2,3]，硬膜外(内)血腫など
内分泌疾患	甲状腺機能亢進症[2]，偽性副甲状腺機能低下症[2]など
炎症性疾患	ヘルペス脳炎[1,2,3]，脳症[1,2,3]，SSPE[2,4]など
脱髄疾患	多発性硬化症[2,3,4]，ADEM[2]など
脳腫瘍	視床下部腫瘍[2]，結節性硬化症[1]，神経線維腫症[3]など
てんかん	前(側)頭葉てんかん[1,2,3,4]，CSWS[1,2,3]，Landau-Kleffner症候群[1,2,3]など
自己免疫疾患	CNSループス[2,4]，抗リン脂質抗体症候群[2,4]，Sydenham舞踏病[2]など
血液疾患	鉄欠乏性貧血[2]，巨赤芽球性貧血[4]，好酸球増加症候群[2]など
眼・耳鼻咽喉疾患	視・聴覚障害[1,2,3,4]，アデノイド口蓋扁桃肥大[2]など

1)自閉症状を呈する疾患，2)注意障害，衝動性を呈する疾患，3)学習障害を呈する疾患，4)転換性症状を呈する疾患
SSPE：subacute sclerosing panencephalitis, ADEM：acute disseminated encephalomyelitis,
CSWS：epilepsy with continuous spike-waves discharges during slow sleep
〔相原正男：医学的補助検査．杉田克生，松本英夫，田中英高，他(編)：子どもの心の診療医の専門研修テキスト．pp23-26，厚生労働省雇用均等・児童家庭局，2008 より引用〕

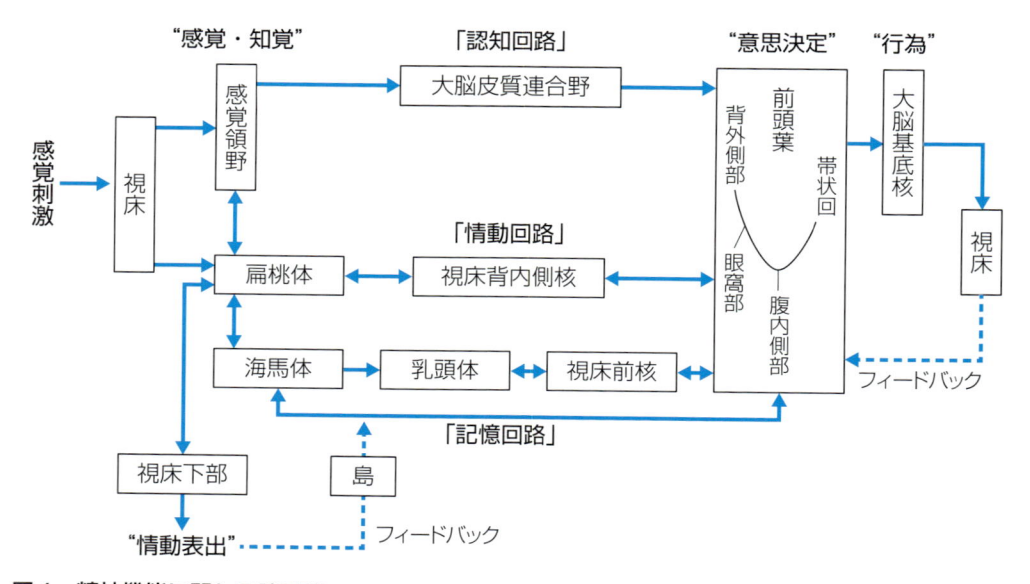

図1 精神機能に関わる脳回路
(相原正男：小児の前頭葉機能評価法．認知神経科学 11：44-47, 2009 より引用)

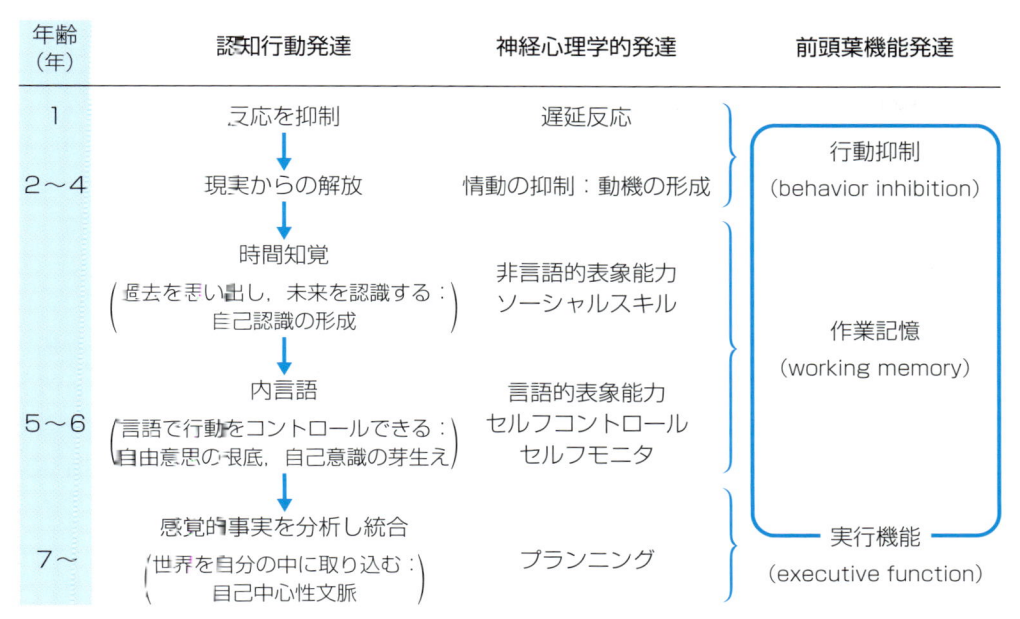

年齢 (年)	認知行動発達	神経心理学的発達	前頭葉機能発達
1	反応を抑制 ↓	遅延反応	行動抑制 (behavior inhibition)
2〜4	現実からの解放 ↓	情動の抑制：動機の形成	
	時間知覚 (過去を思い出し，未来を認識する： 自己認識の形成) ↓	非言語的表象能力 ソーシャルスキル	作業記憶 (working memory)
5〜6	内言語 (言語で行動をコントロールできる： 自由意思の根底，自己意識の芽生え) ↓	言語的表象能力 セルフコントロール セルフモニタ	
7〜	感覚的事実を分析し統合 (世界を自分の中に取り込む： 自己中心性文脈)	プランニング	実行機能 (executive function)

図2 認知行動発達と前頭葉機能発達の関係
(相原正男：認知神経科学よりみた心の発達と前頭葉機能―発達障害を通して心を考える．小児科 47：335-345, 2006 より引用)

達成目標

●初級

　精神症状を引き起こす身体疾患(表1)を念頭において問診，診察が行える．器質性中枢神経疾患では，問診において知的退行，言語表出の減少あるいは消失，集中力や多動・衝動性が増強し，学習障害が中途で認められてくる．神経学的診察では，腱反射の亢進，病的(脊髄)反射の出現，筋緊張の異常，小脳失調，不随意運動，視野狭窄や視力低下などの診察ができることが求められる．必要に応じて一次検査として，CT，MRI，脳波が依頼できる．すなわち先天性代謝異常や脳腫瘍を疑えばMRIによる脱髄や占拠性病変を，けいれん性疾患であれば脳波上の突発波が想定できる．さらに，特殊検査が必要なときに小児科，眼科などに依頼できる．精神遅滞，注意欠如・多動性障害(ADHD)，自閉性障害などの発達障害の診断では発達歴の正しい評価ができることが肝要である．子どもの発達(知能)検査である「遠城寺式乳幼児分析的発達検査法(0〜4歳8か月)」「新版K式発達検査(0〜14歳)」「デンバー式発達スクリーニング検査(0〜6歳)」によるいずれかの検査結果の理解ができることが望ましい．

●中級

　精神症状を引き起こす身体疾患の血液・生化学的検査(甲状腺機能，自己抗体，薬剤血中濃度など)の実施と評価ができる．染色体検査も必要であれば実施できる．診察においては，粗大運動だけでなく前腕の回内・回外，片足立ち，閉眼起立などの微細運動を神経学的検査に加えられる．これらの神経学的微細徴候は，発達障害児では半数以上に認められスクリー

ニング検査ともなっており，合わせ 1.5, 3, 5 歳児健診の意義も理解できるようにしたい．一次検査である CT，MRI の撮像条件も，疑う病変により依頼時に指定できるようになりたい．発達障害では高率に脳波異常を認め，特に広汎性発達障害では 10 歳前後でてんかんを合併することが多いため，脳波の判読（てんかん性異常波）は治療に直結するのでこの時期に習得したい．子どもの知能検査である「WISC」「K-ABC」による知能指数，群指数，下位検査項目プロフィールからの量的解釈から，心理・教育的配慮ができることが望まれる．

● 上級

神経発達を，遺伝子診断から高次脳機能評価までできることが求められる[3]．精神症状を引き起こす身体疾患の遺伝子診断が遺伝カウンセリングと並行して実施できる．自閉性障害，ダウン症では姿勢維持，はいはい，歩行などのロコモーションが早期より異常を認めるため，移動運動の発達評価が早期療育への要件となる．模倣，アタッチメント，自己認識，他者認識，心の理論との関連が指摘されている共同注視の発達が評価できることで，子どもが他者の経験世界をいかに学習してきたかが理解でき早期発見・療育が可能となる．高次脳機能評価では，テストバッテリーが組めるようになる．知能，言語，認知機能，性格・人格検査，特に認知機能検査では前頭葉機能検査の実施が，ADHD をはじめとした発達障害の診断とその治療評価に有用である[4〜6]．さらに，心理課題賦活時の SPECT, fMRI, 事象関連電位，脳波周波数解析，終夜睡眠ポリグラフなどの神経生理学的手法の修得が望まれる[7〜9]．

◎引用文献

1) Kanemura H, Aihara M, Aoki S, et al：Development of the prefrontal lobe in infants and children：a 3-D magnetic resonance volumetric study. Brain Dev 25：195-199, 2003
2) 相原正男：子どもの脳の発達．齊藤万比古（編）：子どもの心の診療シリーズ(1)，子どもの心の診療入門．pp31-37, 中山書店，2009
3) 相原正男：認知神経科学よりみた心の発達と前頭葉機能—発達障害を通して心を考える．小児科 47：335-345, 2006
4) Aihara M, Aoyagi, Goldberg E, et al：Age shifts frontal cortical control in a cognitive bias task from right to left：part I. neuropsychological study. Brain Dev 25：555-559, 2003
5) 相原正男：高次脳機能障害としての発達障害．発達障害医学の進歩 16：1-9, 2004
6) 相原正男：小児の前頭葉機能評価法．認知神経科学 11：44-47, 2009
7) 青柳閣郎，保坂裕美，反頭智子，他：EEG, ERP, SPECT, NIRS による前頭葉機能評価．臨床脳波 51：491-498, 2009
8) Goto Y, Hatakeyama K, Kitama T, et al：Saccade eye movements as a quantitative measure of frontostriatal network in children with ADHD. Brain Dev 32：347-355, 2010
9) Shimoyama H, Aihara M, Fukuyama H, et al：Context-dependent reasoning in a cognitive bias task：part II. SPECT activation study. Brain Dev 25：37-42, 2004

◎推薦図書

1. 鴨下重彦，二瓶健次，宮尾益知，他（編）：ベッドサイドの小児神経の診かた．第 3 版，南山堂，2009
2. 永江誠司：脳と発達の心理学．ブレーン出版，2006
3. 富田和巳，加藤　敬（編）：多角的に診る発達障害．診断と治療社，2006
4. 久保田雅也（編）：小児科臨床ピクルス 19—ここまでわかった小児の発達．中山書店，2010
5. Fuster JM：The Prefrontal Cortex, 3rd ed. Lippincott-Raven, 1997

〈相原正男〉

C 早期幼児期の精神発達

早期幼児期の精神発達の要約

　従来，赤ちゃんは十分な感覚運動能力を有しておらず，その生存を養育者の存在に依存している無力な存在であると考えられてきた．しかし最近では，赤ちゃんは一方的に世話される無力な存在ではなく，自分からも外界に積極的に働きかける存在であることが明らかになっている．そのような赤ちゃんの発達を理解することが基本である．

　そのなかでも，早期幼児期の精神発達について大きな貢献をなしてきたのはFreudを創始とする精神分析学である．それゆえ，Freudのリビドー発達理論は精神分析学の基礎的理論として知っておくべきである．さらに，精神分析学的発達理論として，Mahler[1]の分離-個体化理論やKleinの発達理論を理解することが基本的なことである．Mahlerの発達理論は境界例概念の発展に重要な役割を果たしたものであり，歴史的にも意義のあるものである．Mahlerは子どもの発達を，①自閉期（0～1か月），②共生期（2～6か月），③分離-個体化期（5～36か月）に区分しており，さらに分離-個体化期を，①分化期，②練習期，③再接近期，④対象恒常性への道程，に区分している（図1）．

　さらに知っておくべき精神発達としていくつかのものがある．その1つは微笑反応の発達である．微笑反応は，出生早期からみられるもので，生理的微笑，社会的微笑，選択的社会的微笑と発達していく．微笑反応の発達により，養育者との関係の発達を知ることができる．

　子どもにおける愛着行動[2]の発達も重要である．愛着行動とは，子どもが愛着対象との距離を短くしておこうとして取る行動であり，①定位反応，②信号反応，③接近反応，からなるものである．愛着行動のあり方を知ることによって，子どもの養育者との関係を知ることができる．子どもの養育者との愛着関係を測定するものとして，strange situation法が考案されている．この方法により，子どもの養育者に対する愛着スタイルは，安定的愛着タイプ（B型），不安定-回避的愛着タイプ（A型），不安定-抵抗的愛着タイプ（C型），不安定-不統合タイプ（D型）に分けられている．

　子どもの認知機能の発達に関しては，Piagetの認知発達理論が有名である．Piagetは認知機能の発達を，0～2歳ぐらいまでの「感覚運動期」，2～7歳までの「前操作期」，7～12歳くらいまでの「具体的操作期」，青年期以降の「形式的操作期」の4段階に分けている．

　これらの発達理論を駆使して，子どもの精神発達とともに，子どもと養育者の関係の発達を明らかにしていくのが臨床において重要である．

　乳幼児期の精神医学的問題について診断分類はまだ十分に確立されたものとはなっていないが，現在のところ，最も広く承認されたものとして，Developmental Classification : 0-3,

Diagnostic Classification of Mental Health and Developmental Disorders of Infancy and Early Childhood(DC：0-3)[3]，およびその改訂版 DC：0-3R が出版されている．

> **早期幼児期の精神発達理解するためのチェックリスト**
> ☐ Freud の精神性的発達理論を理解し，説明できる
> ☐ Mahler の分離-個体化理論を理解し，説明できる
> ☐ 微笑反応の発達を理解し，説明できる
> ☐ 愛着行動を理解し，説明できる
> ☐ strange situation 法を理解し，説明できる
> ☐ Piaget の認知機能発達を理解し，説明できる

早期幼児期の精神発達理解のための自由ノート

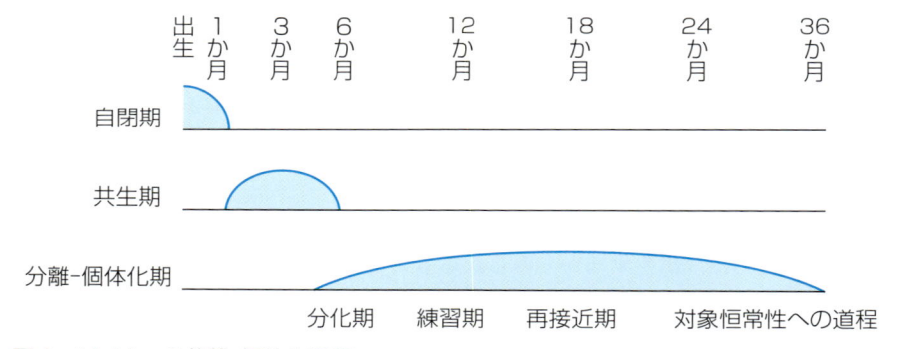

図1　Mahler の分離-個体化過程
（本城秀次：乳幼児精神医学入門．p20，みすず書房，2011 より引用）

達成目標

●初級

　初級者としては，まず，早期幼児期の精神発達に関するこれまでの多様な研究成果を概観することが必要である．それまであまりなじみがない発達心理学的な理論なども必要となるので，まず関連した領域についての概論的な知識を得ることが求められる[4]．これまでの学問領域と違うため，最初はとまどいがあるかもしれない．

　さらに基本的な学問領域として，精神分析学の学習が必要である．Freud の精神分析学は古典的なものとなり，臨床にそのまま適用することは現実的ではないが，早期の乳幼児と養育者の関係などに心理的アプローチをしようとするとき重要な指針となる．これ以外に早期乳幼児期における認知機能の発達に関する理解が重要である．まず，Piaget の認知発達理論についてその概略を知ることが求められる．

● **中級**

　中級者としては精神分析的な発達理論について基礎的な理解を有していることが期待される．Freudのリビドー発達理論について，その概略を理解していることが必要である．さらに精神分析理論の中で早期乳幼児期の発達について焦点を当てている発達理論，すなわち，Mahlerの分離個体化理論などについてある程度，その理論や意義を理解していることが求められる．

　精神分析理論について，全般的に理解するとともに，その他の早期幼児期の発達研究についてもある程度の知識を得ておくべきである．なかでも子どもの示す愛着行動について理解をしておくことが望まれる．子どもの愛着行動を観察することによって，母子関係のあり方を理解する一助にするなど，臨床的な活用に向けた利用ができるようになることが望ましい．

● **上級**

　子どもの心の問題を取り扱う専門家として上級者であるためには，乳幼児早期の精神発達についてバランスのよい知識を有していることが必要である．まず，Freudの精神分析学について全般的な知識を有していることが必須である．さらにそれに加えて，Mahlerの分離-個体化理論，Kleinの早期乳幼児期の発達理論などにかなりの理解を有していることが必要である．

　また，子どもの愛着行動の発達，および子どもの愛着スタイルの測定法であるstrange situation法について十分な知識を有していることが求められる．そして，微笑反応の発達，Piagetの認知機能の発達についても十分な知識を有していることが必要である．

　このような発達理論についての十分な理解が必要であるが，上級者としては，これらの発達理論と子どもの心の問題を相互に関連づけて考えられることが望まれる．さらには，発達理論と子どもの心の問題との間だけでなく，種々の発達理論を相互に関連づけて重層的に考えられるようになることが望まれる[4]．

◎ **引用文献**

1）本城秀次：乳幼児精神医学入門．p20，みすず書房，2011
2）本城秀次（編）：よくわかる子どもの精神保健．p26，ミネルヴァ書房，2009
3）ZERO TO THREE/National Center for Infants, Toddlers and Families：Diagnostic Classification：0-3, Diagnostic Classification of Mental Health and Developmental Disorders of Infancy and Early Childhood, 1997．〔本城秀次，奥野　光（訳）：精神保健と発達障害の診断基準—0歳から3歳まで．ミネルヴァ書房，2000〕
4）Stern DN：The Interpersonal World of Infant；A View from Psychoanalysis and Developmental Psychology. Basic Books, 2000〔小此木啓吾，丸田俊彦（監訳）：乳児の対人世界―理論編．岩崎学術出版社，1989〕

◎ **推薦図書**

1．渡辺久子：母子臨床と世代間伝達．金剛出版，2000
2．吉田敬子（編）：育児支援のチームアプローチ―周産期精神医学の理論と実践．金剛出版，2006

〔本城秀次〕

D 母子関係の精神保健

母子関係の精神保健の要約

　乳幼児期の母子関係は，子どもの精神発達の基礎を築く重要な役割を担う．幼い子どもにとって，母親との関係性は最も身近な環境因と考えることができる．Mahlerの分離-個体化過程に照らせば乳児期に母子は一体化しており，段階的に子どもが分化していき[1]，この間に子どもはもともと備わっている愛着行動(attachment behavior)を示し，母親はこれに応じる．Sternは，言語発達以前の時期に自己感が存在することを示し，生涯の個人の自己を作り上げる土台となる体験の役割を述べている[2]．乳幼児期の早期母子関係において，子どもの行動は母親の情緒応答性と相互に関与[3]しあい，子どもの認知・情緒・知的発達に大いに影響する．

　この母子関係を不安定にし，育児困難ないしは子どもへの虐待にあたる行為をもたらす要因には，母親の心身の不調や疾病(産後うつや統合失調症の合併，パニック障害や強迫，摂食障害などの神経症水準の問題，母体の発達障害，母体の慢性疾患など)，家族関係の問題(夫婦関係，DV，葛藤や確執，きょうだいの病気など)，社会的不利(未婚，望まぬ妊娠，経済的困窮，外国人や民族の問題，災害や戦争など)と，子ども自身の疾病や発達障害など育てにくさの問題が挙げられ，これらは複雑に関与しあうことも念頭に置く必要がある．

　支援においては，まず，育児困難に陥っている要因が何であるかを見立てるために，養育者の心理社会的要因や子どもの問題について適切に評価する．そのうえで，現実に即した対応策を考慮し，必要かつ利用可能な社会資源(家族の援助も含む)の活用や連携を組み立て，育児の安全を子どもと養育者の両面から確保し，安定した母子関係を維持できることを目指す．

母子関係の精神保健を理解するためのチェックリスト

- [ ] 子どもの精神発達について，新生児期，乳児期，幼児期，学童期，思春期の時期ごとに重要な発達課題を理解している
- [ ] 愛着とは何か，乳幼児期の愛着行動，その段階的発達について述べることができる
- [ ] 早期母子関係における親子の相互関係の発達について理解している
- [ ] Mahler の分離−個体化過程を説明できる
- [ ] 分離−個体化過程の再接近危機とは何か，思春期における意味も含め説明できる
- [ ] Stern の発達理論の概略を理解し，4つの自己感，無様式知覚，情動調律について説明できる
- [ ] Erikson の3つの自我発達段階について説明できる
- [ ] Winnicott のいう holding，good enough mother，primary maternal preoccupation の意味を理解している
- [ ] 母子関係のゆがみ（母親の育児困難や母子関係の不調）が生じる要因について，母親の精神医学的問題，母親の身体的問題，心理社会的問題，生活環境の問題，子どもの発育・発達の問題などを挙げることができ，各視点を考慮して多角的・複合的に考察することができる
- [ ] 妊娠中の母体の心身の状態について，産後の養育困難あるいは子ども虐待を生じるリスク要因を検討することができる
- [ ] 不安定な養育環境で育った子どもの，乳幼児期，学童期，思春期にはそれぞれどのような問題が生じうるか，その問題の生じるメカニズムについて母子関係の観点から説明することができる
- [ ] 早期母子関係を支えるための，家族の支援力の評価ができる
- [ ] 早期母子関係の困難を支援するために，活用可能な地域社会資源，連携可能な専門機関を知り，実践的に対応できる

母子関係の精神保健理解のための自由ノート

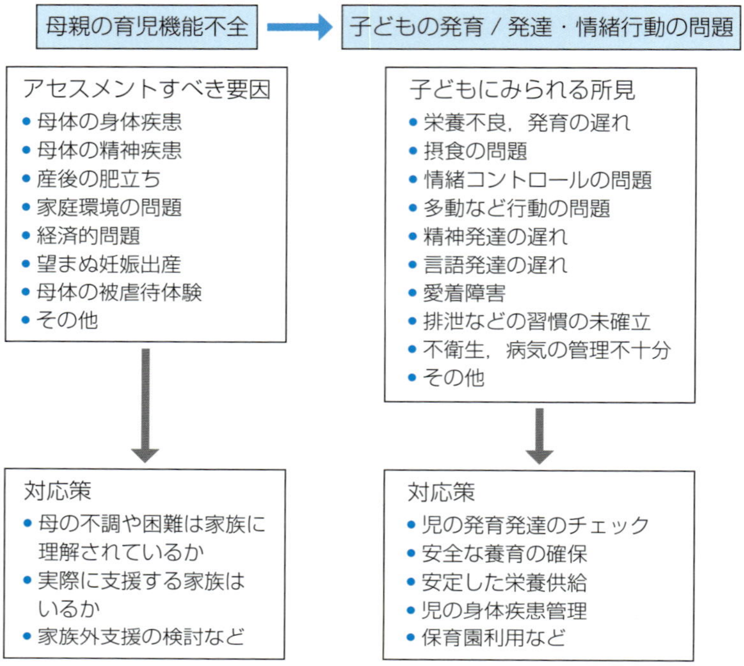

```
                母親の育児機能不全 ──→ 子どもの発育/発達・情緒行動の問題
```

アセスメントすべき要因
- 母体の身体疾患
- 母体の精神疾患
- 産後の肥立ち
- 家庭環境の問題
- 経済的問題
- 望まぬ妊娠出産
- 母体の被虐待体験
- その他

子どもにみられる所見
- 栄養不良，発育の遅れ
- 摂食の問題
- 情緒コントロールの問題
- 多動など行動の問題
- 精神発達の遅れ
- 言語発達の遅れ
- 愛着障害
- 排泄などの習慣の未確立
- 不衛生，病気の管理不十分
- その他

対応策
- 母の不調や困難は家族に理解されているか
- 実際に支援する家族はいるか
- 家族外支援の検討など

対応策
- 児の発育発達のチェック
- 安全な養育の確保
- 安定した栄養供給
- 児の身体疾患管理
- 保育園利用など

図1　早期母子関係の支援のためのシェーマ

【早期母子関係支援のポイント】
＊養育の困難をきたしている要因の正確なアセスメントを行うこと．
＊養育者側の問題があっても，支援によって子どもにとって安定的な養育環境が与えられていればよい（養育者側の心身の問題や経済的問題を完全に解決しなくてよい）．
＊子どもの発育発達を促進することは，育児の困難感を軽減する．

達成目標

●初級
- 生育歴聴取において，乳児期の発育・発達のマイルストーンを判断する機会を持つ．
- 生育歴聴取において，愛着行動の発達について着目する訓練をする．
- 乳幼児期の発育発達の状態について，実際に観察する機会を持つ．
- 乳幼児期の愛着行動の発達について，実際に観察する機会を持つ．
- 子どもの年代を問わず，母子の相互関係を観察する経験を持つ．
- 児童養護施設などの社会的養護の場を見学する機会を持つ．

●中級
- 生育歴聴取のなかで，乳幼児期の発育・発達の遅れや障害について判断する機会を持つ．

- 生育歴聴取のなかで，愛着障害の障害を判断する機会を持つ．
- 反応性愛着障害の子どもを診察する経験を持つ．
- 乳幼児期の母子観察の機会を持つ．
- 育児困難に陥っている養育者から実情を聴取する，あるいはその養育者を診察する機会を持つ．
- 育児支援のために，連携できる地域資源について知識を持つ．

● **上級**
- 早期母子関係不全による発育不全，哺育障害，母子関係に問題のある情緒コントロールの障害や多動，反応性愛着障害の子どもを主治医として治療する経験を持つ．
- 養育困難に陥っている養育者を評価し，育児を実際に支援する経験を持つ．
- 育児支援について，地域連携の経験を持つ．

◎**引用文献**
1) M・S・マーラー，他（著），高橋雅士，織田正美，浜畑 紀（訳）：精神医学選書，第3巻，乳幼児の心理的誕生―母子共生と個体化．pp50-140，黎明書房，2001
2) D・N・スターン（著），小此木啓吾，丸田俊彦（監訳）：乳児の対人世界―理論編．pp3-212，岩崎学術出版社，1989
3) R・N・エムディ：第2章 乳幼児の関係性の経験：発達的にみた情緒の側面．A・J・ザメロフ，R・N エムディ（編），小此木啓吾（監修），井上果子，他（訳）：早期関係性障害―乳幼児期の成り立ちとその変遷を探る．pp39-61，岩崎学術出版社，2003

◎**推薦図書**
1. 小此木啓吾，渡辺久子（編）：乳幼児精神医学への招待．別冊発達9，ミネルヴァ書房，1989
2. D・W・ウィニコット（著），牛島定信（監訳）：子どもと家庭―その発達と病理．誠信書房，1984
3. V・バート，V・ヘンドリック（著），島 悟，長谷川恵美子（訳）：コンサイスガイド―女性のためのメンタルヘルス．日本評論社，1999
4. 渡辺久子：母子臨床と世代間伝達．金剛出版，2000
5. P・フォナギー（著），北山 修，遠藤利彦（監訳）：愛着理論と精神分析．誠信書房，2008
6. L・バンクロフト，J・G・シルバーマン（著），幾島幸子（訳）：DVにさらされる子どもたち―加害者としての親が家族機能に及ぼす影響．金剛出版，2004
7. 笠原麻里，齊藤万比古（編）：子どもの心の診療シリーズ(6)，子どもの人格発達の障害．中山書店，2011
8. 笠原麻里：虐待傾向のある親の理解と対応．奥山真紀子，西澤 哲，森田展彰（編）：虐待を受けた子どものケア・治療．診断と治療社，2012
9. 社会保障審議会児童部会児童虐待等要保護事例の検証に関する専門委員会：子ども虐待による死亡事例等の検証結果等について（第8次報告），2012
   http://www.mhlw.go.jp/bunya/kodomo/dv37/index_8.html

〔笠原麻里〕

E 児童青年精神科臨床におけるエビデンスの用い方

児童青年精神科臨床におけるエビデンスの用い方の要約

　医学的な評価に基づき治療が選択されるわけであるが，その際，医療者は根拠を持って治療を選択する．その根拠となるものがエビデンスである．エビデンスのなかには，過去の治療経験や上司の意見のエビデンスはきわめて弱い，症例報告や非盲検試験もバイアスがかかりやすく弱いエビデンスである．強いエビデンスは二重盲検比較試験，あるいは複数の二重盲検試験に基づくメタ解析によって得られると考えてよい．

　二重盲検試験は，対象患者をプラセボ（偽薬）群と実薬群の二群に無作為に分け，医師も患者も自分がどちらの群に割り付けられたかわからない条件（二重の盲検性）で，効果と有害事象を比較するものである．こうすることで効果や副作用の判断にかかるバイアスを防ぐことができる．

　医療者は，常日頃からエビデンスに精通し，それらを可能な限り参照して医療的判断を下さなければならない．そのためには，PubMedや医学中央雑誌などから抄録を検索し，論文をオンライン上，または紙ベースの資料を取り寄せて情報を入手しなければならない．

　しかし，エビデンスに基づく医療(Evidence-Based Medicine；EBM)には，いくつかの限界があることも知らねばならない．第一に，二重盲検試験などの臨床試験は，病状が安定しており，頻繁に評価のための通院ができるなど，実臨床とは異なる患者層を対象に実施されていること，臨床効果の評価も重症度評価に偏り，その患者の抱える問題のすべてに基づき検討が行われているわけではない．したがって，実臨床とのギャップを常に意識しながらエビデンスを適用し，実際の治療の結果に基づいてフィードバックしながら検証しなければならない．

　第二に，二重盲検にもエビデンスにもバイアスがある．つまり，2つの薬剤を比較するとき，どのような用量にするのか，試験実施期間をどの程度にするのかによって結果は変わりうる．臨床依頼者が製薬企業である場合には，そこにスポンサー・バイアスが存在しうる．また，ポジティブな結果が出た臨床試験のほうが公表されやすいというポジティブ・バイアスも存在する．

　第三に，エビデンスの適用にあたっては，治療の対象となる患者とエビデンスの患者群の間に相同性がなければならない．操作的診断基準で同一の疾患カテゴリーにあったとしても，操作的診断はまだ議論のあるものであって，そのなかには一定の異質性があるし，併存障害のパターンも異なっている．年齢，性別，人種の違い，特に児童青年精神科臨床では，発育歴や認知特性の相違，家庭・学校・仲間関係などの要素も考慮しなければならない．

　EBMが重視されるようになった背景には，臨床判断の均てん化へのニーズとともに，医療判断における患者の自己決定が重視されるようになったことが挙げられる．臨床判断はす

べて個別性を有するものであるが，エビデンスを個人に適用する際にどのような変更を行ったのか，その根拠は何か，これらが医師のなかで明確に意識され，また患者に適切に開示されなければならない．

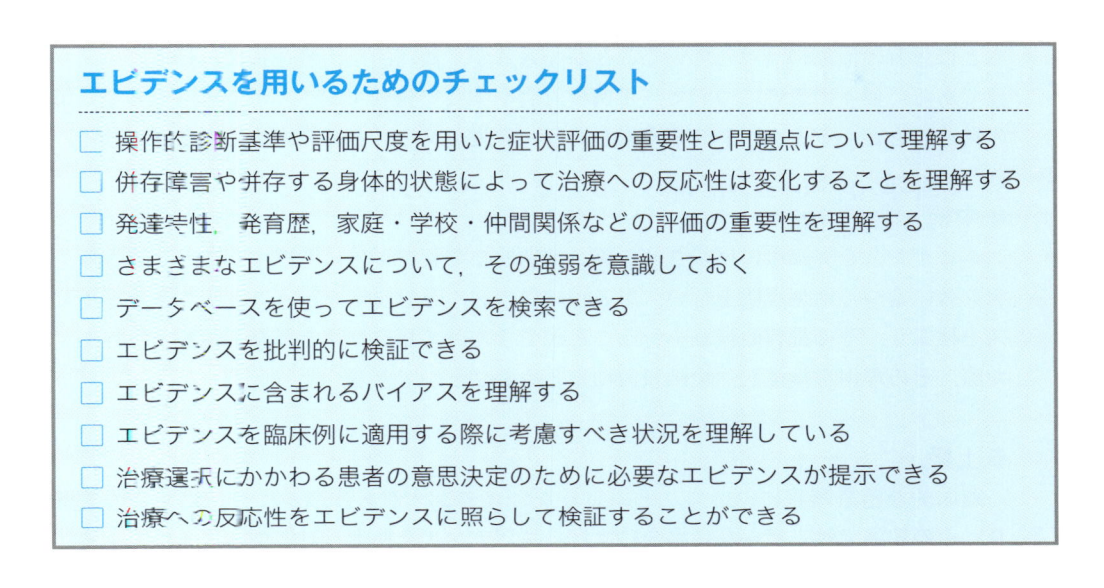

エビデンスを用いるためのチェックリスト

- ☐ 操作的診断基準や評価尺度を用いた症状評価の重要性と問題点について理解する
- ☐ 併存障害や并存する身体的状態によって治療への反応性は変化することを理解する
- ☐ 発達特性，発育歴，家庭・学校・仲間関係などの評価の重要性を理解する
- ☐ さまざまなエビデンスについて，その強弱を意識しておく
- ☐ データベースを使ってエビデンスを検索できる
- ☐ エビデンスを批判的に検証できる
- ☐ エビデンスに含まれるバイアスを理解する
- ☐ エビデンスを臨床例に適用する際に考慮すべき状況を理解している
- ☐ 治療選択にかかわる患者の意思決定のために必要なエビデンスが提示できる
- ☐ 治療への反応性をエビデンスに照らして検証することができる

エビデンスを用いるための自由ノート

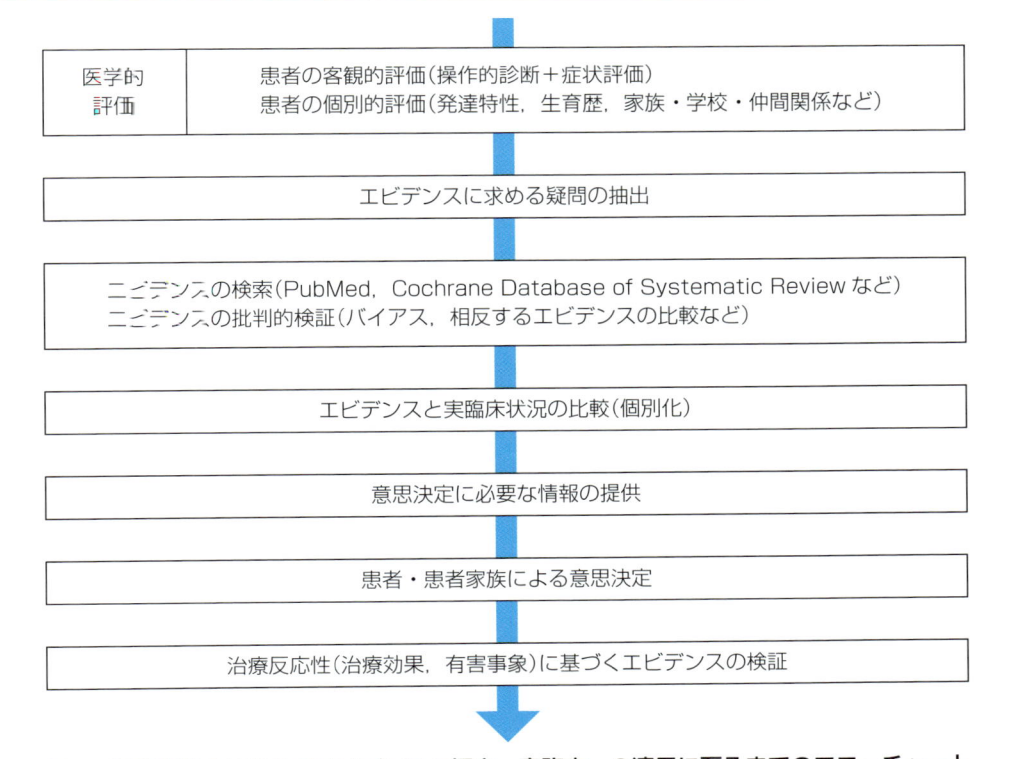

| 医学的評価 | 患者の客観的評価(操作的診断＋症状評価)
患者の個別的評価(発達特性，生育歴，家族・学校・仲間関係など) |

↓

| エビデンスに求める疑問の抽出 |

↓

| エビデンスの検索(PubMed，Cochrane Database of Systematic Review など)
エビデンスの批判的検証(バイアス，相反するエビデンスの比較など) |

↓

| エビデンスと実臨床状況の比較(個別化) |

↓

| 意思決定に必要な情報の提供 |

↓

| 患者・患者家族による意思決定 |

↓

| 治療反応性(治療効果，有害事象)に基づくエビデンスの検証 |

↓

図1　臨床疑問の抽出からエビデンスの探索，実臨床への適用に至るまでのフローチャート

達成目標

●初級
　患者の医学的評価に基づき，エビデンスに求める疑問点を抽出できる．良質な総説論文をもとに患者の治療に活用していくことができるが，個別的な治療選択には指導医の助言が必要である．個々の患者について，事例検討会や学会で発表することができ，その際，指導医の助言のもと，データベースを検索したり，総説論文をもとに発表することができる．

●中級
　エビデンスを実臨床に反映させる際，個別的な要素を十分に考慮することができる．エビデンスに基づく治療説明を行い，患者が納得のいく意思決定を行うことができる．エビデンスを検索し，その批判的検証を行うことができる．エビデンスと異なる治療反応性を見出した際，その理由を検証し，症例報告にまとめることができる．

●上級
　臨床的な治療選択において，どのようなエビデンスがあるのかについて一定の知識があり，その知識で対応できない場合には自らエビデンスを検索し対応することができる．エビデンスのないものについては，どのような試験を組めばエビデンスを生み出すことができるのか，簡潔な研究のデザインがイメージできる．

◎推薦図書
1．古川壽亮：エビデンス精神医療—EBP の基礎から臨床まで．医学書院，2000
2．Straus SE, Richardson WS, Glasziou P, et al：Evidence-Based Medicine : How to practice and teach it. 4th ed. Elsevier, 2011

〔岡田　俊〕

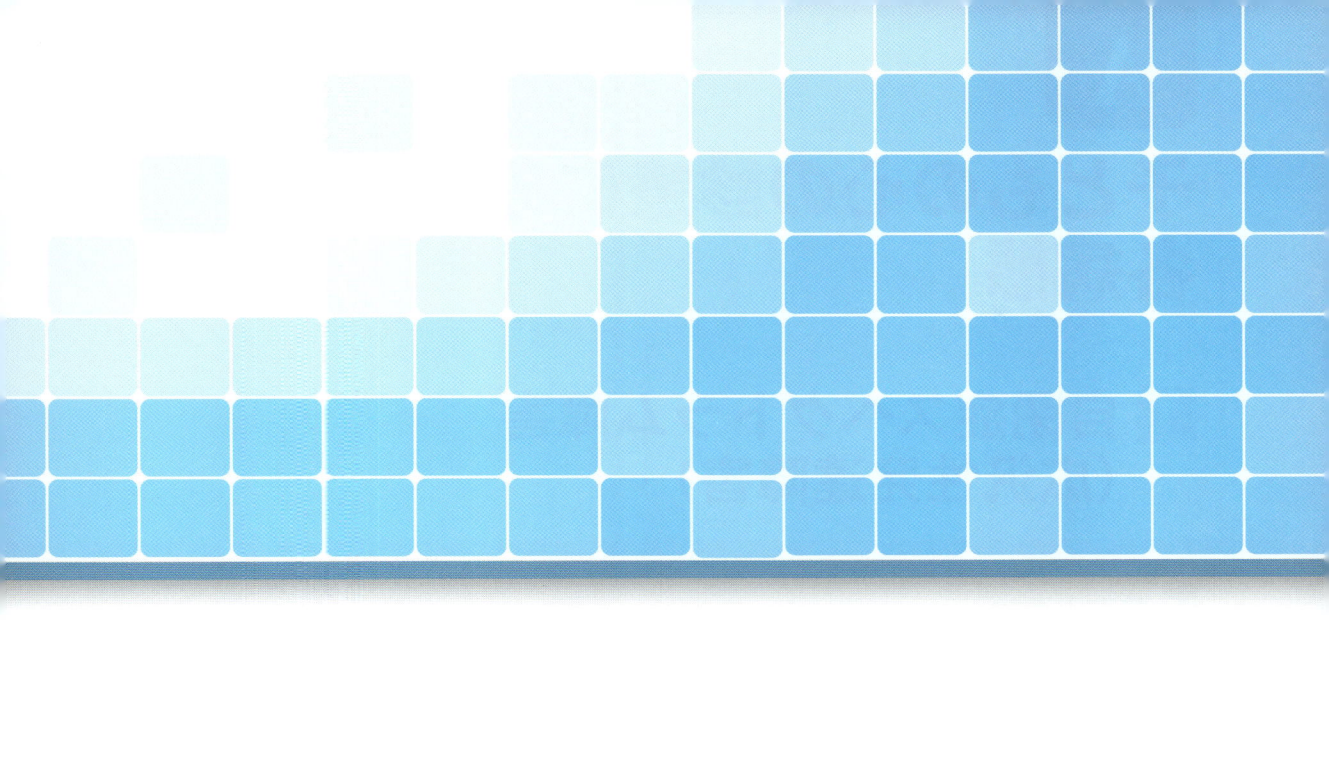

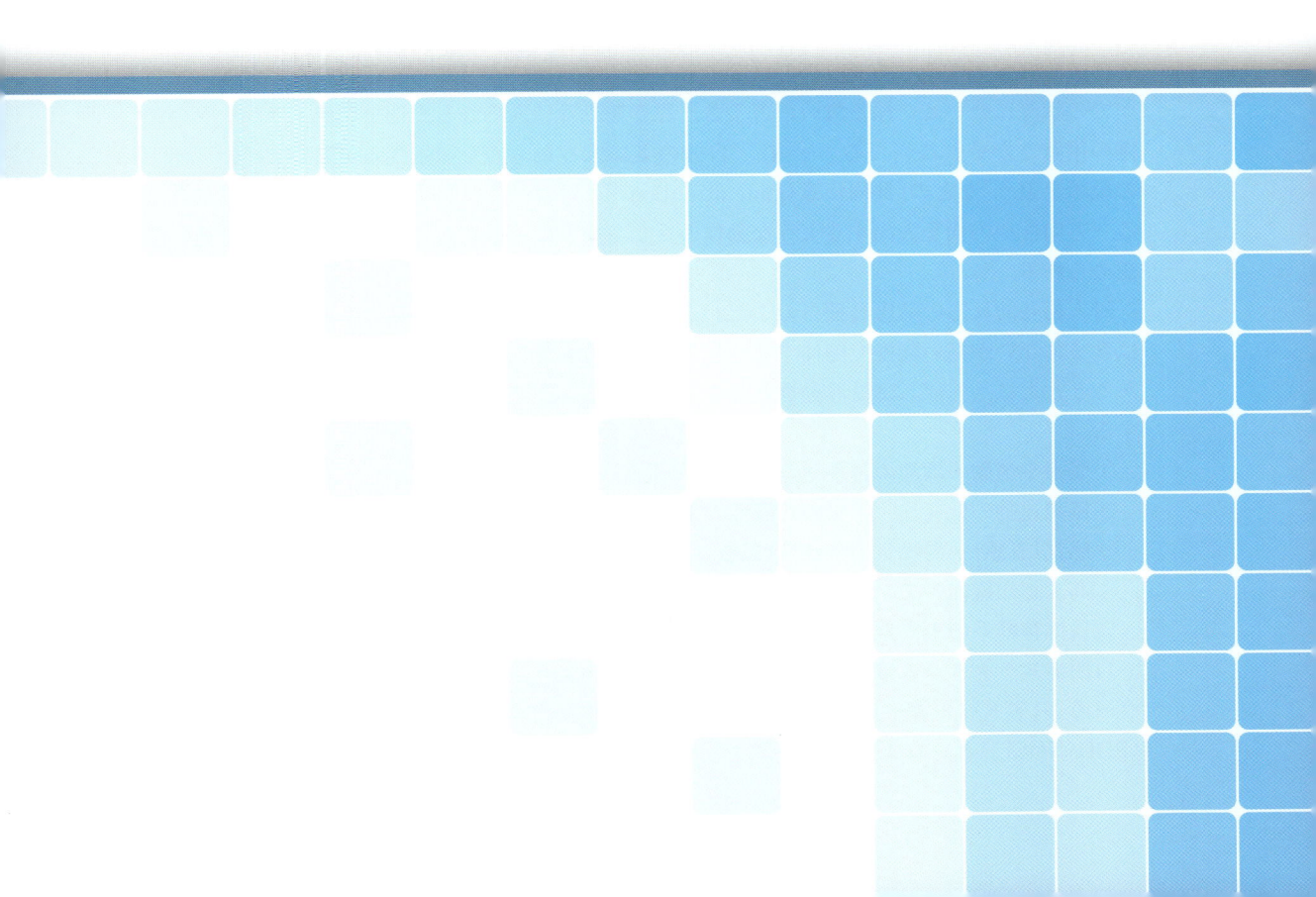

各論

A 子どもの心の診療にみられる各病態

1 自閉症スペクトラム障害（広汎性発達障害）

障害の要約

　通常の社会生活に必要な対人機能（対人相互的反応），すなわち人や集団に対する応答，注意と関心，意思疎通などの低発達を中心的特徴とする．第二の特徴は，特定のものごと（使用道具やおもちゃ，順番，ルールなど）に関する強いこだわり，過度の没頭，反復傾向であり，それと関連して，普段の状況に変化や変更が生じると強い抵抗（時に混乱に至る）を示しやすい．これらの症状は幼少期より現れ，基本的に生涯にわたり持続するが，適切な治療的介入（特に早期療育）があると社会適応は改善する．本障害は遺伝負因が強く，血縁者にも本障害が見出される割合は半数以上に及ぶと考えられ，それを念頭に置くことが臨床上重要である．

　対人相互的反応の障害は年齢や精神発達により表れ方が変化する．例えば，乳児期での親とのアイコンタクトやあやしへの反応の少なさ，幼児期の人見知りの過剰または欠如，児童期での状況に合わせた振る舞いの苦手さ，思春期以降にみられる異性やプライバシーへの配慮の困難さがそれに当たる．一方，"自分の気に入ったものを呈示する/指さしする""相手の視線を追う"などの「共同注意（joint attention）」と呼ばれる行動が少ないこと，会話における一方向性や内面を表出するような動作の乏しさなどは，子どもから大人まで年齢を通じて認められる．

　対人相互的反応の障害と独自のこだわりは診断基準を形成する所見であるが，診断基準には含まれないが高い頻度で随伴する特徴（随伴特性）もある．それらは診断を補助する所見であるとともに，しばしば受診動機となることがある．そのうち代表的な5項目を以下に列記する．

　①緊張や情動の調節の苦手さ（パニック的混乱への陥りやすさ）
　②協調運動の低発達，手指の巧緻性の乏しさ（いわゆる不器用さ）
　③感覚（五感）・温痛覚の特殊性（過敏さ，鈍麻，共感覚など）
　④高次認知機能のアンバランス（記憶，図形や顔の認知など能力間のギャップ）
　⑤自律神経系の不安定（失調や交感緊張状態，気圧や湿度への過敏さなど）

　自閉症スペクトラム障害は，障害の顕著さの違いより，「自閉性障害（自閉症）」「アスペルガー障害（アスペルガー症候群）」，それ以外（DSM-IV-TRでは「特定不能の広汎性発達障害（PDD-NOS）」）という下位診断に分けられている．このうち，自閉性障害は2大特徴（対人

相互性の障害，こだわり）に加え，言語発達に遅れや異常がみられる場合を指し，その半数程度が知的障害を合併する．それに対して，アスペルガー障害の診断は2大特徴のみ認められる（知的障害もない）場合に用いられる．

両者にうまく合致しない場合は「特定不能の広汎性発達障害（PDD-NOS）」と診断するが，そのなかには丁寧に診察しないと障害が見過ごされるようなケースが含まれる．しかし，障害が目立たないことは臨床的問題が軽いことを意味しておらず，その反対のケースが少なくない．重要な点は，対人相互的反応の障害を，操作的なチェック項目のみに頼らず，臨床感覚でとらえ，多様な姿をとる自閉症スペクトラム障害を鋭敏かつ的確に診断することである．最近，米国精神医学会の診断基準が改訂され（DSM-5），先述の病型分類が廃止されたが，改訂前に用いられていた臨床像の相違を念頭に置くことは重要である．

本障害は他の疾患や精神症状を併存しやすい．その例として，てんかん，睡眠障害，双極性障害，チック障害，学習障害，注意欠如・多動性障害（ADHD）のように生来併存していたと考えられるものと，成長過程での不適応がさまざまな程度で影響したと考えられるものがある．その例として，うつ病，各種の不安障害，依存，被害念慮・妄想・幻覚，解離のほか，摂食障害，緘黙などがある．

基本的治療技法

- 包括的介入プログラム〔応用行動分析（ABA），TEACCH，発達論的プログラム〕
- 作業療法的プログラム（感覚統合）
- プレイセラピー〔遊戯療法（各種）〕
- 補助的支援技法〔絵カード交換式コミュニケーション・システム（PECS），スクリプト学習，社会技能訓練（SST）〕
- 支持的精神療法・心理教育
- 薬物療法〔抗精神病薬，抗うつ薬（選択的セロトニン再取り込み阻害薬など），ADHD治療薬，オキシトシン（未認可）〕

障害理解へのチェックリスト

- □ 対人相互的反応の障害をみるにはどのような所見に注目すればよいか
- □ 共同注意とはどのような現象を指すか，またその臨床的意味は何か
- □ 本障害にみられる"こだわり"とはどのようなものか
- □ 本障害における遺伝負因の強さはどの程度か
- □ 幼児期から治療的介入を行うことにはどのような意義があるか
- □ 診断基準にある所見以外によくみられる特徴としてどのようなものがあるか
- □ 自閉性障害（自閉症）とアスペルガー障害にはどのような臨床像の違いがあるか
- □ 障害の顕著さと臨床的問題の深刻さの関係はどうか
- □ 本障害に多い併存障害にはどのようなものがあるか
- □ 薬物療法の標的となる症状にはどのようなものがあるか

障害理解のための自由ノート

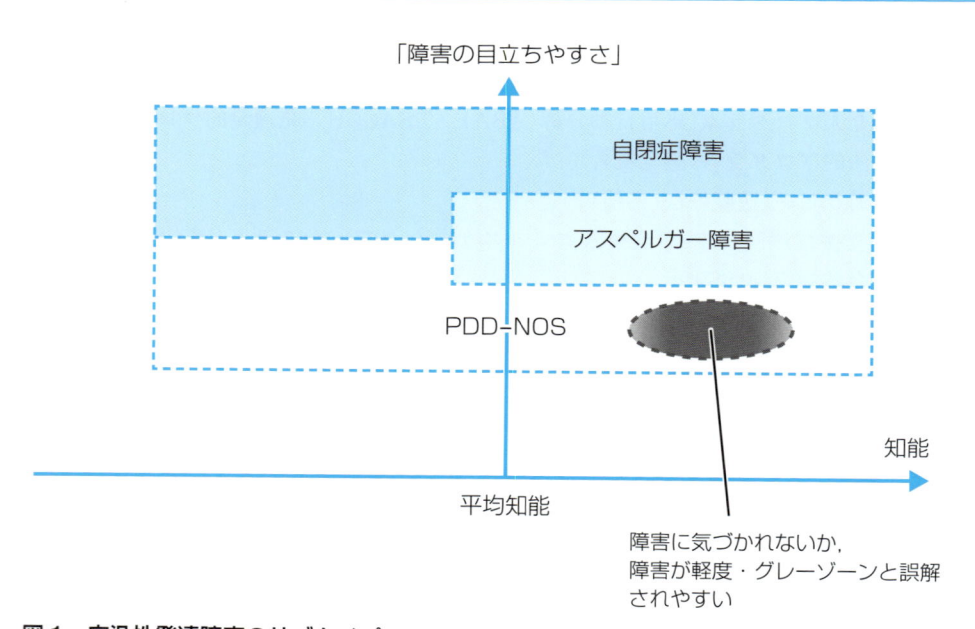

図1 広汎性発達障害のサブタイプ

達成目標

●初級

子どもから大人の年齢にかけて，自閉性障害（自閉症）とアスペルガー障害の典型的臨床像のイメージが頭に入っている．年齢，知的発達（知能），性別によって臨床的問題やニーズが異なり，保護者や学校（教員）との協力体制が必要なことを実感できている．関係者が本障害

の特性を理解し，それを踏まえて対応するようになるだけで，本人の適応が大きく改善することを知っている．

パニックや感覚過敏など随伴特性がしばしば中心的問題となることを知っており，かつそれらの問題の背景に対人相互性の障害とこだわりが関与することを理解している．保護者自身も自閉症スペクトラム障害（あるいはその傾向）を有することが多いため，本人のみならず保護者の特性にも十分配慮した説明や面接法，介入方針が必要となることを理解している．

薬物療法のうち，抗精神病薬と選択的セロトニン再取り込み阻害薬が一部の症状の改善に役立つ場合があること，および本障害を持つ人はこれらの薬剤に過敏であることが少なくないことを知っている．

● 中級

目安：外来主治医経験5例程度，入院主治医経験1～3例程度

少なくとも自閉性障害とアスペルガー障害それぞれにつき，児童症例および思春期症例，およびアスペルガー障害の成人症例の外来を担当した経験を有し，自閉症スペクトラム障害の多様性に対応した診療ができる．臨床像の評価にあたり，本障害と関連した特殊性だけでなく，一般的精神発達の視点（特定の領域の発達の遅れ，思春期に伴う不安定さなど）からもケースの特徴を分析することができる．

療育や支援については，ケースの状態像に合った方法論（行動療法，作業療法，増補的代替言語など）について助言することができる．学校関係者あるいは地域の支援機関と連携した経験を持ち，家族や医療機関以外からみた問題の現れ方を理解することができる．入院ケースについては，患者が自閉症スペクトラム障害のなかのどのようなタイプであるかを看護スタッフに伝え，入院の必要性，目的，意義を具体的に説明し，明確なケアの方針を示すことができる．

薬物療法が奏効する可能性のある症状が頭に入っており，処方が明らかに有効であったケースを経験している．

● 上級

目安：外来主治医経験10例程度，入院主治医経験3例以上

幼児期，学童期，青年期，成人初期，成人後期の各ライフステージにおいて，男性および女性の自閉症スペクトラム障害の人が抱えやすい臨床的問題を理解している（例えば，青年期の社会的問題行動，成人期の就労，結婚，出産，育児に関わる問題など）．また，それらの問題が，本障害の特性および程度，知的発達，心理社会的要因（家族・関係者・地域の状況を含む）などの複合的要因から成り立っていることが分析できる．ケースが現在抱える臨床的問題を，長期的な発達・成長過程のなかに位置づけたうえで対応方針を考える視点を持ち，あるライフステージにおける発達課題の克服状況が次のライフステージに与えている影響を把握することができる．

国際的診断基準（ICD-10, DSM-5）の趣旨には該当するが，本障害のスクリーニング質問紙や診断補助ツールの項目ではとらえられないような所見（主にアスペルガー症候群よりも障害の程度が軽くみえるケース）があることを知っており，そのようなケースでも診断を見

落とさず，障害をもたらす影響を適切に評価できる．

　本障害に見出される認知特性について，基礎知識(ボトムアップ型処理，視覚優位，単一焦点型の注意など)の範囲に収まらない特殊な認知・思考様式があり，それらが臨床的問題の背景となる場合があることを理解できる．

　介入にあたり，幼児から成人までのケースに対して必要に応じて薬物療法を行う，あるいは併用することができ，少なくとも抗精神病薬，抗うつ薬，ADHD治療薬，気分安定薬の使用経験がある．

　本障害に併存しやすい精神疾患を知っており，本障害からくる症状と併存障害によるものを鑑別できる．さらに，併存障害のうち二次障害的要因(反応性・ストレス性を含む)のあるものとそうでないものを区別し，それに応じた介入方針を立てることができる．

◎推薦図書

1. Wiener JM, Dulcan MK(著), 齊藤万比古, 生地　新(総監訳)：児童精神医学大事典. 西村書店, 2012

（十一元三）

A 子どもの心の診療にみられる各病態

2 注意欠如・多動性障害

障害の要約

　注意欠如・多動性障害(attention-deficit/hyperactivity disorder；ADHD)とは不注意,多動,衝動性を特徴とする行動上の障害で,わが国では発達障害のなかの1つとして分類されている.DSM-Ⅳ-TR[1]によると小学校低学年での有病率は3〜7%程度とされ,5%とすると40人の通常学級に2人程度のADHD児が在籍していることになる.男女比は男子に多いという報告が多いが,最近の成人の研究では男女差のない報告が多く,子どもの男女比の差については,女児は男児に比べ学童期では発見されにくい,衝動性が低い場合が多いので医療につながりにくいなどの理由が考えられている.

　子どもは元来落ち着きがなく,多動で衝動的な面を持っているし,それらが普段は目立たなくても,緊張する場面や初めて訪れる場所では落ち着きのない行動をとる場合もある.よってその子どもが本当にADHDなのかどうかを判断するには,その子どもの発達段階,同年齢の子どもたちとの比較,そして場面が変わってもそのような様子を示すのかなどを的確に評価しなければならない.

　ADHDには生物学的な要因が強く示唆されており,それらは遺伝学や画像研究,神経科学,神経心理学などで多くの報告がなされていて,「ADHDは遺伝の影響を強く受ける脳機能障害である」という一定のコンセンサスが得られている.しかしそれら生来の原因から生じた不注意,多動,衝動性は年齢により変化し,また不適切な対応により二次障害が強く生じることなども知られており,それらを考慮すると,ADHDの横断面をとらえるだけでは不十分で,時間軸に沿って縦断面をとらえる必要性がガイドライン[2]でも述べられている.

基本的治療技法

- 子どもとの直接：C
- 親ガイダンス：C
- 学校との連携：C
- 薬物療法：A+
- 心理社会的療法〔親へのペアレント・トレーニングおよび本人へのソーシャル・スキル・トレーニング(Social Skill Training；SST)〕：B

障害理解へのチェックリスト

☐ どのような症状が不注意，多動，衝動性に当てはまるかを知っている
☐ 児が示す不注意，多動，衝動性がその年齢では不相応かどうかを判断できる
☐ 必要に応じてADHD-RS[3]などで症状の重症評価ができる
☐ 併存障害や二次障害が多いことを理解していて，主なものを説明できる
☐ ADHDには生物学的背景が強く影響するが，それらの症状の経過には環境要因が関係することを理解している
☐ わが国での保険適用が取れている薬物療法としては，メチルフェニデート塩酸塩徐放剤と選択的ノルアドレナリン再取り込み阻害薬（アトモキセチン塩酸塩）があることを知っている
☐ 薬物療法の主な副作用である食欲低下を理解し，対応策について説明できる
☐ 心理社会的療法（ペアレント・トレーニングおよびSST）に一定の効果があることを知っている
☐ 甲状腺機能亢進症など身体的疾患やてんかんなど神経疾患との鑑別が大切であることを理解している
☐ 治療目標は，中核症状が完全になくなることに置くのではないことを理解している
☐ 横断面をとらえるだけでは不十分で，時間軸に沿って，縦断面をもとらえる必要性を理解している

障害理解のための自由ノート

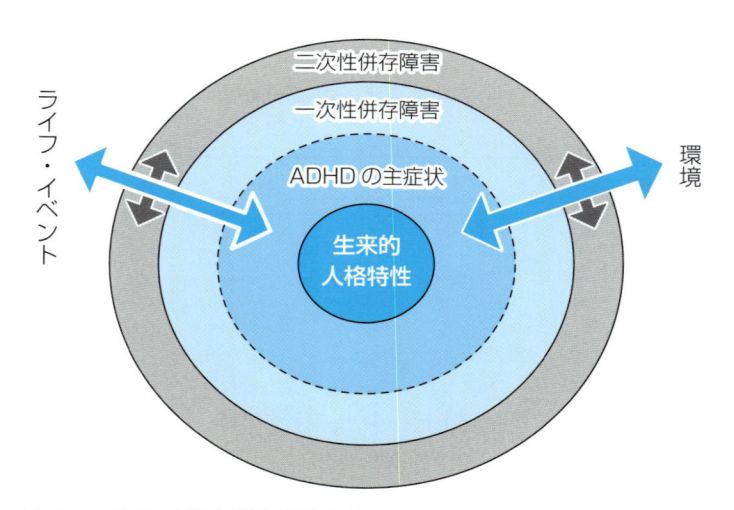

図1　ADHDの障害構造（横断面）

「生来的人格特性」を核にして，ADHDの「主症状」と学習障害などの「一次性併存障害」が第2層をなし，それらと環境およびライフ・イベントとの相互作用によって生じる「二次性併存障害」が最も外側の第3層に位置する．
〔ADHDの診断・治療指針に関する研究会　齊藤万比古，渡部京太（編）：注意欠如・多動性障害―ADHD―の診断・治療ガイドライン．第3版，p13，じほう，2008より引用〕

①症状改善・社会性増大

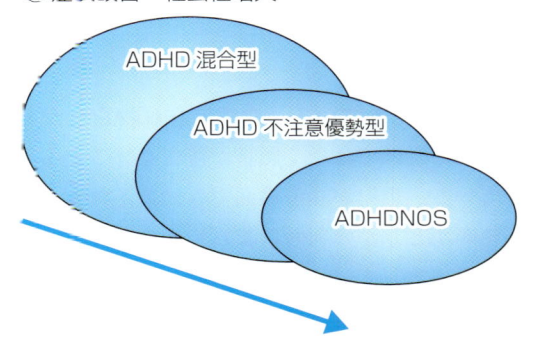

- ADHD 混合型
- ADHD 不注意優勢型
- ADHDNOS

ADHDNOS：特定不能の注意欠如・多動性障害

②反社会性の進行（DBD マーチ）

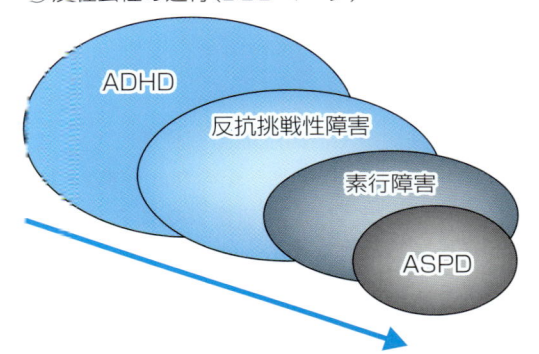

- ADHD
- 反抗挑戦性障害
- 素行障害
- ASPD

ASPD：反社会性パーソナリティ障害

③内在化障害の進行

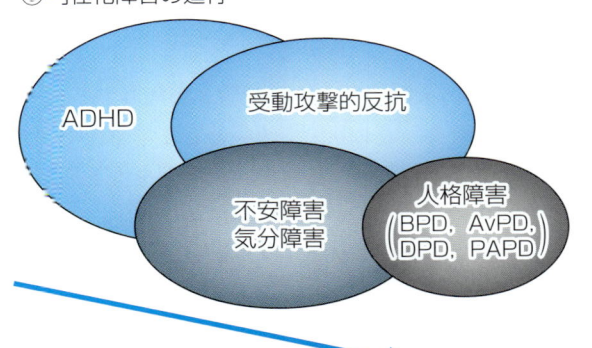

- ADHD
- 受動攻撃的反抗
- 不安障害 気分障害
- 人格障害（BPD, AvPD, DPD, PAPD）

BPD：境界性パーソナリティ障害，AvPD：回避性パーソナリティ障害，
DPD：依存性パーソナリティ障害，PAPD：受動攻撃性パーソナリティ障害

図3　ADHD の時間的経過（縦断面）

①多くの ADHD 児・者は主症状が改善して，徐々に ADHD の診断基準を満たさなくなっていく．
②一部の ADHD 児・者は発達に伴って反社会性が進行していく．
③ADHD 児・者は不安障害などの内在化障害を併存する率が高い．
〔ADHD の診断・治療指針に関する研究会　齊藤万比古，渡部京太（編）：注意欠如・多動性障害—ADHD—の診断・治療ガイドライン．第3版，pp14-15，じほう，2008より引用〕

達成目標

●初級

　ADHDという障害が概念的には理解できている．頻繁に忘れ物をしたり，物をなくすことが不注意に当てはまる可能性，暴力だけではなく順番が待てないことも衝動性としてとらえる可能性について理解はできている．患児が診療場面でみせる不注意，多動，衝動性を観察できるが，それらが年齢に不相応かどうかの判断はまだつかない．

　薬物療法の有効性は成書などでは理解しているが，食欲低下の副作用への対応や増量の方法などで臨床経験がないため自分で処方する自信がない．

　薬物療法以外に心理社会的対応や環境調整などが重要であるという知識は持っているが，実際にどのように連携をしたり，親や担任教師にアドバイスしたらよいかどうかはわからない．

●中級

　目安：外来主治医経験7例程度，入院治療主治医経験1例程度

　患児の不注意，多動，衝動性が年齢に不相応かどうかの判断が概ねつくようになってきた．自身で薬物療法を行った経験を持っており，薬物療法の効果を実感したことがある．同時に学校や自宅での環境調整の大切さも理解しており，親だけではなく担任の教師との連携をするべきだと考え，教師に外来診療場面に何度か来てもらっている．

　薬物療法における主な副作用である食欲低下について親にあらかじめ説明することができ，適切に対処できる．

●上級

　目安：外来主治医経験15例程度，入院治療主治医経験3例程度

　併存障害や二次障害への理解も深まっており，主治医として年単位で関わってきている症例も持っており，横断面だけでなく，時間軸に沿って，縦断面をもとらえる必要性を理解している．また家族にもそれらを説明することができている．

　ペアレント・トレーニングで使うようなテクニックを簡単にではあるが，親や教師にアドバイスできる．

　薬物療法について中止のタイミングについて親にいくつかの選択肢を説明することができる．

　ADHDを含む発達障害の成書を数冊読破しており，ADHDと自閉症スペクトラム障害（Autism Spectrum Disorder）との併存やグレーゾーンのとらえ方にも悩むことも多くなってきた．

　激しい行動障害を伴う入院治療も経験し退院後の生活を見据えた治療ができるようになっている．

◎引用文献
1. 髙橋三郎, 大野　裕, 染矢俊幸(訳)：DSM-IV-TR 精神疾患の診断・統計マニュアル. 新訂版, pp95-104, 医学書院, 2004
2. ADHDの診断・治療指針に関する研究会　齊藤万比古, 渡部京太(編)：注意欠如・多動性障害—ADHD—の診断・治療ガイドライン. 第3版, pp1-27, じほう, 2008
3. 市川宏伸, 田中康雄(監), 坂本　律(訳)：診断・対応のための ADHD 評価スケール　ADHD-RS【DSM 準拠】. 明石書店, 2008

◎推薦図書
1. ADHDの診断・治療指針に関する研究会　齊藤万比古, 渡部京太(編)：注意欠如・多動性障害—ADHD—の診断・治療ガイドライン. 第3版, じほう, 2008
2. 齊藤万比古, 青木桃子：ADHD の二次障害. 精神科治療学 25：787-792, 2010
3. 田中康雄：軽度発達障害のある子のライフサイクルに合わせた理解と対応—「仮に」理解して「実際に」支援するために. 学習研究社, 2006
4. 岩坂英巳, 中田洋二郎, 井潤知美：AD/HD のペアレント・トレーニングガイドブック—家庭と医療機関・学校をつなぐ架け橋. じほう, 2004
5. 齊藤万比古(総編集), 宮本信也, 田中康雄(責任編集)：子どもの心の診療シリーズ(2), 発達障害とその周辺の障害. 中山書店, 2008
6. 根來秀樹：お母さんのための児童精神医学. 日本評論社, 2010

(根來秀樹)

A 子どもの心の診療にみられる各病態

3 学習障害

障害の要約

わが国でよく用いられている学習障害の定義には，大きく分けて2つ存在する．1つは，文部科学省が定義した教育用語としてのLD（learning disabilities）であり，もう1つは米国精神医学会の精神疾患の診断・統計マニュアル（DSM）に基づく医学用語としてのLD（learning disorders）である[1]．なお，ICD-10は，学習障害という用語ではなく，学力の特異的発達障害F81（Specific developmental disorders of scholastic skills）として，特異的読字障害，特異的綴字「書字」障害や特異的算数能力障害などに分けて定義している[2]．

文部科学省の定義によると，学習障害は「基本的には全般的な知的発達に遅れはないが，聞く，話す，読む，書く，計算する又は推論する能力のうち特定のものの習得と使用に著しい困難を示す様々な状態を指すものであり，その原因として，中枢神経系に何らかの機能障害があると推定されるが，視覚障害，聴覚障害，知的障害，情緒障害などの障害や，環境的な要因が直接の原因となるものではない．」とされる．

DSM-IV-TRによる学習障害は，「読字，算数，または書字表出において，個別施行されたその人の標準化検査の成績が，年齢，就学，知的水準から期待されるより十分に低い場合に診断される（通常，成績とIQとの間の2標準偏差以上の乖離）もので，感覚器の欠陥がある場合は，学習困難はその欠陥に通常伴う程度を超えたものでなければならない．」と定義されている．つまり，文部科学省の定義のほうが，DSM-IV-TRによる医学的診断基準の学習障害の定義より幅が広いといえる．

疾患概念として確立されているのは，発達性読み書き障害あるいは特異的読字障害である．これは発達性ディスレクシア（developmental dyslexia）とも称され，知的障害や聴・視覚障害がなく，家庭環境，教育の機会にも阻害要因がないにもかかわらず，「読み書きの発達」が特異的に障害される状態と定義される[3]．近年の研究により，大脳における機能的障害部位が判明しつつある[4]．単語を正しく読めない，素早く読めないという特徴を示すため，単語認識における「正確性」かつ（または）「流暢性」の困難がある，と記載され，また，英語のスペル（綴り）や日本語の仮名や漢字といった文字記号の音声化の拙劣さを特徴としている．

基本的治療技法

- Decodingの指導（特殊音節を含めた文字を自動化して読む訓練）：A⁻
- 単語や文節のまとまり読み（chunking）指導：B
- 視覚的イメージを媒介した読字指導：B
- 語彙力を高める指導：B

障害理解へのチェックリスト

- [ ] わが国での学習障害の定義には，大きく分けて2つ存在する．教育用語としてのLD（learning disabilities）と医学用語としてのLD（learning disorders）の2つである
- [ ] 学習障害は，標準化検査の成績が，年齢，就学，知的水準から期待されるより十分に低い場合に診断される
- [ ] 学習障害とは，読字，算数，または書字表出など，ある特定の分野の習得に著しい困難を示す状態であり，しばしばそれぞれが互いに合併する
- [ ] 発達性読み書き障害（developmental dyslexia）は，学習障害のなかで最も確立された疾患概念であり，機能的病巣が推定されている
- [ ] 発達性読み書き障害とは，読み書きの発達が特異的に障害される状態であり，単語認識における正確性かつ（または）流暢性の困難がある

障害理解のための自由ノート

　学習障害の診断のためには，学習のそれぞれの分野における標準化検査バッテリーが必須であるが，日本語話者用のものは十分に確立されていないのが現状である．ここでは，学習障害のなかで，発達性読み書き障害の診断手順について述べる（図1）．

a. 問診および診察

　発達歴，養育歴，教育歴，家族歴，病歴などを詳細に聴取し，通常の診察を行った上，神経学的所見を確認する．

　発達性読み書き障害では，聴覚障害や視覚障害がなく，家庭環境，教育の機会にも阻害要因が認められないにもかかわらず，読み書きの発達が特異的に障害される状態である．

b. 全般的知能が正常であることの確認

　標準化された知能検査を用いる〔例えば，ウェクスラー系の知能検査（WISC-Ⅲ）で，FIQ，VIQ，PIQのいずれかが85以上であること〕．

c. 判定

　読みの検査課題[5]において，音読時間が平均＋2SDを超える所見が2種類以上の課題でみられる場合には「異常」ととらえる．読み誤りの個数が平均より明らかに多い場合も，誤りパターンを詳細に検討し，総合的な判断をするべきである．

　上記に該当しない場合や，1.5SDを超える所見が2種類以上の検査でみられる場合は，経過観察し，定期的に読字・書字の症状を確認し，読みの検査を行っていくことが望ましい．

　なお，症状チェック表で，読み（書き）についての項目が7個該当し，読み課題2つに異常がみられる場合，読字障害のなかで特に発達性読み書き障害の可能性が高いと考えてよい[5,6]．

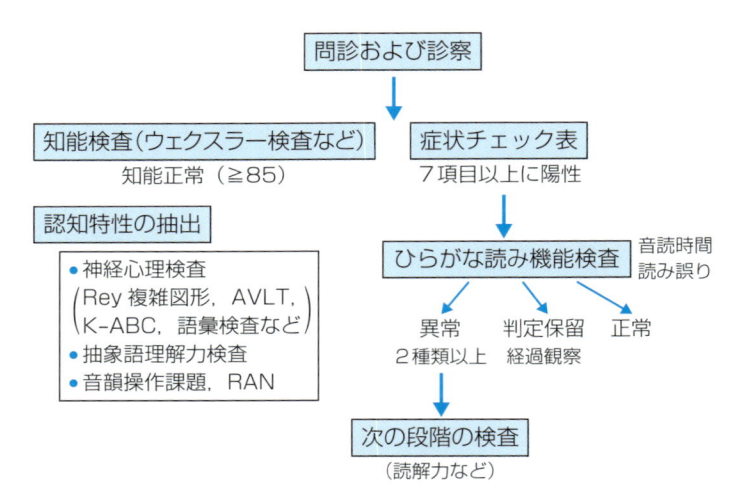

図1 読み書き障害児の診断の流れ
〔稲垣真澄, 小林朋佳, 小池敏英, 他:特異的読字障害診断手順. 稲垣真澄(編):特異的発達障害診断・治療のための実践ガイドライン. p3, 診断と治療社, 2010 より引用〕

d. 読み検査課題

①単音連続読み検査〔ひらがな50文字を連続して音読する課題[7]〕
②単語速読検査〔有意味語30個, 無意味語30個それぞれの連続音読課題[8]〕
③単文音読検査〔(Token test)に採用されている3つの文章の音読課題[9]〕

e. 確認するべき症状

① 読字
　・拾い読み(逐字読み)をしますか
　・指を使って読みますか(なぞり読み)
　・単語・文節を途中で区切ってしまうか(区切りの誤り)
　・いつも声に出して確認する読み方(黙読が困難)
　・単語内の文字を省いたり, 置き換えたりしますか
　・単語や文の読み飛ばしをしますか
　・文末を読み誤りますか(勝手読み)
　・助詞の読み誤りがありますか(は, へ)
　・拗音(ゃ, ゅ, ょ など)に困難さがありますか
　・内容が理解できると, 2回目の読みは比較的スムーズになりますか
　・ページの終わりになると, 誤りが増えますか(易疲労性)

② 書字
　・文字を想起するのに時間がかかりますか
　・促音(っ), 撥音(ん), 二重母音(おか<u>あ</u>さん)の脱落がありますか
　・同じ音の書き誤り(「わ」「は」, 「を」「お」)がありますか

図2 支援の考え方

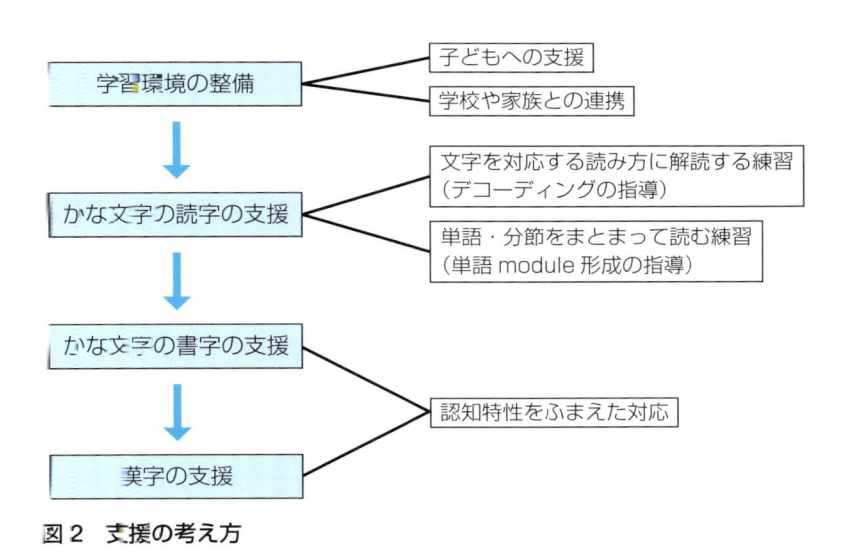

・拗音を書かないことがありますか
・バランスの取れない文字になりますか
・細部が不正確な文字を書きますか
・極端に不正確（不安定）な書き順ですか
・音・形・意味の似ている文字や単語への書きまちがいがありますか
・画数の多い漢字に書き誤りが多いですか

f. 支援の考え方

図2を参照．

達成目標

●初級

目安：外来主治医経験5例程度

　学習障害とは年齢，就学，知的水準から期待されるより成績が十分に低い場合に診断される点が理解できる．厳密には学習障害の定義には複数あり，DSMに基づく医学用語としてのLD(learning disorders)，およびICD-10の学力の特異的発達障害F81(Specific developmental disorders of scholastic skills)の存在については知っているものの，その詳しい内容についてまでは知らない．

●中級

目安：外来主治医経験10〜15例

　学習障害の定義が理解できたうえ，DSMのLD(learning disorders)，およびICD-10の学力の特異的発達障害F81(Specific developmental disorders of scholastic skills)の内容に

ついての知識がある．また，わが国における文部科学省定義による学習障害の存在を知っている．

適切な問診や診察を実施でき，特に障害されている学習の領域について予想ができる．知能や認知特性の評価のために必要な検査の種類や内容について知っているが，自ら実施できなくてもよい．診断のために，適切な専門機関への紹介が可能である．診断書を記載できるレベル．

● **上級**

目安：外来主治医経験 20〜30 例

教育用語としての LD（learning disabilities）と医学用語としての LD（learning disorders）の存在について，十分な知識があり，使い分けができる．DSM の定義に関する十分な知識がある．ICD-10 では，学習障害という用語ではなく，学力の特異的発達障害 F81（Specific developmental disorders of scholastic skills）として，特異的読字障害，特異的綴字「書字」障害や特異的算数能力障害等に分けて定義されるなど，それぞれの定義の詳細な内容について知識がある．1999 年の「学習障害児に対する指導について（報告）」にみることができる文部科学省定義についても精通し，教育現場との連携を模索できる．

患者および保護者に対し，適切な問診や診察を実施でき，環境要因などによる学習の阻害因子の存在や神経疾患など身体疾患が除外できる．診断のために必要な検査について十分な知識があり，これらの検査を通じて，知能や認知特性の評価を自ら行う，あるいは，検査担当者に指示が可能で，心理検査結果を解釈できる．患者が抱えている問題点を解決するために必要な治療（支援方法）のプランが立てられる．自ら十分に支援が提供できない場合は，適切な専門機関へ紹介が可能である．学校担当者との協議が可能なレベル．

◎**引用文献**

1) 髙橋三郎，大野　裕，染矢俊幸（訳）：DSM-IV-TR 精神疾患の診断・統計マニュアル．新訂版，pp64-70，医学書院，2004
2) 融　道男，小見山実，大久保善朗，他（監訳）：ICD-10 精神および行動の障害—臨床記述と診断ガイドライン．pp252-260，医学書院，2005
3) 大石敬子：日本語話者の特徴．笹沼澄子（編）：発達期言語コミュニケーション障害の新しい視点と介入理論．pp113-120，医学書院，2007
4) Vukovic RK, Siegel LS：The Double-deficit Hypothesis：a comprehensive analysis of the evidence. J Learn Disabil 39：25-47, 2006
5) 小林朋佳，稲垣真澄，軍司敦子，他：学童におけるひらがな音読の発達的変化：ひらがな単音，単語，単文速読課題を用いて．脳と発達 42：15-22, 2010
6) 北　洋輔，小林朋佳，小池敏英，他：読み書きにつまずきを示す小児の臨床症状とひらがな音読能力の関連—発達性読み書き障害診断における症状チェックリストの有用性．脳と発達 42：437-442, 2010
7) 若宮英司，奥村智人，水田めぐみ，他：読字困難児のひらがな単音読字能力の検討．小児の精神と神経 46：95-103, 2006
8) 橋本竜作，柏木　充，鈴木周平：小児の単語速読検査の作成の試み—小学 3 年生男児を対象とした信頼性と妥当性の検討．脳と発達 40：363-369, 2008
9) 小枝達也，寺川志奈子，汐田まどか：健常児集団における Token test の得点分布について—学障障害診断のための基礎的検討．脳と発達 32：25-28, 2000

◎推薦図書
1. 稲垣真澄，小林朋佳，小池敏英，他：特異的読字障害診断手順．稲垣真澄(編)：特異的発達障害診断・治療のための実践ガイドライン．診断と治療社，2010
2. サリー・シャイウィッツ(著)，藤田あきよ(訳)，加藤醇子(医学監修)：読み書き障害(ディスレクシア)のすべて．PHP研究所，2006
3. 村井敏宏：読み書きが苦手な子どもへの＜つまずき＞支援ワーク．竹田契一(監)：通常の学級でやさしい学び支援 2巻．明治図書，2010
4. 小池敏英，雲井未歓，窪島 務：LD児のためのひらがな・漢字支援．あいり出版，2003

◎参考HP
i. e-Kokoro協議会：http://www.e-kokoro.ne.jp/ss/r/
ii. 鳥取大学地域学部「小枝研究室」：http://www.dyslexia-koeda.jp/

（小林朋佳・稲垣真澄）

A 子どもの心の診療にみられる各病態

4 反抗挑戦性障害・素行障害

障害の要約

　ある程度他者の意思を拒絶したり大人に反抗することは，子どもの精神発達（特に幼児期と思春期）において正常でも認められる現象である．これとは異なる極端な反抗は，反社会的行動との関連で古くから注目されていたものの，明確な概念化はなされていなかった．また，子どもの反社会的行動そのものも，もっぱら司法や福祉の概念が流用されており，精神医学の言葉として定義づけされてはいなかった．この状況を変化させたのが，DSM-Ⅲ（1980年）から採用された反抗挑戦性障害（oppositional defiant disorder；ODD）と素行障害（conduct disorder；CD）という概念である．

　最新のDSM-5によるODDの定義は，「持続する怒りやイライラした気分，好戦的／挑戦的行動，あるいは執念深さといった行動様式」である．診断には，大人に対する頻回で激しい怒りの感情（神経過敏やいらら，怒り，かんしゃく），挑戦的行動（大人との口論，要求や規則への反抗・拒否，故意の挑発，責任の転嫁），意地悪や恨みに満ちた執念深さといった行動が4つ以上かつ6か月以上続くことが必要となる．

　DSMによるCDの定義は，「他人の基本的権利を侵害し社会規範を侵す，反復し持続する行動様式」である．診断には，過度の喧嘩やいじめ，動物や他人への残虐行為，器物破損，放火，人を騙すこと・盗み，怠学や家出などの反社会的行動が3つ以上かつ12か月以上続くことが必要となる．発症年齢によって，小児期（10歳未満）発症型と青年期（10歳以上）発症型に分かれている．DSMの解説[1]によれば，「小児期発症型の者は，通常男性で，しばしば他者に対して身体的攻撃性を示し，仲間との関係を乱し，小児期早期に反抗挑戦性障害であった場合がある」「青年期発症型のものと比べて，持続的な素行障害を持つことが多く，成人期の反社会性パーソナリティ障害に発展しやすい」とされる．

　これらの概念の導入によって反抗的心性や反社会的行動を論じる基準が明確になり，医学的検討や介入が可能となった．これまでのcommunity sampleを対象とした疫学研究によれば，ODDは男児4％・女児2％，CDは男児6％・女児1％程度の頻度とされる[2]．

　ODD/CDのリスクファクターとしては，親子関係や家庭環境などの心理社会的要因が強調されてきたが，近年注目されているのは発達障害の併存である．すなわち，生来的な要因と不適切な養育の悪循環から愛着形成が阻害され，その怒りや悲しみが外在化されたものがODD/CDであると考えられる（図1，2）．

　各段階に応じた治療が選択されるが，年齢が上がるにつれて治療は困難となるため，できるだけ低年齢で治療が開始されることが望ましい．

基本的治療技法

- ペアレント・トレーニング：A$^+$
- 認知行動療法：A$^-$
- 薬物療法：B
- 力動的個人精神療法：C

障害理解へのチェックリスト

- ☐ 反抗挑戦性障害と素行障害の違いを説明できる
- ☐ 両障害の診断基準を理解し鑑別診断を説明することができる
- ☐ 発症年齢による素行障害のサブタイプの特徴と予後の違いを理解している
- ☐ 必要に応じて反抗挑戦性評価尺度（CBCL，ODBI）で反抗挑戦性を評価できる
- ☐ 虐待的な養育が愛着形成を阻害し，両障害に発展する素地を作ることを理解している
- ☐ 発達障害とさまざまな心理社会的リスクファクターの相互関係から両障害が生じる過程を理解している
- ☐ 治療は，ペアレント・トレーニング，社会生活技能訓練（SST）が比較的有効であることを知っている
- ☐ 薬物療法は，文献的にはエフェクトサイズが大きいが，実際の症例では適応が限られることを理解している．
- ☐ 学校・児童相談所などの地域の関係機関とのケア会議の重要性を理解している
- ☐ 治療は個々のケースに応じて組み立てる必要があることを理解している
- ☐ 青年期以降のCDへの治療支援は困難であり，ODDや小児期発症のCDの段階での介入が重要であることを理解している

障害理解のための自由ノート

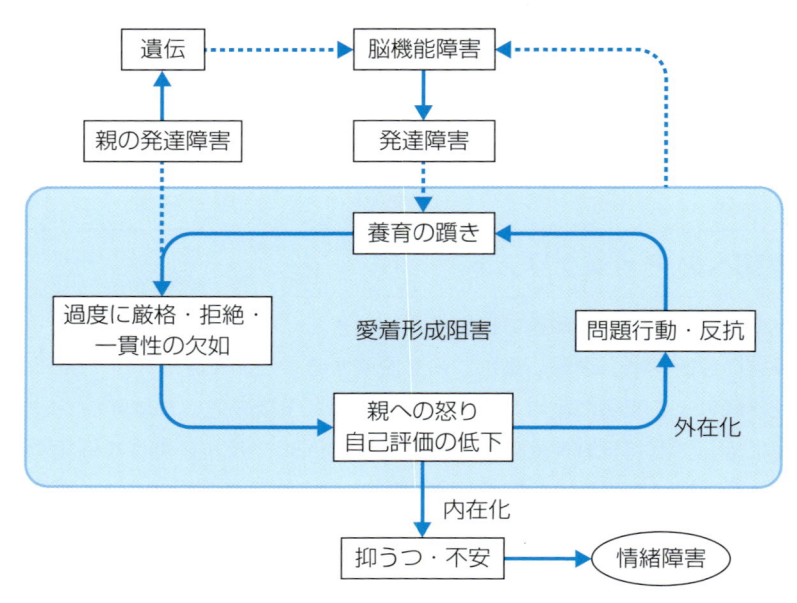

図1 発達障害と愛着形成阻害の経過
実線は移行，点線は影響を示す．

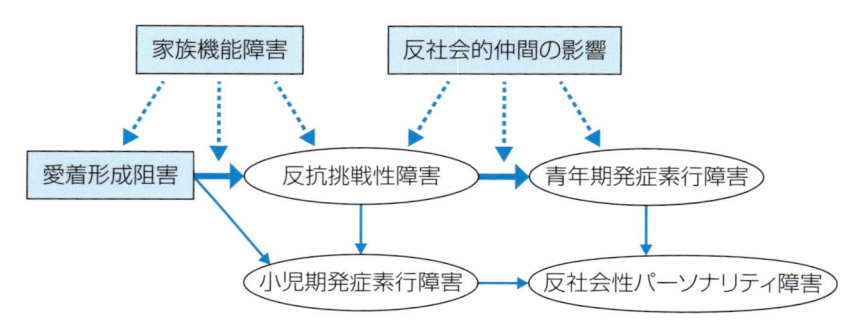

図2 愛着形成阻害から反抗挑戦性障害・素行障害への展開

達成目標

● 初級

　発達障害をベースに不適切な養育の相互関係から反抗挑戦性障害や素行障害が生じる過程を理解している．各障害の診断基準を理解し大まかに説明することができる．しかし，それらは概念的なものであり，実際の症例に接したことはない．外勤先などで，これらの症例を診断した際には専門医に紹介できる．

● 中級

目安：外来主治医経験5例程度，診断経験あり

発達障害が基底にない症例において，虐待的な養育が愛着形成を阻害することを理解し，説明することができる．実際に外来で，反抗挑戦性障害・素行障害の患者を受け持ち，診断した経験がある．各障害の診断基準を理解し鑑別診断を説明することができる．上級医の治療を陪席・見学した経験がある．治療には，SSTやペアレント・トレーニング，薬物療法など，個々のケースに応じて組み立てる必要があることを理解している．

● 上級

目安　外来主治医経験10例以上，治療経験あり

外来で，反抗挑戦性障害・小児期／青年期発症の素行障害の患者を受け持ち，診断しその治療を主体的に行った経験がある．親子のニーズをとらえ，治療を組み立て，適切な薬物を選択し，必要に応じてSSTやペアレント・トレーニングへの参加を親子に勧めるとともに，自分もそれらの治療のスタッフとして参加した経験がある．学校・児童相談所をはじめとする地域の関係機関のニーズをとらえ，必要に応じて上級医とともにケア会議を主催し（ないし開催を呼びかけ），主治医として参加することができる．

◎引用文献

1) American Psychiatric Association：Diagnostic and Statistical Manual of Mental Disorders, 4th ed. American Psychiatric Association, Washington DC, 1994
2) Loeber R, Burke JD, Lahey BB, et al：Oppositional defiant and conduct disorder：a review of the past 10 years, part I. J Am Acad Child Adolesc Psychiatry 39：1468-1484, 2000

◎参考文献

1) Rey JM：Oppositional defiant disorder. Am J Psychiatry 150：1769-1778, 1993
2) American Academy of Child & Adolescent Psychiatry：Practice parameters for the assessment and treatment of children and adolescents with conduct disorder. J Am Acad Child Adolesc Psychiatry 36(Suppl. 10)：122S-139S, 1997
3) Earls F, Mezzacappa E：Oppositional-defiant and Conduct disorders. In：Rutter M, Taylor E (ed)：Child and Adolescent Psychiatry, 4th ed. Blackwell Science, Oxford, 2002〔宮本信也, 長尾圭三　氏家　武(監訳)：児童精神医学. pp419-436, 明石書店, 2007〕
4) 原田　謙, 今井淳子, 酒井文子：反抗挑戦性障害と行為障害の精神医学. 思春期青年期精神医学 15：59-70, 2005
5) 原田　謙：反抗挑戦性障害と行為障害. 児童青年精神医学とその近接領域精神科 46：285-295, 2005
6) 篠山大明, 原田　謙：ADHD症状の変遷と治療. 臨床精神医学 35：597-602, 2007
7) 吉本美央, 吉本隆明, 原田　謙：ADHDの思春期. 精神科治療学 26：735-741, 2011

◎推薦図書

1. Bloomquist ML, Schell SV：Helping Children with Aggression and Conduct Problems. Guilford Press, New York, 2002
2. 齊藤万比古, 本間博彰, 小野善郎(編)：子どもの心の診療シリーズ(7), 子どもの攻撃性と破壊的行動障害. 中山書店, 2009
3. 齊藤万比古：発達障害が引き起こす二次障害へのケアとサポート. 学研, 2009
4. 宮本信也(編)：発達障害医学の進歩〈23〉, 発達障害における行動・精神面の問題—二次障害から併存精神障害まで. 診断と治療社, 2011

5．ロバート・L ヘンドレン（著），田中康雄（監）：子どもと青年の破壊的行動障害―ADHD と素行障害・反抗挑戦性障害のある子どもたち．明石書店，2011

（原田　謙）

A 子どもの心の診療にみられる各病態

5 気分障害

> ### 障害の要約

大うつ病性障害および双極性障害は，古くから知られてきた精神疾患である．近年ではこれまでに考えられていたよりも子どもにも大うつ病性障害が多く存在していると考えられている[1,2]．さらに子どもの双極性障害まで関心が広がってきている[3]．

大うつ病性障害は，①抑うつ気分，②興味や喜びの減退，③体重減少，④不眠あるいは過眠，⑤精神運動性焦燥あるいは制止，⑥疲労感あるいはエネルギーの減少，⑦無価値感あるいは過剰な罪責感，⑧思考・集中力の低下あるいは不決断，⑨死についての反復思考，という9項目を主症状としている．特に児童期におけるうつ病に関しては抑うつ気分に代わってイライラした気分を占めることがあり，体重減少に関しても成長期にある子どもにおいては期待されるほどの体重増加がなくてもこれに当てはまることに留意が必要である．双極性障害は躁状態とうつ状態を繰り返すことが臨床的な特徴であり，初診時にはうつ症状しか認めない症例もある．そのため，大うつ病性障害と診断したとしても，その経過から双極性障害を疑うのならばその後の経過を注意深く観察する必要がある．躁状態とうつ状態を繰り返す双極Ⅰ型障害と，軽躁状態とうつ状態を繰り返す双極Ⅱ型障害があることにも留意が必要である．一方で躁状態は多弁，不注意，衝動性の亢進，観念奔逸，焦燥感を認める．そのため，児童期には注意欠如・多動性障害（ADHD）や破壊的な行動障害との鑑別もしくは併存に関する注意が必要である[4]．

なお，2013年5月に発刊された米国精神医学会によるDSM-5では，うつ病性障害と双極性障害は別の診断カテゴリーと分類され，気分障害という診断カテゴリーは消滅した[5]．さらにうつ病性障害には児童期の疾患としてDisruptive Mood Dysregulation Disorder（DMDD）が加えられている．DMDDは繰り返す重度の癇癪が特徴とされている．DMDDでは癇癪だけでなく，怒りやイライラなどの症状も認める疾患概念であり，児童・思春期の双極性障害やADHDとの鑑別など今後の臨床的な議論が必要である[6]．

児童・思春期の大うつ病性障害の有病率は，7～12歳未満の児童期では1～2％，思春期（13～18歳）では1～7％の有病率である[7]．児童期では性差はないが，思春期になると女性の割合が多くなる．双極性障害の有病率は1.8％とされ，女子に多い[8]．

わが国では小学4年生から中学1年生までの一般児童において大うつ病性障害の診断基準を満たした児童が1.5％，双極性障害の診断基準を満たした児童が1.1％であり，中学1年生で大うつ病が4.1％に認められ成人と同程度であるとされている[9]．

基本的治療技法

- 力動的精神療法・支持的精神療法：B
- 親ガイダンス：C
- 認知行動療法：B
- 薬物療法：B

障害理解へのチェックリスト

- ☐ 思春期の力動的発達論について説明できる
- ☐ 成人における大うつ病性障害，気分変調性障害，双極性障害を含む気分障害のそれぞれの病態，治療，経過を理解している
- ☐ 児童期特有の大うつ病性障害の臨床症状を説明できる
- ☐ 自己記入式質問紙や保護者が記入する質問紙を用いた定期的な評価を心がけている
- ☐ 軽症～中等症の大うつ病性障害には，薬物療法よりも休養や支持的精神療法を心がけている
- ☐ うつ病に対する認知行動療法について理解している
- ☐ 休養を取らせる場合に，学校などの環境調整も行うことができる
- ☐ 選択的セロトニン再取り込み阻害薬(SSRI)，炭酸リチウム，バルプロ酸ナトリウム，カルバマゼピン，ラモトリギン，非定型抗精神病薬の効果と副作用を理解している
- ☐ SSRIのアクチベーション・シンドロームを理解している
- ☐ 気分障害に発達障害が併存障害する場合もあることを知っている
- ☐ 大うつ病性障害および双極性障害において，さまざまな介入技法を試みてもその症状の改善がみられない場合や，自殺企図の可能性が高い場合には入院治療に向けたマネジメントもできる

障害理解のための自由ノート

うつ状態は誰でも経験する可能性があり，それ自体に精神病理性は認めない．例えば，仕事や部活動での失敗などで一時的にうつ状態に陥ることはごく当たり前に理解することができ，当然それらは精神疾患としての扱いを受けることはない．そのため，大うつ病性障害や双極性障害でも，適切な診断基準を用いて確定診断に至ることは極めて重要であり，保護者からの訴えだけを聞いて安易な診断は行わないように心がける必要がある．

治療者は，子どもの精神力動的発達論を熟知し，診察時の子どもの発達水準や，友人関係を含む学校生活および家族関係を勘案したうえでその診断確定に至らなくてはならない．特に保護者の話だけでなく，子ども自身から訴えを傾聴する姿勢が重要である．児童・思春期の気分障害の臨床において，学業への影響や友人関係の破綻などを理由に，多くの保護者は

子どもの将来に強い焦りや不安を感じている．しかしながら，気分障害に罹患した子どもたちには十分な休息も必要である．そのため，治療者は本人および保護者に対してその病態や，休息を含む治療方針について明確に説明していく必要がある．このような子どもを保護する姿勢を持つことこそ，気分の変動によって同年代集団との生活に困難を抱えた子どもたちが回復して，再度社会参加を目指していくために必要であると言える．

鑑別診断

　双極性障害と大うつ病性障害のうつ状態の鑑別は，短期間の診察だけでは困難であり，治療者は過去の躁状態エピソードの丹念な確認作業を行わなくてはならない．加えて，双極性障害についてはADHDや破壊的行動障害の併存および鑑別にも注意が必要である．躁状態ともADHD症状とも判断しがたい臨床症状が気分の変動と一致して出現してきていないか，幼少期でなく思春期から出現してきていないかなどを確認しておくべきある．このことは破壊的行動障害においても同様である．

　適応障害の診断基準についてはストレス因子に反応した形式で3か月以内に出現した症状が明記されているだけである．その抑うつ症状の程度や具体的内容については，「ストレス因子に曝露されたときに予想されるものをはるかに超えた苦痛」とだけ明記されているため，その診断には臨床医個人の判断に委ねられる問題がある．また，気分障害や不安障害などの他の精神疾患を除外することが診断基準の1つとなっていることから，まずは大うつ病性障害や双極性障害などの精神疾患を疑っておくべきであり，安易に適応障害の診断名を確定することは避けるべきである．

治療ガイドライン

1) 国際児童青年精神医学会のホームページに各種精神疾患に対するTextbookが公開されている．そこには大うつ病性障害，双極性障害，DMDDの疫学，診断，治療について細かく記載されており，一度は目を通しておくことを進める(IACAPAP)．

2) 児童・思春期の大うつ病性障害に対する代表的なガイドラインとしては，英国のNICE (National Institute for Health and Clinical Excellence)によるDepression in Children and Young People[10]があり，薬物療法を中心としてTexas Children's Medication Algorithm Projectがある[7]．いずれのガイドラインにおいても大うつ病性障害の薬物療法の重要性と同程度かそれ以上に，心理・社会的治療の重要性が示されている．まずは休養，支持的精神療法，認知行動療法，環境調整，などの治療技法を選択するべきである．児童・思春期にうつ病・うつ状態に対する薬物療法は，その副作用と抗うつ効果といったリスク・ベネフィットの関係から極めて慎重に考えられている．

3) 大うつ病性障害においては心理・社会的な治療法の検討もしくは施行を試みた後に，薬物療法が初めて選択されるべきである．治薬物療法は単剤療法が基本であり，無効の場合にに他剤への変更や増強療法が勧められる．

4）双極性障害の治療に関しては，急性期治療，継続期治療，予防的維持の3つの時期がある．いずれの時期においても心理教育と支持的な関わりは行っていくべきである．また，双極性障害において薬物療法は欠かすことができないが，児童・思春期の双極性障害の薬物療法に関してはまだ十分な知見が集まっている状況とはいえない[11, 12]．炭酸リチウムや抗てんかん薬などの気分安定薬や非定型精神病薬を主剤として用いる場合があるが，副作用には十分に注意してその効果を確認しながら少量ずつ使用していくべきである．

達成目標

● 初級

目安：外来主治医経験5例程度

　成人における大うつ病性障害および双極性障害という疾患概念が理解できている．抑うつ症状についてたずねられると「気分が落ち込むこと」と答えることはできる．しかし，失恋による落ち込みとうつ病による抑うつ気分の違い，児童・思春期のうつ病と成人のうつ病の違い，思春期の精神力動とは何かと問われると黙ってしまう．すなわち，児童・思春期のうつ病の特徴についてはあまり知らない．児童・思春期の双極性障害は診療したことがない．

　SSRIによるアクチベーション・シンドロームや自殺念慮の高まりは聞いたことがあるが，実際に薬物療法を行った経験は乏しい．基本的にはSSRIの投与でよく反応し，治療していけるとどこか信じている．認知行動療法については教科書的には理解しているので，患者からたずねられると「認知を変えていくことが大事です」と答えるが，実際にはどうやっていいのか実は分からない．

● 中級

目安：外来主治医経験10例程度，入院主治医経験2例程度

　大うつ病性障害や気分変調性障害の児童を診療したことがあり，精神力動的な見立てとともに休養や支持的精神療法だけで改善した症例を何例か経験している．しかしながら，自殺企図の可能性が高く，入院治療を要する重症例の治療経験は少ない．そのため，子どもの大うつ病性障害に関する情報を教科書や文献などで複数回収集している．これらの情報収集によって，児童・思春期の大うつ病性障害では成人の大うつ病性障害とは異なる特徴を呈することを知っている．背景となる自立を巡る思春期の精神力動について理解できているので，そのあたりについては多少念入りに情報聴取している．いまだ，児童・思春期の双極性障害は診療したことがない．

　薬物治療に関してはSSRIを慎重投与した症例を数例経験している．その中で，イライラなどのアクチベーション・シンドロームについても実際に経験して理解している．薬物療法による反応性や認知行動療法に関しても少し勉強が必要と感じており，改めて成書などでの学習を試みている．

　主治医として入院治療の経験も有しており，外来での治療に限界があることを理解してきている．入院ケースでは認知行動療法以外にも家族への介入や，病棟内の集団力動などを治

療に用いることもできる．

● 上級

　目安：外来主治医経験20例程度，入院主治医経験4例程度，双極性障害の児童は2例以上（外来および入院の治療構造は問わず）

　大うつ病性障害や気分変調性障害だけでなく，双極性障害への理解も深まってきている．児童・思春期の大うつ病性障害に関してはそれなりの苦労も経験しており，自殺企図を認める重症例の紹介を積極的に見ていく姿勢である．児童・思春期の気分障害において，その臨床症状の評価や診断確定に議論の余地があることを理解している．あらためて症状評価尺度などを定期的に導入して客観的に評価することを心がけている．双極性障害に関しては少なくとも1例以上経験している．

　思春期年代になると成人のうつ病と同様の病態を示す児童がいることや，うつ病と診断された児童のうち双極性障害や統合失調症をその後発病する児童がいることも知っている．一方で，初診時には重度のうつ病のように見えても，その経過を見ていると環境要因による適応障害としか診断することができない児童がいることも知っている．

　軽症～中等症の大うつ病性障害では十分な心理教育とともに休養を促すことができるが，さらに認知行動療法を施行することや，家族療法的な視点や精神分析的な視点を持った面接を行うこともできる．認知行動療法に関しても数冊の成書を読破しており，本人や家族に図解したりしながら丁寧に説明ができる．重症の大うつ病性障害の場合であっても薬物療法には極めて慎重であるが，常にある程度の治療経過の見通しを持って対応することができる．

　また，双極性障害についても診療経験を持ち合わせており，炭酸リチウムやバルプロ酸ナトリウムなどの気分安定薬の処方経験も持ち合わせている．本人および保護者に対して，双極性障害の心理教育を行うことや今後の治療経過などの長期的な見通しを説明することが可能である．

◎引用文献

1) 下田豊久：こどもの精神医学 小児期のうつ病．臨床精神医学 22：557-563, 1993
2) 傳田健三：小児・思春期のうつ病の疫学・診断・治療．臨床精神薬理 9：780-790, 2006
3) 加藤忠史，金生由紀子：児童・思春期の双極性障害―近年の増加の要因について―．臨床精神医学 35：1399-1405, 2006
4) ACAPAP Textbook of Child and Adolescent Mental Health-International Association for Child and Adolescent Psychiatry and Allied Professions. IACAPAP Textbook of Child and Adolescent Mental Health-International Association for Child and Adolescent Psychiatry and Allied Professions.[online] (iacapap.org). Available from: http://iacapap.org/iacapap-textbook-of-child-and-adolescent-mental-health.[Accessed 2013-06-09].
5) Diagnostic and Statistical Manual of Mental Disorders,(DSM-5)：Diagnostic and Statistical Manual of Mental Disorders,(DSM-5). American Psychiatric Publishing, Incorporated. 2013
6) Margulies DM, Weintraub S, Basile J, et al：Will disruptive mood dysregulation disorder reduce false diagnosis of bipolar disorder in children? Bipolar disorders 14(5)：488-496. 2012
7) Hughes CW, Emslie GJ, Crismon ML, et al：Texas Children's Medication Algorithm Project：update from Texas Consensus Conference Panel on Medication Treatment of Childhood Major Depressive Disorder. J Am Acad Child Adoles Psychiatry 46：667-686, 2007
8) Van Meter AR, Moreira ALR, Youngstrom EA：Meta-analysis of epidemiologic studies of pediatric bipolar disorder. The Journal of clinical psychiatry 72：1250-1256, 2011
9) 傳田健三：児童青年精神医学の診断学をめぐって 児童・青年期の気分障害の診断学 MINI-KID を

用いた疫学調査から．児童青年精神医学とその近接領域 49：286-292, 2008
10) National Institute for Health and Clinical Excellence.：Depression in Children and Young People Identification and management in primary, community and secondary care. Depression in Children and Young People, 2005
11) McClellan J, Kowatch R, Findling RL, et al：Practice parameter for the assessment and treatment of children and adolescents with bipolar disorder. J Am Acad Child Adoles Psychiatry 46：107-125, 2007
12) Liu HY, Potter MP, Woodworth KY, et al：Pharmacologic treatments for pediatric bipolar disorder：a review and meta-analysis. J Am Acad Child Adoles Psychiatry 50：749-762, 2011

◎推薦図書
1．笠原麻里(監修)：思春期の「うつ」がよくわかる本(健康ライブラリーイラスト版)．講談社，2009
2．傳田健三(監修)：子どものうつ病―見逃されてきた重大な疾患．金剛出版，2002
3．傳田健三(監修)：子どもの双極性障害―DSM-5への展望．金剛出版，2011
4．村田豊久(監修)：子どものこころの病理とその治療．九州大学出版会，1999
5．神庭重信，黒木俊秀：現代うつ病の臨床―その多様な病態と自在な対処法．創元社，2009

〔宇佐美政英〕

A 子どもの心の診療にみられる各病態

6 統合失調症

障害の要約

　子どもの統合失調症は15歳以下の顕在化（発症）を指すことが多い．当初は自閉症との異同が問題となったが，現在では両者は明確に区別されている．また，成人発症の統合失調症と病因・病態が連続性のあるものと考えられており，年齢に関係なく同一の診断基準を用いている．核磁気共鳴画像（MRI）によって，早期発症の統合失調症では成人発症のそれに比べて脳の形態学的な異常の度合いが大きく，さらに発症後も成人早期までその形態学的な変化が進行する所見が得られており，進行性神経発達障害（progressive neurodevelopmental disorder）とも称されている[1]．

　診断には幻覚あるいは妄想の存在が重要な要素であるため，子どもの場合，臨床経過などから統合失調症が強く疑われる場合でも確定診断できない場合が多い．そのような症例では，統合失調症スペクトラム障害として統合失調症に準じて慎重に対応し経過を追う必要がある．また，子どもの気分障害の双極Ⅰ型障害（bipolar Ⅰ disorder）では発症時に幻覚・妄想を呈することが多く，その場合には統合失調症との鑑別が困難である．いずれにしても子どもの統合失調症の診断は経過を追いながら慎重に再評価していく必要がある．

　臨床症状では，①幻視のみられるものがある，②幻聴内容が不鮮明なものや一過性のものが多い，③妄想構築はまれである，④感情易変性を示すものが多い，⑤強迫行為を示すものが多い，などを特徴として挙げることができる[2]．予後は成人と比べて重篤な経過を辿ることが多い．約3分の2の症例が乳幼児期から神経症・心身症的症状，多動や発達の歪みなど，何らかの非特異的な症状を呈する[3]．

　統合失調症の数％が15歳以下の発症である．さらに10歳以下はきわめてまれであり，発症年齢の下限は7〜8歳前後である．性比は認められない．

基本的治療技法

- 認知行動療法：C
- 薬物療法：A⁻

障害理解のための自由ノート

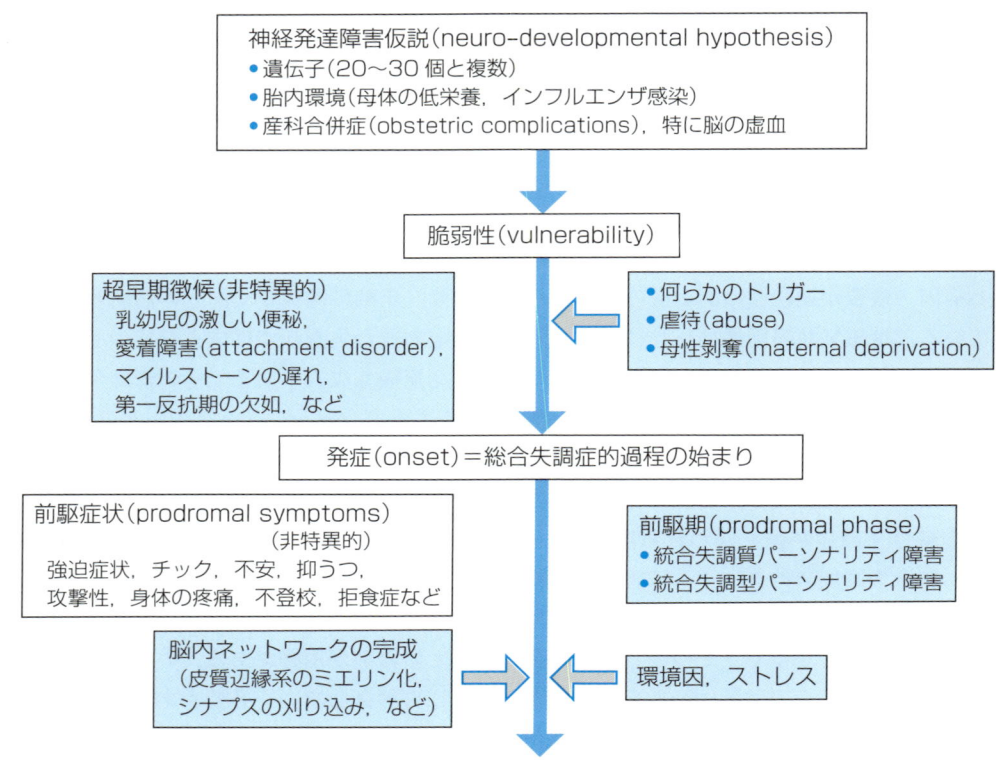

```
神経発達障害仮説(neuro-developmental hypothesis)
・遺伝子(20〜30個と複数)
・胎内環境(母体の低栄養, インフルエンザ感染)
・産科合併症(obstetric complications), 特に脳の虚血
          ↓
    脆弱性(vulnerability)
          ↓
超早期徴候(非特異的)           ← ・何らかのトリガー
 乳幼児の激しい便秘,                ・虐待(abuse)
 愛着障害(attachment disorder),    ・母性剥奪(maternal deprivation)
 マイルストーンの遅れ,
 第一反抗期の欠如, など
          ↓
    発症(onset)=総合失調症的過程の始まり
          ↓
前駆症状(prodromal symptoms)    前駆期(prodromal phase)
         (非特異的)             ・統合失調質パーソナリティ障害
 強迫症状, チック, 不安, 抑うつ,   ・統合失調型パーソナリティ障害
 攻撃性, 身体の疼痛, 不登校, 拒食症など

脳内ネットワークの完成
 (皮質辺縁系のミエリン化,  →  ←  環境因, ストレス
  シナプスの刈り込み, など)
          ↓
顕在化(manifestation)=DSM-Ⅳ-TRを満たす症状の出現(幻覚・妄想など)
```

図1　統合失調症の展開について
〔松本英夫：Ⅰ. 統合失調症　1. 概念・症候学・診断基準と病因仮説. 松本英夫, 飯田順三(責任編集)：子どもの診療シリーズ(8), 子どもの精神病性障害—統合失調症と双極性障害を中心に. p13, 中山書店, 2009より引用〕

達成目標

●初級

　統合失調症が子どもでも発症することは知っているが診断には自信がない. 子どもが幻聴あるいは幻聴様の訴えをすると統合失調症の初発ではないかと考えうろたえる. しかし抗精神病薬を処方するのには躊躇し, 上級医に相談をすることはできる. 子どもと成人は同じ診断基準をもとに統合失調症を診断することは知っており, それにもかかわらず両者で症状やその表出の仕方が異なることは知っている.

　統合失調症が成人のそれと同様に, 生物学的な要因を基盤に発症することは理解できている. 成人では一卵性双生児の一致率が50%強程度であることを知っていて, 環境因も発症に関与することは理解できている. 治療には第二世代抗精神病薬であることを知っている.

障害理解へのチェックリスト

- ☐ 広汎性発達障害との関係について歴史的な背景を含めて理解している
- ☐ 陽性症状が子どもでは成人と異なり特有の表現になることを知っている
- ☐ 前駆症状として頻度の高いものを知っている
- ☐ 病因は生物学的要因を中心に多因子であることを理解している
- ☐ 必要に応じて簡易精神症状評価尺度（BPRS）などで症状の重症度評価ができる
- ☐ 子どもでは，特に発症初期に双極性障害との鑑別が困難であることを知っている
- ☐ 統合失調型（質）パーソナリティ障害が前駆期に相当することを知っている
- ☐ 子どもでは明確な幻覚・妄想の欠如のために診断が困難なことを理解している
- ☐ 治療は成人のそれに準じて第二世代抗精神病薬が中心であることを知っている
- ☐ 第二世代抗精神病薬で子どもに多い副作用が代謝に関連することを知っている
- ☐ さまざまな介入をしても改善が得られない場合に入院治療に向けたマネジメントができる

● 中級

目安：外来主治医経験3例程度，入院主治医経験1例程度

中学生の年代になれば統合失調型（質）パーソナリティ障害に相当する子どもがいることを知っていて，診断することもできる．彼らに対する治療的アプローチも恐る恐るではあるが行った経験を持っている．子どもの統合失調症の治療経験が数例あり，親への治療・教育的アプローチに大きな労力を要することも知っている．子どもであっても，発症から間もない新鮮な時期での初診なのか，かなり時間が経ってしまってからの初診なのか，いわゆる罹病期間によって大きな差があることに気づいている．

入院症例での主治医の経験もしている．その際に疾病教育や環境調整以外にも病棟内の集団力動などについて配慮し，治療にも利用できる．

● 上級

目安：外来主治医経験10例程度，入院主治医経験3例程度

生育歴が従来の神経症圏のそれとは異なることが少しずつ理解できている．そのため不安症状などを主訴に受診した子どもを診察した際に，確定的とは言えないまでも前駆期を疑い，統合失調症に発展する危険性を感じることができる．幻聴や幻聴様の訴えをする子どもをみても，病態が重くなければ薬物療法をせずに精神療法的アプローチを続けることができる．治療では，第二世代抗精神病薬のいくつかを自由に使うことができ，副作用についても熟知している．発症初期の親の動揺をある程度，緩和する術を身につけており，親子に付き合う覚悟を自覚することができる．入院が必要な症例では，治療経過をある程度見通すことができる．

病因は多因子であることを理解したうえで，各症例によって脆弱性や発症にかかわる要因が異なることを理解し指摘することができる．

◎引用文献
1） Arango C, Moreno C, Martinez S, et al：Longitudinal brain changes in early-onset psychosis. Schizophr Bull 34：341-353, 2008
2） 松本英夫：児童期に発症した精神分裂病に関する臨床的研究．精神経誌 90：414-435, 1988
3） 松本英夫：I．統合失調症　1．概念・症候学・診断基準と病因仮説．松本英夫，飯田順三（責任編集）：子どもの診療シリーズ(8)，子どもの精神病性障害―統合失調症と双極性障害を中心に．pp2-18，中山書店，2009

◎推薦図書
1．山崎晃資，牛島定信，栗田　広，他（編）：現代児童青年精神医学．改訂第2版，永井書店，2012

（松本英夫）

A 子どもの心の診療にみられる各病態

7 摂食障害

障害の要約

　摂食障害は，青年期中期から後期の女子に多くみられる食行動異常を主症状とする疾患である（男女比は約1：10）．近年増加傾向で発症年齢の幅も広がっており，小学生ほどの低年齢や，結婚後などのより高い年齢での発症例もみられるようになっている．
　DSM-IV-TR[1]による診断は，正常体重の最低限の維持の拒否を主徴とする神経性無食欲症（AN）と，むちゃ食いエピソードの繰り返しとそれに付随する代償行動を主徴とする神経性大食症（BN）に大別され，ともに体型と体重の認知の障害が特徴である（詳細は後述）．かつてはANが主体であったが，1980年代前後からBNが増加しており，近年の海外の報告では女性の有病率はAN 0.3～1%[2]，BN 1～1.5%[3]である．本邦でも同様と推定されるが，摂食障害患者は医療機関に訪れないことが多いことや，病型が移行する例が多いことから，正確な有病率は把握しにくい．児童期においては，拒食とやせが主症状であるが，肥満恐怖や身体イメージの障害などの定型的な症状を表出しない例が多く，成人例に比べてむちゃ食いや盗食などの食行動異常が少ないことなどが特徴とされる[4]．
　病因は特定されておらず，生物学的脆弱性，心理的脆弱性および文化社会的影響などさまざまな要因が複合的に関与して発症すると考えられている．発症契機もさまざまであり，患者自身の葛藤や低い自己評価への対処行動としてのダイエットから食行動異常に発展し，その後の飢餓状態から種々の生理的・精神的変化が生じて悪循環的に摂食障害が維持されると考えられる．
　栄養障害があるにもかかわらず，患者自身の病識が乏しく活動的であるため，周囲からは日常生活に支障がないように見えることが多い．そのため周囲が身体的危機状態を看過し，身体的危機状態に陥ってからようやく医療機関を受診することも少なくない．また摂食障害自体の症状である食行動異常に加え，不安や抑うつなど他の精神症状や，自傷行為や家庭内暴力，万引きなどの行動上の問題など多彩な併存症を伴い，治療の標的症状が経過中に変遷することも多い．

基本的治療技法

　摂食障害の治療は，内科治療と精神科治療を患者の状態に合わせて行う．脱水や栄養障害，電解質異常などの身体的危機状況においては，内科治療が優先される．精神科治療は特異的なものはなく，ANとBNでエビデンスも異なり，実際は個々の患者背景，病態に応じて多角的に治療技法を組み合わせて行うことが必要である．
　（以下，ANのエビデンス度/BNのエビデンス度で記載）

- 身体的治療：A⁻/B
- 心理教育：B/B
- 行動療法(オペラント条件付け技法)：B/B
- 認知行動療法 B/A⁻
- 対人関係療法：B/A⁻
- 家族療法：B/B
- 集団療法：B/B
- 薬物療法(SSRI)：C/A⁻
- 多職種によるアプローチ：B/B

障害理解へのチェックリスト

- ☐ 摂食障害の診断は，症状により AN と BN に大別されることを知っている
- ☐ 摂食障害は症状が変遷して病型が移行することを知っている
- ☐ 児童期では BN より AN が多く，症状が非定型的であることが多いことを知っている
- ☐ 摂食障害には，他の精神症状や行動上の問題が高率に併存することを知っている
- ☐ 栄養障害による身体的変化，合併症を理解している
- ☐ 飢餓状態において，食行動異常や情緒的変化など摂食障害と同様の症状が起こりうることを知っている
- ☐ 患者背景の違いに応じて，多角的な治療計画を立てる必要があることを理解している
- ☐ 摂食障害はしばしば生命の危機を及ぼす身体状態に陥る可能性があり，身体的治療が優先されることが多いことを理解している
- ☐ 身体的危機状態に対する入院治療，食行動異常や併存する精神症状に対する入院治療の適応を理解している
- ☐ 再栄養症候群(refeeding syndrome)を理解している

障害理解のための自由ノート

表1 DSM-Ⅳ-TR による摂食障害の診断基準のまとめ

神経性無食欲症(AN)	A. 正常体重の最低限，またはそれ以上を維持することの拒否（期待される体重の85%以下など） B. 体重が不足している場合でも，体重が増えることまたは肥満することに対する強い恐怖 C. 自分の体重や体型についての感じ方の障害：自己評価に対する体重や体型の過剰な影響，または現在の低体重の重大さの否認 D. 初経後の女性の場合は無月経（月経周期が連続して少なくとも3回欠如）	病型	制限型(ANR)： 　規則的なむちゃ食い，排出行動（自己誘発嘔吐，下剤，利尿薬，浣腸の誤った使用）がない． むちゃ食い/排出型(ANBP)： 　規則的なむちゃ食い，排出行動がある．
神経性大食症(BN)	A. むちゃ食いエピソードの繰り返し B. 体重増加を防ぐために不適切な代償行動を繰り返す（自己誘発嘔吐，下剤などの薬剤の誤った使用，絶食，過剰な運動） C. むちゃ食いおよび不適切な代償行動はともに，平均して少なくとも3か月以上にわたり，週2回起こる． D. 自己評価は体型および体重の影響を過剰に受ける． E. 障害は AN エピソードの期間中にのみ起こるものではない	病型	排出型(BNP)： 　定期的な排出行動がある． 非排出型(BNNP)： 　絶食または過剰な運動はあるが，定期的な排出行動はない．
特定不能の摂食障害(EDNOS)	どの特定の摂食障害(AN, BN)の基準も満たさない摂食の障害		

〔髙橋三郎，大野　裕，染矢俊幸（訳）：DSM-Ⅳ-TR 精神疾患の診断・統計マニュアル．新訂版，pp559-570，医学書院，2004〕

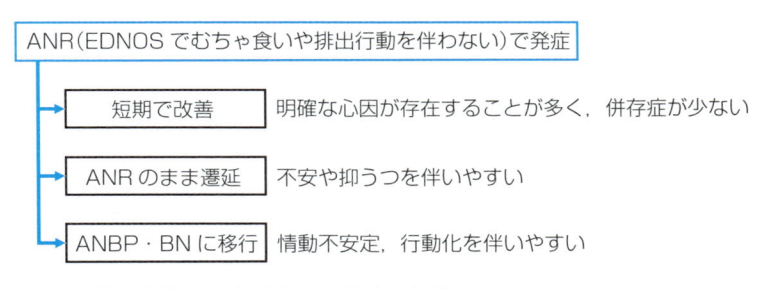

ANR(EDNOSでむちゃ食いや排出行動を伴わない)で発症
　├─ 短期で改善　　　　明確な心因が存在することが多く，併存症が少ない
　├─ ANR のまま遷延　　不安や抑うつを伴いやすい
　└─ ANBP・BN に移行　情動不安定，行動化を伴いやすい

図1　児童思春期の摂食障害の一般的な経過

表2　併存する精神疾患，行動上の問題

精神疾患	行動上の問題
気分障害（ただし飢餓状態の抑うつとは区別） 強迫性障害，社会不安障害などの不安障害 アルコールや薬物などの物質関連障害 パーソナリティ障害 広汎性発達障害　など	自傷行為，自殺企図 家庭内暴力 万引き，性的逸脱行為　など

達成目標

● 初級

摂食障害は AN と BN に大別されること，不食が続くことによる重篤な栄養障害や，むちゃ食いや自己誘発嘔吐に伴う電解質異常などにより，生命に危機を生じる可能性がある疾患であることを知っている．また不安や抑うつなどの精神症状や，自傷行為や万引きなどの行動上の問題が併存する場合があることも知っている（ただし，疾患の原因を母子関係の問題などの家族病理に求めがちであり，治療に際しては「手のかかる疾患」と感じて躊躇がみられる）．

● 中級

目安：外来主治医経験5例程度，入院主治医経験2例程度

身体的危機状態を判断して，患者の内科治療の必要性を判断できる．また摂食障害の患者背景は多様であることを理解して，摂食障害の病型の変化や精神科併存症をとらえることができる．それにより内科治療あるいは精神科治療の入院適応を判断できる．

患者や家族に対して心理教育を行い，患者の治療動機を高め，家族の協力体制を作るように配慮する．AN 患者に対する行動療法（オペラント条件づけ技法）のプログラムを作り，同時に体重増加のみにとらわれない精神療法を意識して行うようになる（ただし，食行動異常や体重値に目が奪われがちである）．むちゃ食い/排出型の AN（ANBP）や BN の患者に対して，食行動異常やさまざまな行動上の問題に向き合い，治療動機を持てるように意識して対応する（ただし，患者の行動化には治療者として辟易としがちで，枠づけの名の下に患者にとって管理的な接し方となりがちである）．

● 上級

目安：外来主治医経験10例程度，入院主治医経験5例程度

内科治療と精神科治療のバランスを考えて，治療に取り組むようになる．個々の患者の食行動異常と併存する精神症状や行動上の問題，パーソナリティ傾向について多角的に評価できるようになる．心理教育，支持的精神療法，行動療法，認知行動療法，対人関係療法などの精神療法の特徴を知り，個々の患者に対して各療法の適応を考えて行うようになる．また，家族に加え，患者の所属する学校や職場などの環境調整を行うことができる．患者の状態によっては，自助グループや家族会などの医療機関以外の治療資源の利用も考慮するなど，長期経過を意識した精神科治療を組み立てることができる．

◎引用文献

1) 髙橋三郎，大野　裕，染矢俊幸（訳）：DSM-IV-TR 精神疾患の診断・統計マニュアル．新訂版，pp559-570, 医学書院，2004
2) Hoek HW, van Hoeken D：Review of the prevalence and correlates of eating disorders. Int J Eat Disord 34：383-396, 2003
3) Hudson JI, Hiripi E, Pope HG Jr, et al：the prevalence and correlates of eating disorders in the National Comorbidity Survey Replication. Biol Psychiatry 61：348-358, 2007
4) 傳田健三：子どもの摂食障害—拒食と過食の心理と治療．pp41-61, 新興医学出版社，2008

◎推薦図書
1. 下坂幸三：摂食障害治療のこつ．金剛出版，2001
2. 厚生労働科学研究(こども家庭総合研究事業)思春期やせ症と思春期の不健康やせの実態把握および対策に関する研究班：思春期やせ症の診断と治療ガイド．文光堂，2005
3. 切池信夫：摂食障害—食べない，食べられない，食べたら止まらない．医学書院，2009
4. 西園マーハ文(編)：専門医のための精神科臨床リュミエール28 摂食障害の治療．中山書店，2010
5. 日本小児心身医学会(編)：小児心身医学会ガイドライン集—日常診療に活かす4つのガイドライン．南江堂，2009
6. 日本摂食障害学会(監修)，「摂食障害治療ガイドライン」作成委員会(編)：摂食障害治療ガイドライン．医学書院，2012

（高橋雄一）

A 子どもの心の診療にみられる各病態

8 強迫性障害

障害の要約

　強迫症状とは，不合理な内容の考えが意に反して頭の中に浮かんでくる強迫観念と，ある行動に駆り立てられて，それを行わないと気が済まない強迫行為とに分けられる．強迫行為に関しては「繰り返し手を洗う」といった平均的な行動よりも行動量が増えている場合と，「汚い場所は触らない」といった平均的な行動よりも行動量が減っている場合とがある．子どもにおいては，発達過程にみられる正常の範疇に属する強迫から強迫性障害とされる強迫までスペクトラムとして理解することが可能であり，児童期にみられる正常レベルの強迫は子どもが発達するために経過しなければならない課題ともいえる側面を持っている[1]．よって「それが悩ましく，長時間続き，社会活動を害していること」をもって障害と特定している．

　児童期発症の強迫性障害(OCD)と成人期発症OCDの有病率は，それぞれ1～2.3％，1.9～3.3％と似た値となっている[2]．児童期発症OCDに限ると，発症年齢は10歳前後と報告しているものが多い．ただし児童期発症OCDと成人期発症OCDとの区分はそれほど明確ではなく，思春期前の子どもにおいて成人の特徴を有していることも多分にあるため，このサブタイプ分けはいまだ十分な検証がなされているとは言い切れない部分もある．児童期発症OCDと成人期発症OCDの境界線は，強迫症状の出現が思春期の前であるか，後であるかで区別されている．OCD患者の男女比は，思春期を境に男性優位から女性優位へと移行していく．思春期までの男女比は2～3：1の比率であり[3]，思春期とそれ以後ではその比率は逆転し，男女比は1：1.35である[4]．男児のほうが女児に比べ多い特徴としては，チック障害の併存が高い，疾患への遺伝子の関与する割合が高いといったことが挙げられる．

基本的治療技法

- 認知行動療法：A⁺
- 薬物療法：A⁻
- 力動的個人精神療法：C

障害理解へのチェックリスト

- ☐ 症状を強迫観念と強迫行為とに分類できる
- ☐ 広沢性発達障害(PDD)のこだわり行動や複雑性チックとの鑑別が念頭にある
- ☐ 必要に応じて CY-BOCS[5] や NIMH-OCGS などで症状の重症度評価ができる
- ☐ 強迫症状の行動療法的症状形成モデルが理解できている
- ☐ 生物学的要因と心理学的要因とが関係し合った障害だと理解できてる
- ☐ 子どもの OCD ではしばしば症状に対して「自我異和的」でないことを知っている
- ☐ 子どもの OCD では自身の強迫症状に他者を巻き込むことが多いことを知っている
- ☐ 子どもの OCD ではチック障害や注意欠如・多動性障害の併存が多いことを知っている
- ☐ 認知行動療法が最も効果的であり，次いで薬物療法の順であること[6]を知っている
- ☐ 薬物療法としては選択的セロトニン再取り込み阻害薬(SSRI)が中心であることを理解している
- ☐ 強迫症状から始まって絡み合った家族病理を状況に応じて評価できる
- ☐ さまざまな介入をしても改善がみられない場合に入院治療に向けたマネジメントができる

障害理解のための自由ノート

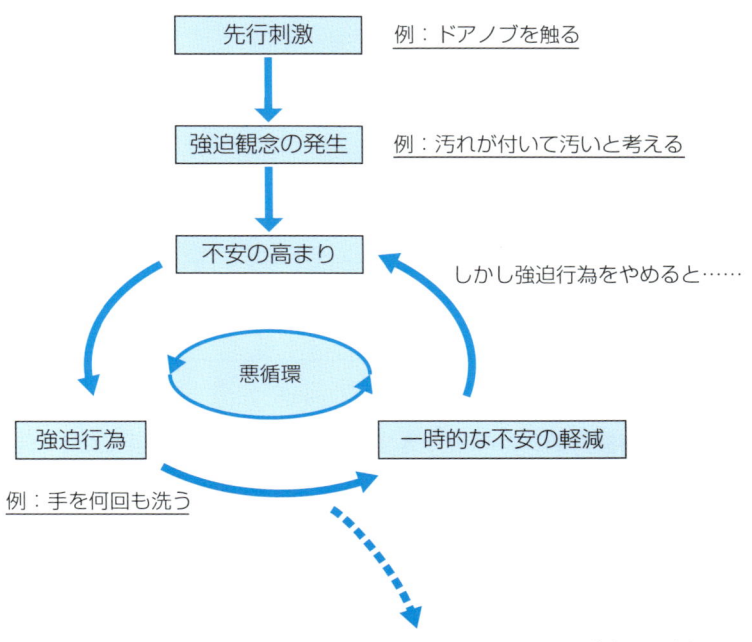

先行刺激 　例：ドアノブを触る
↓
強迫観念の発生 　例：汚れが付いて汚いと考える
↓
不安の高まり　　しかし強迫行為をやめると……
↓　　　↑
悪循環
↓　　　↑
強迫行為 → 一時的な不安の軽減
例：手を何回も洗う

少しでも不安になると強迫行為をしないと気が済まなくなる

図1　行動療法的症状形成モデル
（飯倉康郎：強迫性障害の治療ガイド．二瓶社，1999 より一部改変して引用）

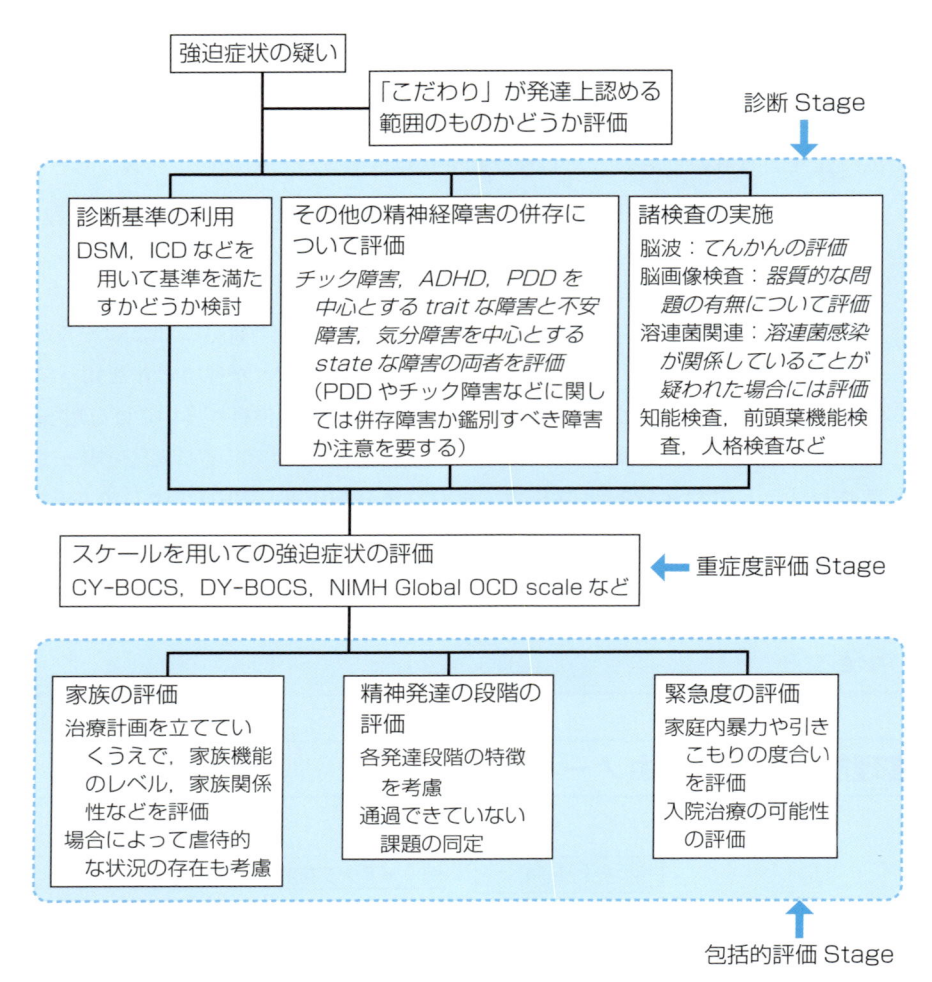

図2 強迫症状の評価手順

診断，重症度評価，包括的評価の各 Stage の思考手順について示す．
〔齊藤万比古，金生由紀子（編）：子どもの強迫性障害診断・治療ガイドライン．pp25-30，星和書店，2012 より引用〕

達成目標

● 初級

　OCD という障害が概念的には理解できている．強迫症状についてたずねられると「やりたくないのに何度も同じ行動をしてしまうこと」と答えることはできる．しかし PDD の常同行動やトゥレット障害の複雑性チック症状，統合失調症の自生思考などとは何が違うのかと問われると黙ってしまう．成人の OCD と児童思春期の OCD との相違についてはあまり知らない．

　全体に統合失調症や気分障害に比べると「軽症」な障害であると理解しており，基本的にはSSRI の投与でよく反応し，治療していけるとどこか信じている．認知行動療法については教科書的には理解しているので，患者からたずねられると「認知を変えていくことが大事で

す」と答えるが，実際にはどうやっていいのか実はわからない．

●中級

目安：外来主治医経験 5 例程度，入院主治医経験 1 例程度

　SSRI の投与だけでは改善しない症例を何例か経験している．そのため OCD に関する情報を教科書や文献などで複数回収集している．児童思春期の OCD では成人の OCD とは異なる特徴を呈することを知っている．常同行動や複雑性チックとの鑑別が難しい場合が時折あることが理解できているので，そのあたりについては多少念入りに情報聴取している．

　印象としては決して軽症な障害ではないという実感を有している．薬物治療に関しても SSRI に加え，抗精神病薬や気分安定薬の併用を何度か経験している．認知行動療法に関しても少し勉強が必要と感じており，改めて成書や研修会などでの学習を試みている．

　入院ケースでの主治医の経験も有しており，外来での治療に限界があることを理解してきている．入院ケースでは認知行動療法以外にも家族への介入や，病棟内の集団力動などを治療に用いたりしている．

●上級

目安：外来主治医経験 10 例以上，入院主治医経験 3 例程度

　関連する障害（PDD やトゥレット障害，注意欠如・多動性障害など）への理解も深まってきている．OCD に関してはそれなりの苦労も経験しており，重症例の紹介を受けると気の乗らない感覚を自身のなかに多少感じる．症状の評価に関してはどうしてもはっきりしない部分があることをよく理解しているので，改めて症状評価尺度などを導入しできる限り客観的に評価することをこころがけている．

　外来初診者数でみるとあまり多くはないが，入院患者のなかではかなりの難治例患者がいることをよく知っており，児童思春期精神医療の中核的な障害でないかとさえ感じてきている．そのため認知行動療法だけでなく，家族療法的観点や場合によっては力動的発達論なども考慮に入れた視点を持つべきだと思ったりもする．認知行動療法に関しても数冊の成書を読破しており，本人や家族に図解したりしながら丁寧に説明ができる．当初に比べると困ったら薬物増量とは考えなくなっており，よく考えつつ投薬を行う傾向にある．

　入院が必要なケースなどでは，常にある程度の見通しを持って対応している．外来患者への入院治療の導入や，入院患者への退院設定など，数歩先のイメージを多少家族に提供できる．

◎引用文献

1) Adams P：Obsessive children：a sociopsychiatric study. Brunner/Mazel, New York, 1973〔山田真理子，山下景子（訳）：強迫的な子どもたち．p1-p17，星和書店，1983〕
2) Robins L, Helzer J, Croughan J, et al：The NIMH Epidemiological Catchment Area study. Arch Gen Psychiatry 38：381-389, 1981
3) Leonard HL, Lenane MC, Swedo SE, et al：Tics and Tourette's disorder：a 2- to 7-year follow-up of 54 obsessive-compulsive children. Am J Psychiatry 149：1244-1251, 1992
4) Castle DJ, Deale A, Marks IM：Gender differences in obsessive compulsive disorder. Aust N Z J Psychiatry 29：114-117, 1995

5) Scahill L, Riddle MA, Mcswiggin-Hardin M, et al：Children Yale-Brown Obsessive Compulsive Scale：Reliability and Validity. J Am Acad Psychiatry 36：844-852, 1997
6) Pediatric OCD Treatment Study(POTS)Team：Cognitive-behavior therapy, sertraline, and their combination for children and adolescents with obsessive-compulsive disorder：the Pediatric OCD Treatment Study(POTS)randomized controlled trial. JAMA 292：1969-1976, 2004

◎推薦図書
1. John S. March, Karen Mulle：OCD in Children and Adolescents：A Cognitive-Behavioral Treatment Manual. Guilford, 1998〔原井宏明, 岡嶋美代(訳)：認知行動療法による子どもの強迫性障害治療プログラム―OCD をやっつけろ！ 岩崎学術出版社, 2008〕
2. 飯倉康郎：強迫性障害の治療ガイド. 二瓶社, 1999
3. 成田善弘：強迫性障害―病態と治療. 医学書院, 2002
4. 田村浩二：実体験に基づく強迫性障害克服の鉄則35. 文芸社, 2003
5. 飯倉康郎：強迫性障害の行動療法. 金剛出版, 2005
6. 広沢正孝, 広沢郁子：現代の子どもと強迫性障害. 岩崎学術出版社, 2005
7. 原田誠一：強迫性障害治療ハンドブック. 金剛出版, 2006

〔小平雅基〕

A 子どもの心の診療にみられる各病態

9 チック障害・習癖

障害の要約

　チックとは，突発的，急速，反復性，非律動性，常同的な運動あるいは発声であると定義されている．不随意運動とされるが，部分的には随意的抑制が可能であり，半随意と考えられる[1]．最もよく知られた運動チックは目をパチパチッとさせる瞬きであろう．身体疾患がないのに咳払いや鼻鳴らしを繰り返すことも比較的よく認められる音声チックである．これらの典型的な特徴を有する単純チックに比べて，やや持続時間が長くて目的を持って行っているように見えるチックがあり，複雑チックと呼ばれる．特異的な複雑音声チックとしては罵りの言葉や卑猥な言葉を言ってしまうコプロラリア（汚言症）が有名である．
　子どもの10〜20％がチックを有することがあるとされるが，多くの場合は持続期間が短い．チックで定義される症候群がチック障害であり，持続期間が1年未満であると，一過性チック障害とされる．1年以上であると慢性となり，なかでも多様性の運動チックと1つ以上の音声チックを有する場合にトゥレット症候群となる．トゥレット症候群の症状としてコプロラリアが有名であるが，必ずしも必須の症状ではない．
　習癖とは，繰り返されることで身について固定された行動である[2]．狭義の習癖としては指しゃぶり，爪かみ，抜毛癖がよく知られているが，広義には，睡眠の問題（睡眠驚愕障害：夜驚症，睡眠時遊行症：夢中遊行症など），食事に関する問題（過食，異食など），排泄に関する問題（遺尿症，遺糞症など），言語上の問題（吃音症，選択性緘黙など）までも含む．
　チックやさまざまな習癖は，発達の過程で認められて，併発する場合が少なくない．これらは長らく"心因性"であり，親の育て方などに問題があるとされていたが，神経系の発達に対応した好発年齢があること，しばしば素因が関与することなどから，子ども側の生物学的要因の関与が大きいと考えられるようになった[3]．そういう点でもチックと習癖には共通性がある．

基本的治療技法

- 薬物療法：A⁻
- 認知行動療法：A⁻
- 家族ガイダンスおよび心理教育：B
- 環境調整：B

障害理解へのチェックリスト

- [ ] チックには，運動チックと音声チックがあり，それぞれが単純チックと複雑チックに分かれると知っている
- [ ] チックには，チックをせずにはいられないという抵抗しがたい感覚（前駆衝動）[4]が伴うことがあると知っている
- [ ] チックは自然の経過で変動しやすいと同時に，心理的な影響でしばしば変動することを理解している
- [ ] 必要に応じて YGTSS[5]などを用いてチックの重症度が評価できる
- [ ] チック障害に強迫性障害（OCD）や注意欠如・多動性障害（ADHD）をしばしば併発する[6]と知っている
- [ ] チック障害に伴う強迫症状には"まさにぴったり"しないと気がすまないという特徴があると知っている
- [ ] 指しゃぶりは幼児期に，爪かみは学童期に，抜毛癖は学童期から思春期に多いという発達的な特徴を理解している
- [ ] 抜毛癖は年齢によって異なり，年齢が上がると抜いてはいけないと思うほど抜いてしまう傾向が目立つことを知っている
- [ ] 選択性緘黙には非言語的なコミュニケーションを求める場合とそうでない場合もあることを理解している
- [ ] チックまたは習癖と併発症状を総合的に評価して治療の優先順位を立てることができる
- [ ] チックまたは習癖は"心因性"ではないが心理的な影響を受けるという特徴を本人や家族などに説明することができる
- [ ] チックに対する薬物療法としては少量の抗精神病薬から開始することが最もエビデンスがある[7]と知っている
- [ ] チックや抜毛癖に対してハビットリバーサルを中心とする認知行動療法がしばしば有効である[8,9]と知っている

障害理解のための自由ノート

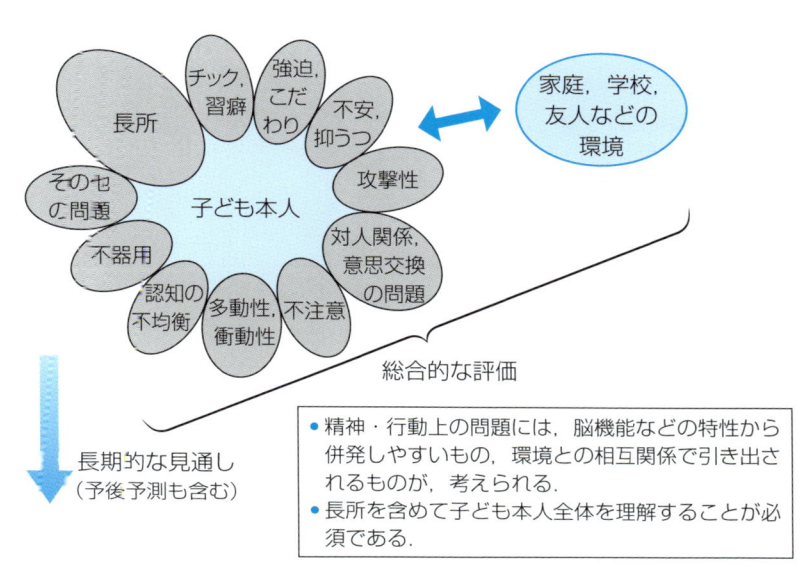

図1　チックや習癖を有する子どもの包括的理解

(図中のラベル)
- 子ども本人
- チック,習癖
- 強迫,こだわり
- 不安,抑うつ
- 攻撃性
- 対人関係,意思交換の問題
- 多動性,衝動性
- 不注意
- 認知の不均衡
- 不器用
- その他の問題
- 長所
- 家庭,学校,友人などの環境
- 総合的な評価
- 長期的な見通し（予後予測も含む）

- 精神・行動上の問題には，脳機能などの特性から併発しやすいもの，環境との相互関係で引き出されるものが，考えられる．
- 長所を含めて子ども本人全体を理解することが必須である．

図2　チック障害の併発症の広がり

高率に併発する疾患
- 強迫性障害（OCD）
- 注意欠如・多動性障害（ADHD）
- 学習障害（LD）

習癖や強迫スペクトラム障害に含まれる疾患
- 吃音症
- 抜毛癖
- 身体醜形障害
- 摂食障害
- 自閉症スペクトラム障害（ASD）

その他の疾患，症状
- 分離不安障害
- パニック障害
- その他の不安障害
- 気分障害
- 睡眠障害
- "怒り発作"

| 心理教育や家族ガイダンスおよび環境調整 |
| チック障害の治療の基本 |
| ＋ |

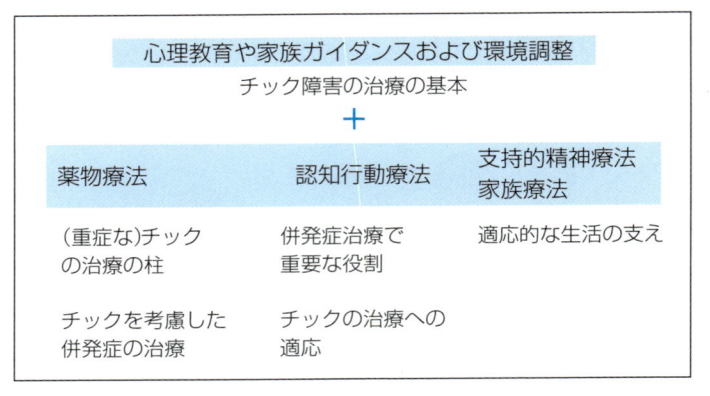

薬物療法	認知行動療法	支持的精神療法 家族療法
（重症な）チックの治療の柱	併発症治療で重要な役割	適応的な生活の支え
チックを考慮した併発症の治療	チックの治療への適応	

図3　チック障害の治療の基本的な構成

達成目標

● 初級

　チックや習癖に関する総説や書籍に目を通したことがある．チックや習癖の主な症状を列挙することができる．チックや習癖について，「たかが」と思われがちであるが「されど」見逃せない問題であることを知識としては理解している．生物学的要因の関与が大きいと同時に，家庭や学校などの環境からの影響を受けやすいこと，チックや習癖そのものだけでなく併発症や本人の自己評価などに配慮すべきであることも同様に理解している．しかし，重症な症例や複雑な症例を体験したことがなく，実感を伴ってはいない．また，複雑チックと強迫行為との鑑別点について知識を持っていても，"まさにぴったり"感覚のために実際には鑑別が容易ではないことは十分に理解できていない．チックに対する主な薬物療法について知っていても，実際の使用経験はまだない．

● 中級

　目安：チックを有する患者を数名以上経験．そのうち少なくとも1名は，トゥレット症候群を含めた慢性のチック障害

　習癖が主訴でなくてもその有無を確認することが身についており，チックや習癖との親和性から患者を見なおすことができる．

　チックや習癖を有する場合に，OCD，ADHD，自閉症スペクトラム障害（ASD）などとの関連について検討して診断を深めることができる．

　チックや習癖をどのように理解してどのように対応しているかについて一般的な記載を参考にして本人や家族などに心理教育や家族ガイダンスを行うことができる．

　チックに対する薬物療法の必要性を判断して，アリピプラゾールやリスペリドンなどの抗精神病薬を少量から開始して治療を行うことを経験している．その際に，薬物の効果と副作用を説明して，チックのよりよい対応の助けになるとの理解を促すことができる．

● **上級**

目安：激しいチックを有するトゥレット症候群患者を1名は経験，同時に，チックは軽症でも，抜毛癖を含めた習癖，強迫症状，ADHD症状など多様な問題を併せ持つ複雑な症例も経験

　複雑な症例で薬物療法を要する場合に，その軸となる抗精神病薬を定め，治療の優先順位に沿って，セロトニン再取り込み阻害薬（SRI），ADHD治療薬などを順次組み合わせて治療できる．その際に，各々の薬物の効果と副作用を適切に説明することによって，本人や家族の疾患に対する包括的な理解を促して，治療がより円滑に進むようにできる．

　チックや習癖には生物学的要因の関与が大きいとの前提に立ち，症状の維持・増悪に影響している可能性のある家族関係の調整に取り組むことができる．その際には，本人や家族が，こだわりの強さ，行ってはいけないと思うとむしろ余計に行ってしまう傾向などをしばしば有することに配慮できる．チックや習癖に伴う他児からのいじめや学校での不適応が生じた場合に適切に介入できると同時に，その予防のために周囲に理解を促すことについて本人や家族に助言できる．

　ハビットリバーサルやリラクセーションの基本的な知識を有しており，本人のチックや習癖に対する認識からそれらが活用できると判断したら，状態に合わせた助言ができる．

◎ **引用文献**
1) 金生由紀子：トゥレット障害―「不随意」と「随意」の間．加藤忠史（編）：精神の脳科学．pp35-69, 東京大学出版会, 2008
2) 金生由紀子：子どもの習癖異常．こころの科学増刊：こころの医学事典．pp313-324, 日本評論社, 2011
3) Swain JE, Scahill L, Lombroso PJ, et al：Tourette syndrome and tic disorders：a decade of progress. J Am Acad Child Adolesc Psychiatry 46：947-968, 2007
4) Leckman JF, Walker DE, Cohen DJ：Premonitory urges in Tourette's syndrome. Am J Psychiatry 150：98-102, 1993
5) Inoko K, Nishizono-Maher A, Tani S, et al：Reliability and Validity of a Japanese Version of the Yale Global Tic Severity Scale：a preliminary study. Japanese Journal of Child and Adolescent Psychiatry Suppl 47：38-48, 2006
6) 金生由紀子：小児のトゥレット障害(2)その併存症．小児の精神と神経 48：318-325, 2008
7) Scahill L, Erenberg G, Berlin CM Jr, et al；Tourette Syndrome Association Medical Advisory Board：Practice Committee. Contemporary assessment and pharmacotherapy of Tourette syndrome. NeuroRx 3：192-206, 2006
8) Piacentini J, Woods DW, Scahill L, et al：Behavior therapy for children with Tourette disorder：a randomized controlled trial. JAMA 303：1929-1937, 2010
9) Bloch MH, Landeros-Weisenberger A, Dombrowski P, et al：Systematic review：pharmacological and behavioral treatment for trichotillomania. Biol Psychiatry 62：839-846, 2007

◎ **推薦図書**
1. 金生由紀子，高木道人（監）：トゥレット症候群（チック）―脳と心と発達を解くひとつの鍵．心のライブラリー(7)，星和書店, 2002
2. 日本トゥレット協会（編）：チックをする子にはわけがある―トゥレット症候群の正しい理解と対応のために．大月書店, 2003
3. 飯田順三（編）：習癖異常―子どもの困ったくせ．こころの科学 130, 日本評論社, 2006
4. 金生由紀子，宍倉久里江（編）：子どものチックとこだわり．こころのりんしょうa・la・carte 27(1), 2008
5. 星加明徳（監）：チックとトゥレット症候群がよくわかる本．講談社, 2010

（金生由紀子）

A 子どもの心の診療にみられる各病態

10 睡眠関連障害

> ### 障害の要約

一般人口を対象とした調査によれば，日本成人の21.4％が不眠の訴えを持ち，14.9％が日中の眠気に悩み，6.3％が寝酒あるいは睡眠薬を常用していることが報告されている[1]．睡眠障害は，うつ病などの精神疾患だけでなく糖尿病や高血圧といった生活習慣病などとも密接な関係があり，併存症状であるとともに生活習慣病発症の危険因子である．こうしたことから近年になって睡眠障害に対する認識が高まり，適切な診断・治療が必要であると考えられるようになった．

小児においても成人と同様に，睡眠状態の悪化が身体面および精神面に影響を及ぼすことが知られているが，成人と比較してまだ睡眠障害に対する認識が十分であるとはいえない．小児の睡眠は発達段階によって変化すること，小児の睡眠障害は成人と異なる病状を示すことなどから，睡眠障害が認識されにくいことがその理由として考えられる．したがって児童精神科臨床のなかにおいても多くの子どもの睡眠の問題が見過ごされている可能性がある．睡眠障害国際分類 第2版（The International Classification of Sleep Disorders, Second Edition：ICSD-2）では睡眠障害を①不眠症，②睡眠呼吸障害，③中枢性過眠症，④概日リズム障害，⑤睡眠随伴症（パラソムニア），⑥睡眠関連運動障害，⑦単独の諸症状・正常範囲内と思われる異型症状・未解決の諸症状，⑧その他に分けている．

> ### 基本的治療技法

- 薬物療法
- 高照度光療法
- その他の治療（SASにおける扁桃腺摘出術，口腔内装置など）

障害理解のための自由ノート

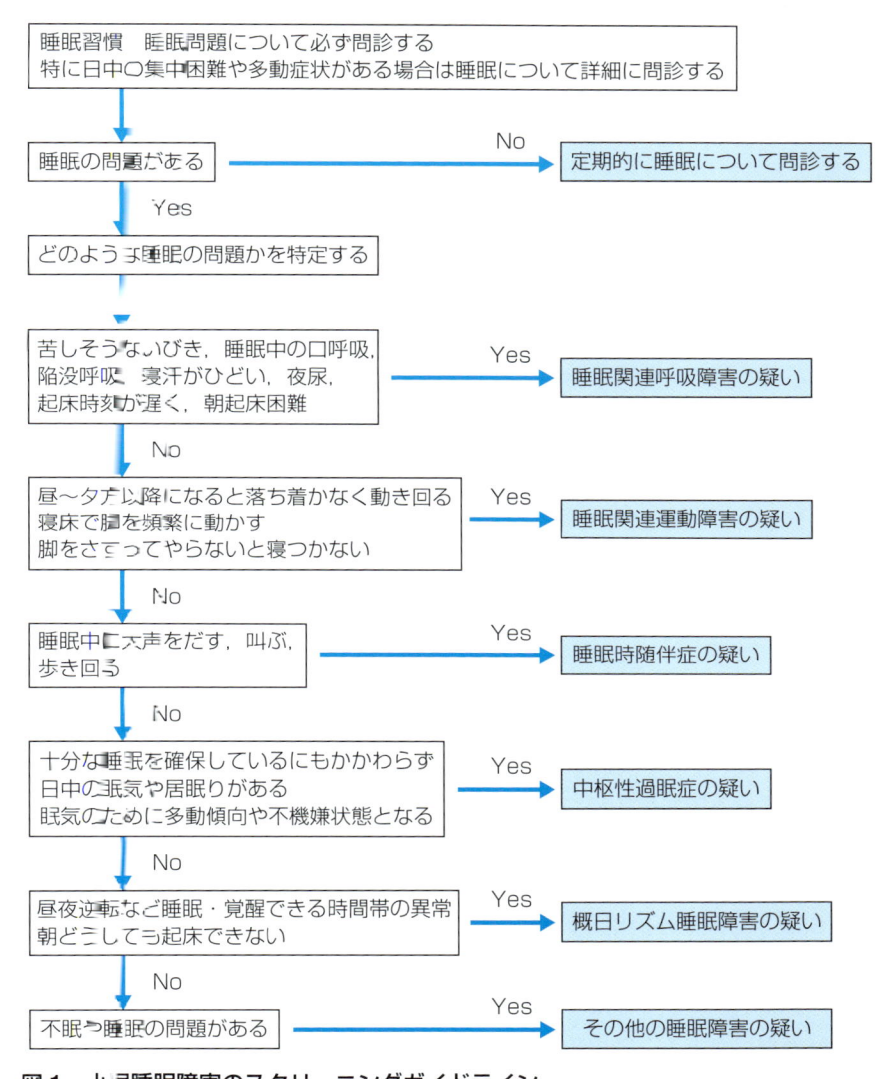

```
睡眠習慣　睡眠問題について必ず問診する
特に日中の集中困難や多動症状がある場合は睡眠について詳細に問診する
            ↓
    睡眠の問題がある ──No──→ 定期的に睡眠について問診する
         │Yes
    どのような睡眠の問題かを特定する
         ↓
  苦しそうないびき，睡眠中の口呼吸，
  陥没呼吸，寝汗がひどい，夜尿，  ──Yes──→ 睡眠関連呼吸障害の疑い
  起床時刻が遅く，朝起床困難
         │No
  昼～夕方以降になると落ち着かなく動き回る
  寝床で脚を頻繁に動かす          ──Yes──→ 睡眠関連運動障害の疑い
  脚をさすってやらないと寝つかない
         │No
  睡眠中に大声をだす，叫ぶ，     ──Yes──→ 睡眠時随伴症の疑い
  歩き回る
         │No
  十分な睡眠を確保しているにもかかわらず
  日中の眠気や居眠りがある        ──Yes──→ 中枢性過眠症の疑い
  眠気のために多動傾向や不機嫌状態となる
         │No
  昼夜逆転など睡眠・覚醒できる時間帯の異常
  朝どうしても起床できない        ──Yes──→ 概日リズム睡眠障害の疑い
         │No
  不眠や睡眠の問題がある         ──Yes──→ その他の睡眠障害の疑い
```

図1　小児睡眠障害のスクリーニングガイドライン

達成目標

● 初級

　各年代の睡眠脳波から睡眠段階の判定ができる．睡眠障害と聞いて何となくそのイメージはつくが，小児の睡眠障害についての治療経験がない．ICSD-2 についての存在は知っているものの，その内容についてまでは知らない．睡眠障害の診断・治療ガイドライン作成とその実証的研究班が推奨する「睡眠障害対処 12 の指針」などを参考にして不眠を訴える患者についての適切な生活指導が可能である．睡眠障害を判定する検査(polysomnography；PSG,

> **障害理解へのチェックリスト**
>
> ☐ わが国の小児の睡眠の現状についての基本知識がある
> ☐ 小児期の睡眠が身体および行動面に与える影響についての知識がある
> ☐ 小児の睡眠障害についての検査法についての知識がある
> ☐ 睡眠時無呼吸症候群(sleep apnea syndrome；SAS)の(成人/小児)の診断基準について知っている
> ☐ ナルコレプシーの診断基準について知っている
> ☐ ナルコレプシーの薬物療法についての知識がある
> ☐ むずむず脚症候群(restless legs syndrome；RLS)の診断基準(成人/小児)について知っている
> ☐ RLSの薬物治療に関しての知識がある
> ☐ 睡眠関連運動障害の診断および治療についての知識がある
> ☐ 睡眠覚醒リズム障害についての診断および治療についての知識がある

Multiple Sleep Latency Test；MSLT)についてその存在は知っているが実際の経験はない．

● **中級**

目安：外来主治医経験10例，入院主治医経験(PSG・MSLT検査入院)2例

　ICSD-2に記載されている疾患についての知識をおおよそイメージできる．自他覚症状がはっきりとしている睡眠障害については，評価・診断・治療が可能である．そのうえで適切な専門機関への紹介が可能である．発達障害児に睡眠障害を合併することが多いことを治療者自身が自覚し診療にあたっている．PSGやMSLTの検査経験があり，判読がされているものであれば，その後の治療方針がおおよそ頭に浮かぶ．簡易ポリグラフィー(PG)についての利点・欠点についても知っている．ナルコレプシー，RLS，SASを診断したことがあるものの，1人で診断をするには自信がない．パラソムニアについての診断，治療についてはある程度の自信がある．睡眠障害についての薬物治療についての知識を一通り持つ．

● **上級**

目安：外来主治医経験10例，入院主治医経験(PSG・MSLT検査入院)10例

　自覚症状がはっきりしない子どもの睡眠障害の評価・診断・治療ができる．成人と小児の睡眠障害についての差異を理解している．小児のRLS, SASの診断・治療についてまだまだ課題が多いことを自覚しており，迷いながらも過去の文献を参考にしながら臨床を行うことができる．PSGやMSLTのraw dataの判読ができるものの，小児にこのような検査を行い判定することの限界点についての知見も持ち合わせている．概日リズム睡眠障害の高照度光療法，時間療法についての治療経験を持つ．(思春期以降の患者に対して)ラメルテオン(商品名：ロゼレム)を適切に使用することができる．

◎引用文献

1) Doi Y, Minowa M, Okawa M, et al：Prevalence of Sleep disturbance and hypnotic medication use in relation to sociodemographic factors in the general Japanese adult population. J Epidemiol 10：79-86, 2000

◎推薦図書

1. Sinha D, Guilleminault C：Sleep disordered breathing in children. Indian J Med Res 131：311-320, 2010
2. Picchietti MA, Picchietti DL：Advances in pediatric restless legs syndrome：Iron, genetics, diagnosis and treatment. Sleep Med 11：643-651, 2010
3. Konofal E, Lecendreux M, Cortese S：Sleep and ADHD. Sleep Med：doi:10.1016/j.sleep.2010.02.012, 2010
4. Owens JA：A clinical overview of sleep and attention-deficit/hyperactivity disorder in children and adolescents. Journal of the Canadian Academy of Child and Adolescent Psychiatry=Journal de l'académie canadienne de psychiatrie de l'enfant et de l'adolescent 18：92-102, 2009
5. Hoshino Y, Watanabe H, Yashima Y, et al：An investigation on sleep disturbance of autistic children. Folia psychiatrica et neurologica japonica 38：45-51, 1984
6. Corkum P, Tannock R, Moldofsky H：Sleep disturbances in children with attention-deficit/hyperactivity disorder. J Am Acad Child Adolesc Psychiatry 37：637-646, 1998
7. Goodlin-Jones B, Schwichtenberg AJ, Iosif AM, et al：Six-month persistence of sleep problems in young children with autism, developmental delay, and typical development. J Am Acad Child Adolesc Psychiatry 48：847-854, 2009
8. 星野恭子：【子どもの睡眠】日本の子どもの睡眠事情. 保健の科学 51：43-48, 2009
9. Kaneita Y, Ohida T, Osaki Y, et al：Insomnia among Japanese adolescents：a nationwide representative survey. Sleep 29：1543-1550, 2006
10. Peterson PC, Husain AM：Pediatric narcolepsy. Brain Dev 30：609-623, 2008
11. 米国睡眠医学会：睡眠障害国際分類：診断とコードの手引. 第2版, 医学書院, 2010
12. 日本睡眠学会：臨床睡眠検査マニュアル. ライフサイエンス, 2006
13. 睡眠障害の対応と治療ガイドライン研究会：睡眠障害の対応と治療ガイドライン. じほう, 2002
14. 前垣義弘：実践小児脳波入門―日常診療に役立つ脳波アトラス. 永井書店, 2007
15. Ivanenko A：Sleep and psychiatric disorders in children and adolescents. Informa Health Care, 2008
16. Mindell JA, Owens JA：A Clinical Guide to Pediatric Sleep, 2nd ed. Lippincott Williams & Wilkins, 2009
17. Stephen H, Sheldon DO：Principles and Practice of Pediatric Sleep Medicine. Saunders, 2005

（岩垂喜貴）

A 子どもの心の診療にみられる各病態

11 パーソナリティ障害

障害の要約

　パーソナリティ障害というカテゴリーが精神科臨床のなかに入ってきたのは1980年に登場したDSM-Ⅲからである．それまで，もっぱらSchneiderの精神病質という概念が流布していた．そこでは，正常から逸脱した変異，つまり精神疾患の埒外の様態と考えられていた．それだけに，古い世代の精神科医には，今なおそうした考えを持った人が少なくない．

　DSM診断体系によると，パーソナリティ障害の様態は，認知，感情性，対人関係，衝動制御において，一般的に期待されるより著しく偏った内的体験および行動様式を持ち，それが長年続いており，生活全般に及んで生活の破綻をきたしていることだとされている．いわば，Pathological, Persistence, Pervasive の3Pは基本的要因である．

　一般に，ひきこもり（年齢相応の社会参加の欠如），ないしは繰り返される対人関係でのトラブルがあって，家庭内暴力，過食，過量服薬，物質乱用，性依存的行動，あるいは犯罪に代表される触法行為といった行動障害が前面に出ることが多いが，忘れてならないのは，反社会性パーソナリティ障害など一部を除いて，それらが疎外感，惨めさ，屈折感，怒り，自責感などの内的な不安焦燥，葛藤などの内的な苦悩を伴っていることである．

　児童青年期の子どもでは，彼らの存在そのものが親がかりなため，ともすれば状況反応的（適応障害的）な様相を呈しやすいので，18歳以下では少なくとも1年以上は同じ状態が続いていることが診断の要件とされている．

　診断に際して注意すべきは，思春期・青年期になって浮上してくる発達障害〔注意欠如・多動性障害（ADHD），広汎性発達障害など〕との鑑別である．しばしば，誤診の原因となる．発達障害では，詳細な生活史の聴取で幼児期から学童期にかけて何らかの異常があって親子関係がいびつになっているものだが，本障害では比較的従順な親子関係の様相を呈していたことで鑑別される．

基本的治療技法

- 認知行動療法：C
- 薬物療法：C
- 力動的個人精神療法：C
　未開拓な領域なだけに，いわゆるエビデンスに基づいた基準を示すことができない．

障害理解へのチェックリスト

- [ ] パーソナリティ障害の概念を説明できる
- [ ] パーソナリティ障害と発達障害の違いを説明できる
- [ ] Ⅰ軸診断の背後にパーソナリティ障害が隠れていることを知っている
- [ ] パーソナリティ障害に対する大方の薬物療法を説明できる
- [ ] 見捨てられる不安を認定し，説明できる
- [ ] 多衝動性障害を認定し，説明できる
- [ ] 自己愛性憤怒を認定し，説明できる
- [ ] 誇大的自己を認定し，説明できる
- [ ] ひきこもりの種々を鑑別し，説明できる
- [ ] 自閉の心理を読み込むことができる
- [ ] 同調性　一体化の心理を読み込むことができる

障害理解のための自由ノート

　成人でのパーソナリティ障害の一般人口での発症率は10～13％とされるが，精神科通院中の患者の30～50％，入院患者の15％は診断基準を満たすとされている．児童青年期ケースではエビデンスはない．

　通常，パーソナリティ障害の人は，Ⅰ軸診断，不安障害，気分障害（うつ病），身体表現性障害，解離性障害などをもって受診することがほとんどで，そうしたいわゆる精神疾患の背後に隠れたこの障害を感じ取る能力が求められることを知っておく必要がある．

　次いで，現代的なパーソナリティ障害の分類は，古典的な精神病質に加えて，精神医学の歴史のなかで明らかにされた病前性格，Kretschmer のスキゾイド（失調病質），サイクロイド（循環病質），さらには精神分析が構造化したヒステリー（演技性）性格，強迫性格，さらには20世紀後半になって解明された境界性，自己愛性パーソナリティといった境界水準の病態が並列して作成されたものである．それだけに，それぞれの古典的パーソナリティがどのような構造を持ったものかを理解しておくことは，臨床的活動を進めるうえで重要である．

　そのうえで，図1のようなフローチャート[1]を使用した診断を考えておくと全体を構想しやすいであろう．

　ここで必要なのは，症状の把握と心理の読み取りである．境界性パーソナリティ障害では，複数の衝動行為のほかに「見捨てられる不安」という心理が鍵概念になっているし，自己愛性パーソナリティ障害では，自己愛的憤怒，誇大自己といった心理が読めないことには診断はつかない．同じように，スキゾイドの診断では自閉の心理を，サイクロイドの診断では同調性　一体化の心理を読み込む必要がある．

　治療については，ベテランでも苦労していることが多い．この際，留意しておきたいのは，パーソナリティ障害と呼ばれるほどの人では，社会性，自己表現，コミュニケーション能力がひどく低下していることである．したがって，治療的手技の基本は，社会的場面でそ

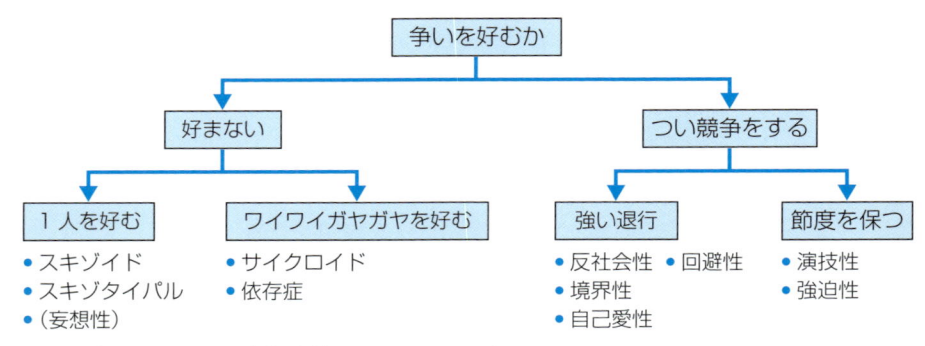

図1 パーソナリティ障害診断のフローチャート
(牛島定信：パーソナリティ障害とは何か．p196, 講談社現代新書. 2012より引用)

うした能力の発達にいかに支援をしていくかにある[2]．なお，薬物療法に関しては，軽い不安には抗不安薬を用いる．うつ症状に対しては選択的セロトニン再取り込み阻害薬(SSRI)を使用することもあるが，パーソナリティ障害を基盤として起こっている状態に対しては，非定型抗精神病薬の使用が中心となる．時に，バルプロ酸ナトリウム，カルバマゼピンなどの抗けいれん薬を使用する[2]．

達成目標

●初級

目安：眼前の病態の背後に，パーソナリティ障害の存在を感じとることができる．

臨床場面で，パーソナリティ障害というカテゴリーがあり，それはⅠ軸診断の精神疾患に関連した諸症状を訴える背景に隠れていることが多いことを知っている．さらに，過食，手首自傷をはじめとする自傷行為，過量服薬，物質乱用，家庭内暴力など，多衝動性障害が前面に出ているケースではパーソナリティ障害を疑うことができる．

その際，発達障害にも近似した諸症状を呈することのあることを知っている．

そして，パーソナリティ障害の薬物療法では，抗不安薬よりも，非定型抗精神病薬が中心になることを知っている．

●中級

目安：認めたパーソナリティ障害の類型診断をある程度はできるようになっている．

すなわち，種々の苦訴をもって受診したケースの背後に，パーソナリティ障害が隠れていることの嗅覚を持つことができるまでになっている．ことに，未熟型と呼ばれる境界性，自己愛性，回避性パーソナリティ障害といった最近の類型に対する診断的対応ができるようになっている．つまり，ある程度は，その存在を確かめるべく見捨てられる不安，自己愛性憤怒といった心理を認定し，他の特徴の存在を確かめる努力をすることができる．そして，多衝動性障害を持つケースでは，境界性パーソナリティ障害だけではなしに，スキゾタイパル，サイクロタイパル(非定型な双極性障害)にも生じることを知っている．あるいは発達障

害とパーソナリティ障害との鑑別をある程度はできる．

そして，薬物療法では，非定型抗精神病薬を中心にした処方箋を出すことができる．

● 上級

目安：パーソナリティ障害の存在，その類型診断とともに，治療上，注意すべきこと，つまり何をやってはいけないか，何をなすべきかの要点を知り，実施できる．

臨床場面で I 軸診断の背後にパーソナリティ障害が隠れてはいないかの目配りができるようになっている．そして，最近の華々しい境界性，自己愛性，あるいは回避性パーソナリティ障害だけではなしに，精神病の病前性格であるスキゾイド，サイクロイドをめぐるパーソナリティ障害があり，さらには神経症水準のパーソナリティ障害（強迫性，演技性）もまたあることを知っている．さらには，各パーソナリティ障害の大方の類型的な諸特徴を知っていて，臨床的にその鑑別上の努力をしてみるだけの姿勢を持っている．

治療的には，薬物療法では自信を持って非定型抗精神病薬を使用することができる．そして，社会的技能の指導が有用であることを知っていて，ある程度は現在の生活指導的な治療態度を持つことができる．

◎引用文献

1) 牛島定信：パーソナリティ障害とは何か．p196, 講談社現代新書，2012．
2) 牛島定信（編）：境界性パーソナリティ障害―日本版ガイドライン．pp25-52. 金剛出版，2008．

◎推薦図書

1. Allen JG, Fonagy P (ed)：Handbook of Mentalization-Based Treatment. Wiley, 2006〔狩野力八郎監訳：メンタライゼーション・ハンドブック―MBTの基礎と臨床．岩崎学術出版社，2001〕
2. Beck A, Freeman A：Cognitive Therapy and Personality Disorders. Guilford Press. New York. 1990〔井上和臣（監訳）：人格障害の認知療法．岩崎学術出版社，1997〕
3. 福島　章，町沢静夫，大野　裕（編）：人格障害．金剛出版，1995
4. Gabbard GO：Psychodynamic Psychiatry in Clinical Practice. vol. 3, American Psychiatric Press, Washington, 1994〔舘　哲朗（監訳）：精神力動的精神医学③．岩崎学術出版社，1997〕
5. Kretschmer E：Koerperbau und Charakter. Springer-Verlag, 1955〔相場　均（訳）：体格と性格．文光堂，1960〕
6. Linehan MM：Skills Training Manual for the Treating Borderline Personality Disorder. Guilford Press, New York, 1993〔小野和哉（監訳）：弁証法的行動療法実践マニュアル．金剛出版，2007〕
7. Schneider, K：Klinische Psychopathologie. Georg Thieme Verlag, 1955〔平井静也，鹿子木敏範（訳）：臨床精神病理学．文光堂，1965〕

〔牛島定信〕

A 子どもの心の診療にみられる各病態

12 心身症

障害の要約

心理的ストレスよってさまざまな身体症状が現れることはよく知られている．日本心身医学会によると心身症は，「身体疾患のうちその発症と経過に心理社会的因子が密接に関与し，器質的ないしは機能的障害の認められる病態を呈するもの．ただし，神経症やうつ病などの精神障害に伴う身体症状は除外される」と定義されている．

心身症は疾患カテゴリーであり，小児では起立性調節障害（orthostatic dysregulation；OD），慢性頭痛，過敏性腸症候群，摂食障害，心因性頻尿などが多い．

ストレス反応は，ストレス負荷量がそれに対する処理能力を超えたときに生じ，その反応に行動化（問題行動）と心身症がある．

心理的ストレスには，急性ストレス，日常的に繰り返す慢性ストレスがある（後述）．

ストレス対処能力（コーピング）には合理化，言語化などがあるが，子どもでは未発達で感情を抑圧しやすい．

ストレス対処を高めるソーシャルサポート（家族，地域社会支援など）機能が不十分であれば容易に心身症を発症するので，その評価は重要である．

成人では心理社会的背景との関係が比較的明瞭で特定の臓器に質的病変や機能的障害が出現する特徴があるが，小児では不明確である．

心身症は，自律神経系，内分泌系，免疫系などを介して，器質的病変や機能的障害を生ずるが，後者のほうが頻度が高く一般的医学検査では異常を認めにくい．往々にして過剰な検査を施したり，逆に未検査のままに不適切な治療になりやすい．

小児心身症の診療を支援するため，日本小児心身医学会ガイドライン集があり，起立性調節障害（OD），不登校，神経性無食欲症，繰り返す子どもの痛みの診療指針が収載されている．

基本的治療技法

- 起立性調節障害の非薬物療法：B
- 起立性調節障害の薬物療法：B
- 神経性無食欲症の薬物療法：C
- 頭痛・腹痛の薬物療法：A$^+$（海外では）

障害理解へのチェックリスト

- [ ] 各種心身症の症状を説明できる
- [ ] 鑑別すべき身体疾患と該当検査ができる
- [ ] 心身症の心理社会的因子を熟知し，程度を評価できる
- [ ] 子どもへの面接方法を習熟している
- [ ] 心身症の標準的治療に習熟している
- [ ] 保護者への介入方法を習熟している
- [ ] 教育・福祉機関との連携方法とタイミングに習熟している

障害理解のための自由ノート

表1 各発達段階の心身症，行動上の異常とその精神発達・心理社会的背景

発達段階	心身症	行動上の異常	精神発達・心理社会的背景
幼児期	反復性腹痛 自家中毒症 周期性嘔吐 心因性頻尿	落ち着きのなさ 退行 指しゃぶり パニック	養育上の問題，虐待，同胞葛藤 集団生活への不適応 発達障害
学童期	反復性腹痛 慢性頭痛 関節痛 吃音，チック 気管支喘息	落ち着きのなさ 衝動性，乱暴，パニック，抜毛，不登校	集団生活への不適応 友人関係（いじめ） 学習困難，教師の不適切な対応 養育上の問題，夫婦不和，虐待 発達障害
思春期以後	起立性調節障害 過敏性腸症候群 頭痛（片頭痛，緊張性頭痛） 過換気症候群 摂食障害（神経性無食欲症，大食症）	不登校 ひきこもり 抑うつ状態 パニック リストカット 非行，乱暴	友人関係（いじめ） 学力の問題，教師の不適切な対応 養育上の問題，夫婦不和 親との価値観の相違 発達障害

（田口英高：小児の心身症とその対応．田中敏隆（編）：教育心理学入門，pp219-228，田研出版，1995 より引用）

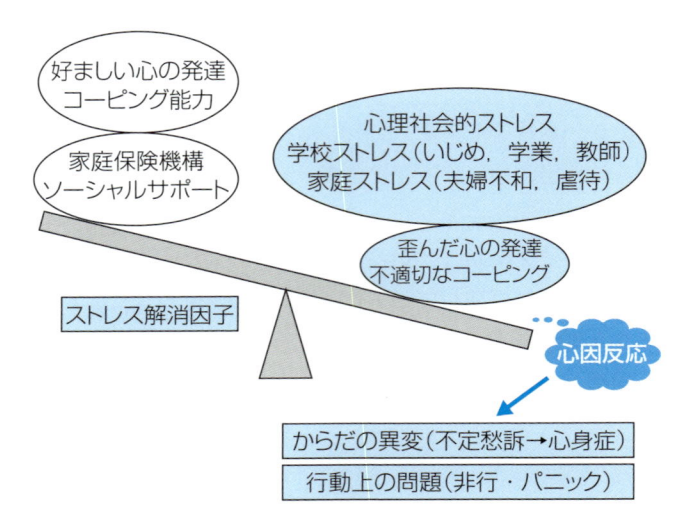

図1 子どもの心の問題の現れ方
(田中英高, 塩川宏郷, 氏家 武, 他:東日本大震災から学ぶ災害時の母子保健と福祉—災害時の小児の救急とその課題 日本小児心身医学会の取り組み. 母子保健情報 64:13-19, 2011 より引用)

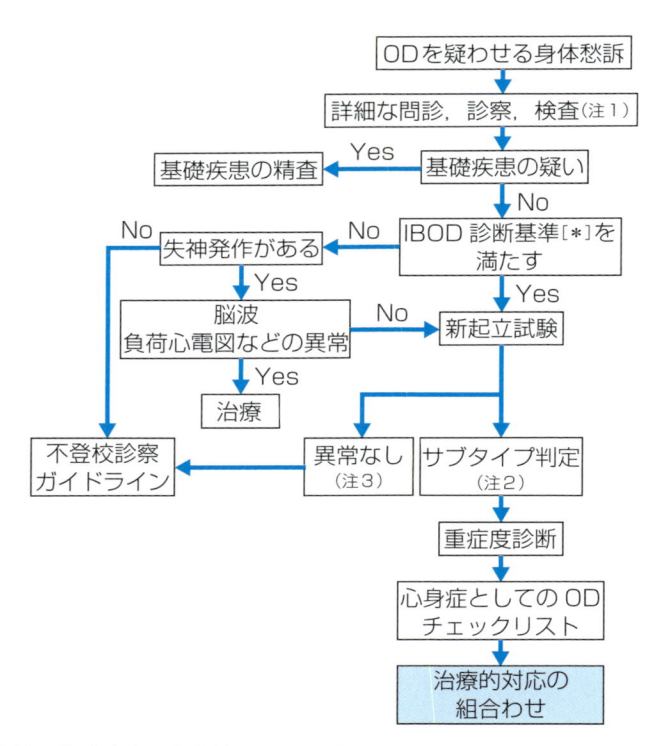

図2 起立性調節障害(OD)診断アルゴリズム
(注1):検尿, 便潜血, 検血一般, 電解質, 腎機能, 肝機能, 甲状腺機能, 心電図, X線
[*]:立ちくらみ, 失神, 気分不良, 動悸, 朝起き不良, 頭痛, 腹痛, 食欲不振など, 3つ以上
(注2):サブタイプ判定
　　　・起立直後性低血圧　・体位性頻脈症候群　・遅延性起立性低血圧　・神経調節性失神
(注3):異常なしでも起立時の自覚症状が強ければ, 1〜2週後に再度新起立試験
〔日本小児心身医学会(編):くり返す子どもの痛みの理解と対応ガイドライン. 小児心身医学会ガイドライン集, p126, 南江堂, 2009 より許諾を得て改変し転載〕

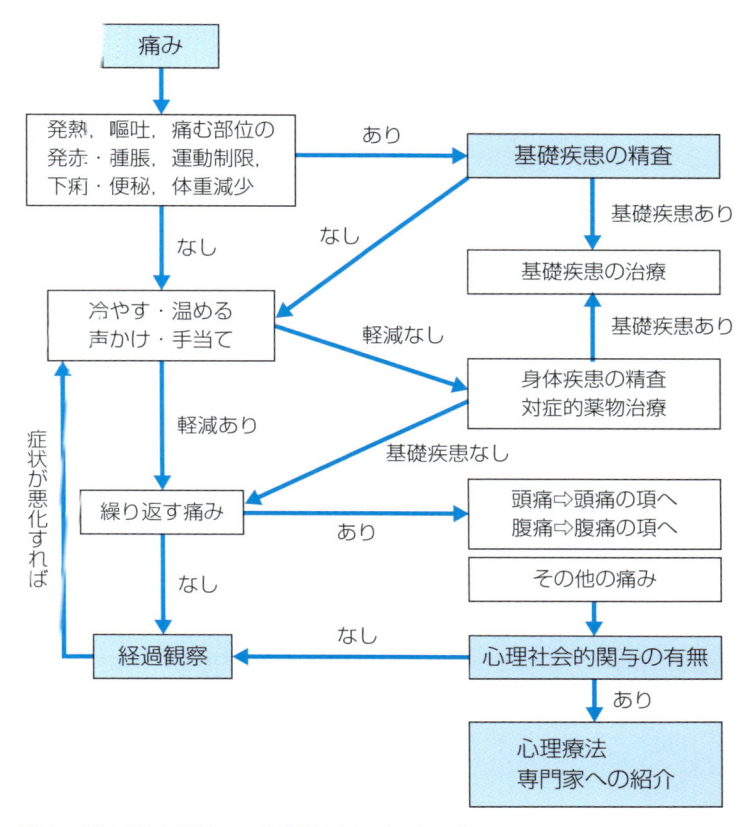

図3 繰り返す痛みへの初期対応アルゴリズム
〔日本小児心身医学会(編)：くり返す子どもの痛みの理解と対応ガイドライン．小児心身医学会ガイドライン集，p126，南江堂，2009より許諾を得て改変し転載〕

達成目標

● 初級

不定愁訴の診たてができる(初発症状が不定愁訴の身体疾患を診断することができる)．

①全身倦怠感をきたす身体疾患，失神を生ずる身体疾患を列挙し，検査を含めて初期診断ができる．

②微熱を生ずる身体疾患を列挙し，検査を含めて初期診断ができる．

摂食障害を鑑別するために，食欲不振，体重減少を生ずる身体疾患を列挙し，検査を含めて鑑別診断できる．

頭痛を起こす重篤な身体疾患，腹痛を起こす重篤な身体疾患を列挙し，検査を含めて初期診断ができる．

上記のようなさまざまな身体症状を伴う患者の診療において，これまでに日本小児心身医学会ガイドライン集(心身症GL)を使用したことがある．ガイドライン集には，起立性調節障害(OD)，不登校，神経性無食欲症，繰り返す頭痛や腹痛が掲載されていることを知っていて，診察室に常備して該当患者ではよく参考にしている．

医療面接において心理社会的背景を明らかにするための質問項目を列挙できて，信頼関係を損なわないように聴取できる．

● 中級

身体症状を伴う患者，あるいは心身症患者への診療や対応に，自分1人でも不安がなくなった．

このような患者には心身症GLを参考に診療を行っており，かなり自由自在に使いこなせるようになった．その結果，精神科医でありながら患者の身体症状に対しても，「身体の病気のことはわからないなあ」などの不安を覚えることが少ない．中等症の神経性無食欲症の入院治療を経験したことがある．

不定愁訴の患者の診療で非常に重篤な基礎疾患に出会って肝を冷やした経験〔神経疾患（脳腫瘍による頭痛，OD症状，食欲低下），内分泌代謝疾患（甲状腺機能亢進による動悸や発汗，糖尿病による多飲），循環器疾患（心筋症による慢性疲労）〕が1~2回あり，不定愁訴を軽く考えてはいけないと実感している．

心身症GLを使いこなしているが，それに従った診療でも改善しないケースを経験した．心身症GLは初期診療のためであり，重症心身症患者ではより専門的な身体機能異常への治療と強力な心理社会的介入が必要であると知っている．保護者への対応を行い，児への養育態度を修正してもらえる経験をした．

● 上級

1年以上にわたり継続診療している難治性心身症患者を複数受け持ち，悪化の心身相関の機序を理解し，その対応ができる．例えば，不登校児の約半数はODを併発し難治性になっているが，その機序として，OD → 朝起き不良，入眠困難 → 睡眠リズム障害 → 欠席の長期化 → 社会からの孤立・親からの圧力 → 新たな心理社会的要因の発生 → 自律神経機能の悪化 → ODの悪化，という悪循環を理解し，適切な介入を行っている．過干渉な保護者の不安を軽減することにも十分配慮できて，介入にも慣れた．

入院期間が長い難治性神経性無食欲症患者の診療経験がある．精神症状に対して病棟看護師，心理士を含めたチーム医療によって患児と家族へのサポートを実施できる．また医療チームのスキルアップ教育を実施できる．

必要に応じて教育機関や福祉行政などとの連携を行い，社会資源を効果的に利用できる．

上記の専門的診療支援のために，院内診療マニュアルを整備している．

日本小児心身医学会編の専門医向けガイドラインを利用している．

◎引用文献

1) 田中英高：小児の心身症とその対応．田中敏隆（編）：教育心理学入門．pp219-228，田研出版，1995
2) 田中英高，塩川宏郷，氏家　武，他：東日本大震災から学ぶ災害時の母子保健と福祉—災害時の小児の救急とその課題　日本小児心身医学会の取り組み．母子保健情報 64：13-19, 2011
3) 日本小児心身医学会（編）：小児心身医学会ガイドライン集：日常診療に活かす4つのガイドライン．南江堂，2009

◎推薦図書
1. 齊藤万比古(編)：子どもの心の診療シリーズ(1),子どもの心の診療入門．中山書店,2009
2. Tanaka H, Fujita Y, Takenaka Y, et al：Japanese Clinical Guidelines for Child Orthostatic Dysregulation Ver.1. Pediatr Int 51：169-179, 2009
3. 日本自律神経学会(編)：自律神経機能検査法．第3版,文光堂,2000
4. 小林陽之助(編)：子どもの心身症ガイドブック．pp80-89, 中央法規出版,2004
5. American Psychiatric Association：Eating Disorders. Diagnostic and Statistical Manual of Mental Disorders, 4th ed(DSM-IV). pp539-550, American Psychiatric Association, 1994
6. Bryant-Waugh R：Overview of the eating disorders. In：Lask B, Bryant-Waugh R(ed)：Anorexia Nervosa and Eating Disorders in Childhood and Adolescence, 2nd ed. pp27-40, Psychology Press, East Sussex, 2000
7. APA：Practice guideline for the treatment of patients with eating disorders(revision). Am J Psychiatry 157 suppl：1-39, 2000
8. Stellefson EJ：Winning the War Within：Nutrition Therapy for Clients with AN or BN. Helm Publishing, Lake Dallas, 1999
9. 田中英高：起立性調節障害の子どもの正しい理解と対応．中央法規出版,2009
10. 五十嵐隆(総編集),田中英高(専門編集)：小児科臨床ピクシス 起立性調節障害．中山書店,2009
11. 田中英高：起立性調節障害の子どもの日常生活サポートブック．中央法規出版,2010
12. Dahlquist LM, Switkin MC：慢性反復性疼痛．マイケル・C・ロバーツ(編),奥山眞紀子,丸光惠(監訳)：小児医療心理学．pp180-196, エルゼビアジャパン,2007
13. Blount RL, Pira T, Cohen LL：小児の医療処置における痛みと苦痛のマネージメント．マイケル・C・ロバーツ(編),奥山眞紀子,丸光 惠(監訳)：小児医療心理学．pp197-212, エルゼビアジャパン,2007
14. 英国小児医学・保健学会(編著),片田範子(監訳)：子どもの痛み―その予防とコントロール．日本看護協会出版会,2000
15. IBSのためのローマ基準：http://romecriteria.org/
16. Hyman PE, Milla PJ, Benninga MA, et al：Childhood functional gastrointestinal disorders：neonate/toddler. Gastroenterol 130：1519-1526, 2006
17. Rasquin A, Lorenzo CD, Forbes D, et al：Childhood functional gastrointestinal disorders：child/adolescent. Gastroenterol 130：1527-1537, 2006
18. Headache Classification Subcommittee of the International Headache Society：The international classification of headache disorders, 2nd ed. Cephalalgia 24(suppl.1)：1-160, 2004
19. 日本頭痛学会,国際頭痛分類普及委員会(訳)：国際頭痛分類．第2版新訂増補日本語版,医学書院,2007
20. 日本頭痛学会,日本神経学会(監修)：慢性頭痛の診療ガイドライン2013. 医学書院, 2013
21. Ernst MM, Powers SW：Nonpharmacologic Treatment of Headache：Hidden Opportunities. In：Rothner WL(ed)：Headache in Children and Adolescents, 2nd ed. pp255-281, BC Decker Inc, Hamilton, 2008

(田中英高)

A 子どもの心の診療にみられる各病態

13 PTSD 関連障害

障害の要約

　トラウマ（心的外傷）とは，「本来個人が持っている能力では対処できないような外的な出来事を体験したときに被るストレス」を意味する．一般的なストレスとは異なり，非可逆性を伴ったものである．個人の対処能力に差異があるため，トラウマの定義は相対的なものにならざるを得ないが，DSM-5 の心的外傷後ストレス障害（PTSD）診断基準 A 項目では，「①危うく死ぬまたは重症を負うような出来事，あるいは，性的暴行を 1 度以上体験，または目撃した．②身近な親族や友人が同様の体験をしたと知った（聞いた）」などと規定されている．一般の子どもたちの 25〜80％が何らかのトラウマを体験していると報告されており[1]，身体外傷と同様にごくありふれた出来事である．

　トラウマを体験したあとにさまざまな心身の反応を示すことは当然のことであり，大部分は自然に回復するが，一部は PTSD をはじめ気分障害や不安障害などさまざまな病態に発展する．また，PTSD とその他の病態が合併することも多い[2]．さらに，トラウマ体験後に症状を示す子どもは，その後の人生において新たなトラウマに曝露されるリスクが高く，曝露回数が増えるに従って，PTSD のみならず不安障害や気分障害などさまざまなタイプの精神疾患のリスクが高くなることが判明している[3]．

　子どものトラウマを適切に評価するためには，保護者など周囲の大人からの情報収集に加えて，子ども自身からの聴取が不可欠であるといわれている[4]．日頃から非侵襲的・非誘導的な面接技法を身につけておくことが必要である．トラウマ体験は子どもにとってそれまでの信頼を断ち切るような理不尽な出来事であり，自責感や恥の感情・無力感などの認知の歪みを引き起こしやすい．治療に際しては，子どもと保護者（子ども虐待事例では非虐待親）双方に対して，安心できる環境の保障や自己効力感の回復を目指すことが重要である．治療のあらゆる過程においてトラウマに関する心理教育が不可欠である[5]．

基本的治療技法[6]

- トラウマフォーカスト認知行動療法：A $^+$
- 薬物療法：B
- 力動的親子精神療法：A $^-$

障害理解へのチェックリスト

- ☐ 子どもにとってどのような体験がトラウマとなりうるのかを知っている
- ☐ 子どものトラウマ体験がまれなものではないということを知っている
- ☐ 子どもの体験したトラウマ体験を見逃さずに適切に評価できる
- ☐ トラウマ体験によって起こるトラウマ反応について各年齢層の特性を知っている
- ☐ トラウマ体験が感情・認知・行動面にどのような長期的影響を与えるかを知っている（図1，2）
- ☐ トラウマ体験によってPTSDだけでなくさまざまな病態が引き起こされることを知っている
- ☐ トラウマを体験した子どもの面接において留意すべき点を理解している
- ☐ 子どものトラウマ治療において保護者の評価と協力が重要であることを理解している
- ☐ トラウマによって引き起こされる病態を適切に評価できる
- ☐ トラウマフォーカスト認知行動療法[7]の基本要素を知っている
- ☐ 心理教育の重要性を理解し，子どもと保護者に最低限の範囲で実施できる
- ☐ 症状の重篤度に応じて薬物療法を導入できる
- ☐ トラウマに付随して起こる家族の問題を適切に評価し対応できる

■ 障害理解のための自由ノート

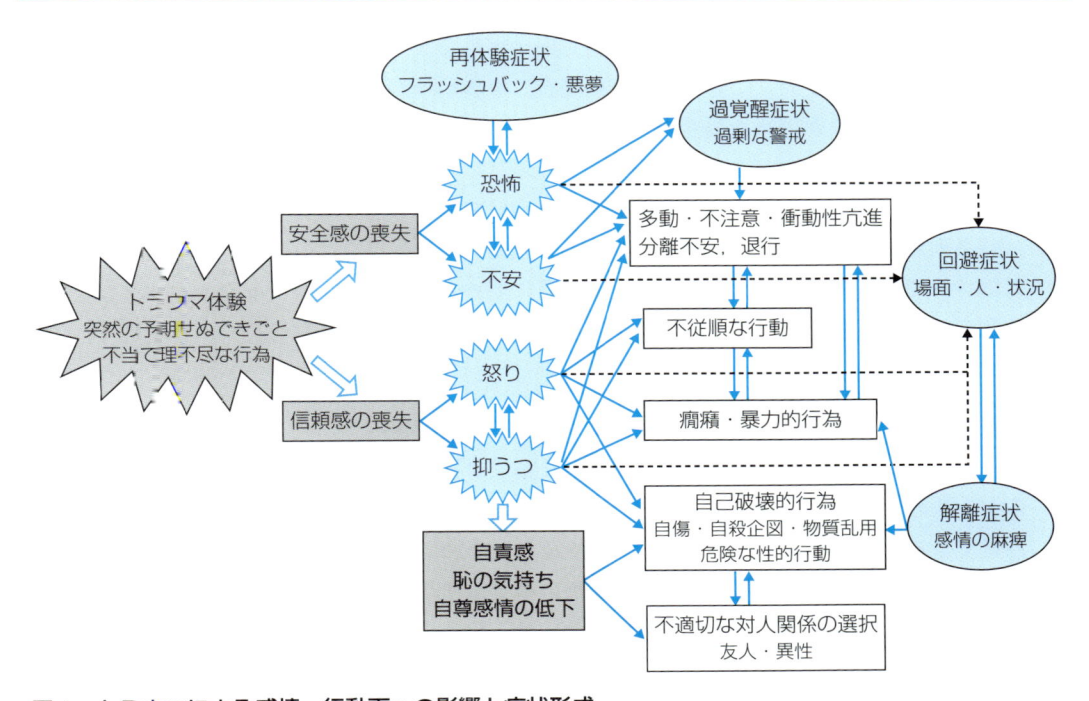

図1　トラウマによる感情・行動面への影響と症状形成
〔亀岡智美：人格発達の阻害要因としての虐待．齊藤万比古（責任・総編集），笠原麻里（責任編集）：子どもの心の診療シリーズ（6），子どもの人格発達の障害．p54，中山書店，2011より一部改変して引用〕

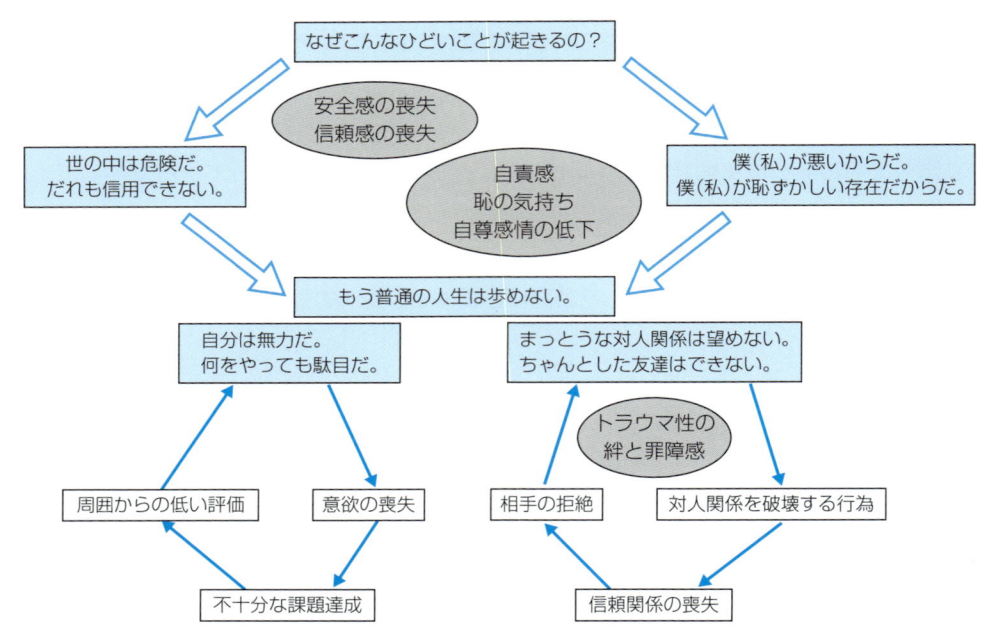

図2 非機能的な認知の発展
〔亀岡智美：人格発達の阻害要因としての虐待．齊藤万比古(責任・総編集)，笠原麻里(責任編集)：子どもの心の診療シリーズ(6)，子どもの人格発達の障害．p56，中山書店，2011より一部改変して引用〕

達成目標

● 初級

　一般の児童青年期精神科臨床で比較的対応が困難なケース(養育者が治療に拒否的な場合，養育者のパーソナリティに偏りが大きい場合，家族病理が重篤な場合，子どもの治療意欲が乏しく関係づくりが困難な場合など)において，なんとか治療関係を維持し，子どもとのコミュニケーションを最低限継続できる．さらには，より望ましい治療関係を構築するために，限界を設定するなど，適切な治療関係に向けて努力しようとしている．

　時系列が混乱した話し方，断片的な描写，児童青年の一見投げやりでいい加減な態度の裏に隠されている解離症状，自傷他害行為の際に認められる再演やフラッシュバックなどの再体験症状や解離症状について，最低1例でしっかり同定できた経験を持つ．

● 中級

　目安：外来主治医経験1例程度，入院主治医経験1例程度

　児相で虐待と認定されているケースなど，第三者機関でトラウマ体験が明らかにされているケースの保護者・子ども本人との面接診察に際し，二次的ストレスを与えるような対応を回避できる．子ども本人からどのようなトラウマを体験し，現在どのような症状があるのかについて適切に聴取するために，信頼関係の構築や環境設定の工夫をしようとする．非侵襲的・非誘導的な面接法について，教科書の知識を慎重に実践しようと試みる．

　トラウマと関連する症状を同定したら，そのケースの状況に応じて保護者や本人に説明し，心理教育ができる．適切な治療の枠組みを作るために，関係機関と継続的な連携体制を

構築することが重要であることを理解しており，実践しようと努力することができる．それぞれのケースに応じて，持続する症状や重篤な症状に対して，十分な心理教育をしたうえで，薬物療法を実施することができる．入院治療ケースでは，衝動行為や自傷他害行為，その他の逸脱行為を適切にコントロールすることが重要であることを学んでいる．

● 上級

目安：外来主治医経験5例以上，入院主治医経験1例程度

　日常臨床において，トラウマ関連障害以外の診断がなされているケースのなかにも，過去のトラウマが現在の精神症状の原因となっていると考えられるケースがあることに気づくことができる．ADHDなどの発達障害や素行障害，自殺や自傷行為，解離や転換性症状などへの理解が深まってくると，トラウマ関連障害が明確な境界を持つ概念ではなく，不均一な病態から構成されるということを実感するようになる[4]．

　トラウマ関連障害の治療において，子どもがトラウマ体験を語る，あるいは他の方法で表出したときに，動揺せず支持的に聴取することができる．心理教育と薬物療法以外に，リラクセーション法や認知の修正など，認知行動療法の要素[7]を部分的に実践できる．自傷・他害などの重篤な症状を呈するケースについて，入院治療への導入の時期などを適切に判断することができる．

　治療の全経過を通して，他機関との連携を維持し，医療の立場から適切な評価と見通しを伝えることができる．

◎引用文献

1) Lanius RA, Vermetten E, Pain C (ed)：The Impact of Early Life Trauma on Health and Disease The Hidden Epidemic. Cambridge University Press, Cambridge, 2010
2) The National Child Traumatic Stress Network：Understanding Child Traumatic Stress. www.NCTSN.org, 2010
3) Copeland WE, Keeler G, Angold A, et al：Traumatic events and posttraumatic stress in childhood. Arch Gen Psychiatry 64：577-584, 2007
4) American Academy of Child and Adolescent Psychiatry：Practice Parameters for the Assessment and Treatment of Children and Adolescents with Posttraumatic Stress Disorder. www.aacap.org, 2009
5) National Institute for Clinical Excellence：The management of PTSD in adults and children in primary and secondary care. www.nice.org.uk, 2005
6) Foa EB, Keane TM, Friedman MJ, et al (ed)：Effective Treatments for PTSD Practice Guidelines from the International Society for Traumatic Stress Studies, 2nd ed. pp62-80, The Guilford Press, New York, 2009
7) Cohen JA, Mannarino AP, Deblinger E：Treating Trauma and Traumatic Grief in Children and Adolescents. The Guilford Press, New York, 2006
8) 亀岡智美：人格発達の阻害要因としての虐待．齊藤万比古（責任・総編集），笠原麻里（責任編集）：子どもの心の診療シリーズ(6)，子どもの人格発達の障害．中山書店，2011

◎推薦図書

1. van der Kolk BA, McFarlane AC, Lars Weisaeth：Traumatic Stress：The Effects of Overwhelming Experience on Mind, Body, and Society. The Guilford Press, 1996〔西澤　哲(訳)：トラウマティック・ストレス―PTSDおよびトラウマ反応の臨床と研究のすべて．誠信書房，2001〕
2. Donovan DM, McIntyre D：Healing the Hurt Child：A Developmental-Contextual Approach. WWNorton & Co Inc, 1990〔西澤　哲(訳)：トラウマをかかえた子どもたち―心の流れに沿った心理療法．誠信書房，2000〕

（亀岡智美）

A 子どもの心の診療にみられる各病態

14 解離性障害・転換性障害

障害の要約

　まず，解離という言葉は，①解離したその症状や状態，②その症状や状態を形成する心的機制，③症状によって形成される症候群である解離性(転換性)障害を示す場合に用いられている．文脈によってどの意味で使用されているのかしっかりとらえ，使用する際にはどの意味で用いるのかを明確にしておくべきである．すなわち，「解離」という心的機制は健康者にも催眠や熱狂状態として認められることがあり，「解離状態」「解離症状」は急性ストレス障害，心的外傷後ストレス障害，境界型パーソナリティ障害やその他の精神疾患に認められる．解離性(転換性)障害はこれらを除外したうえで，解離症状が強度も，時間，空間的にも精神症状の前景を占め，そのために機能的，社会的，職業的に障害されている状態を指すことを理解しておく必要がある．

a. 病態のとらえ方

　解離性(転換性)障害はその病態のとらえ方，疾病分類における位置づけが操作的診断基準の中でさえ異なっている(表1)．ICD-10[1]では解離症状と転換症状が同一患者に同時にあるいは交代で生じることがしばしば観察されることから解離性障害と転換性障害は同一の病理によるものと考えられて同じカテゴリーに属するが，DSM-Ⅳ-TR[2]では症状の表現形における差異によって転換性障害は身体表現性障害の下位に位置づけられている．この相違はかつてヒステリーと呼ばれた病態概念の変遷，ヒステリーという語の持つスティグマや病因論を廃したDSM-Ⅲの成立などに関連している．しかし，解離についてのとらえ方は，ICD-10では「過去の記憶，同一性と直接感覚の意識，身体運動のコントロールの間の正常な統合が部分的あるいは完全に失われること」と定義され，一方DSM-Ⅳでは，「意識，記憶，同一性，または周囲の知覚についての通常は統合されている機能の破綻」と定義し，病態のとらえ方には大きな差異はない．

　ICD-10では解離性(転換性)障害の下位に解離性健忘，解離性遁走，解離性昏迷，トランスおよび憑依障害，解離性運動障害，解離性けいれん，解離性知覚麻痺および知覚[感覚]脱出，混合性解離性(転換性)障害を分類し，加えて他の解離性(転換性)障害として，ガンザー症候群および多重人格障害を位置づけている．一方，DSM-Ⅳでは解離性障害の下位に離人症性障害，解離性健忘，解離性とん走，解離性同一性障害を分類し，身体表現性障害の下位に転換性障害を分類している．

　児童青年期の精神科臨床では，「心因性」疾患として例えば心因性視力障害，心因性聴力障害，心因性運動障害などを診ることがあるが，これらはICD-10では解離性運動障害や解離性運動障害に該当する．また「こっくりさん遊び」後のトランスおよび憑依状態が報告される

表1　DSM および ICD における解離性障害・転換性障害の位置づけ

ICD-10	DSM-IV-TR(DSM-5)
他の神経症性障害(F48) 　離人・現実感喪失症候群(F48.1)	解離性障害(解離症) 　離人症性障害(300.6)（離人感・現実感喪失症）
解離性(転換性)障害(F44) 　解離性健忘(F44.0) 　解離性遁走(F44.1) 　解離性昏迷(F44.2) 　トランスおよび憑依障害(F44.3) 　ガンザー症候群(F44.80) 　多重人格障害(F44.81)	解離性健忘(300.12) 解離性とん走(300.13)（健忘の中に含められた） 解離性同一性障害(症)(300.14)
混合性解離性(転換性)障害(F44.7) 　解離性けいれん(F44.5) 　解離性運動障害(F44.4) 　解離性知覚麻痺および知覚[感覚]脱出(F44.6)	身体表現性障害(身体症状症) 　転換性障害(300.11) 　　変換症(機能性神経症状症)
身体表現性障害(F45) 　身体化障害(F45.0)	身体化障害(300.81) 　身体症状症

*DSM-5では他の特定される解離症として，混合性解離症の慢性かつ反復的症候群，長期かつ集中的な威圧的説得による同一性の混乱，ストレスフルな出来事に対する急性解離反応，解離性トランス，および特定不能の解離症が定義された．[DSM-5に関する訳語は今後変更される可能性がある]

こともある．すなわち，児童青年患者に解離性(転換性)障害を診ることはまれではない．吉田ら[3]は児童思春期の解離性障害において解離性運動性障害は児童思春期全般にみられ，解離性けいれんが思春期中期から，解離性知覚麻痺および知覚脱出が前思春期に多いことを報告している．一般に解離しやすさ(解離傾性)は年少で高く，成人よりも児童は解離しやすいと考えられている．また，低年齢児では転換症状が多く，年齢が上がるに従って減少し，解離症状が増えるとされている．

　一般に，解離(転換)症状は現れている症状と身体的所見の不一致，症状や訴えや検査結果の浮動性，状況反応性などによって気づかれ，その背景にみられる心理的要因を把握することが診断，治療をするうえで求められる．このために患者の家庭や学校など社会的状況，それらの場での対人状況，またそうした事態への対処能力などを評価し，さらに言語化されにくい心的外傷の徴候を見落とさないことが必要である．このために丹念な面接を繰り返し要することが多い．

b. 診断

　診断は前項に述べたICD-10あるいはDSM-IV-TRなどの操作的診断基準に沿って行われる．しかし解離症状が先述した他の精神障害にも認められること，児童青年期の問題行動や逸脱行動のなかにみられること，いわゆる「キレル」といった状態に共通する部分があることなどに留意して，慎重に診断する．また，青年期における解離(転換)症状が統合失調症，気分障害などの前駆症状や随伴症状として出現することがある．逆に，解離症状が統合失調症や双極性障害，転換症状が身体器質的な疾患，てんかんなどと誤診されることもあることに注意し鑑別診断を行う．さらに重要なことは，身体疾患との鑑別である．頭蓋内腫瘍，多発性硬化症，てんかん，神経変性疾患，ミトコンドリア病など進行性疾患や症状変動のある

神経疾患を常に鑑別診断対象として経過観察し，疑いがあれば身体医学的検査を行うことが求められる．

ところで，幼児期から学童期における「想像上の仲間〔imaginary companion(IC)〕」やトランス状態といった解離症状類似あるいは軽度の解離症状は健康な子どもにも認められ，それ自体を病的といえないことは多い．とはいえ，正常範囲の解離と病的な解離の位置づけについては，連続スペクトラムにあるという連続体仮説と，それらが異質であるとする類型学的モデルとの論争の結論はでておらず，折衷モデルも提案されている[4]．

解離性障害の一般人口における有病率は1〜5％程度とされているが，児童思春期における有病率は明らかではない[5]．男女比は年齢が上がるとともに女性の比率が高くなり，青年期後期には成人の男女比(1：6〜9)とほぼ同率となるとの報告がある[6]．

c. 成因

ICD-10では「解離性(転換性)障害」の成因について「起源において心因性であり，外傷的な出来事，解決しがたく耐えがたい問題，障害された対人関係と時期的に密接に関連している」と記しているが，本障害の成因の1つとして「心的外傷(トラウマ)」がしばしば取り上げられる．これは戦争，災害や犯罪，虐待などに遭遇した人の精神医学的，心理学的影響についての知見の蓄積による．特に米国における解離性同一性障害(DSM-IV-TR)の患者に性的虐待歴が高いという多数の報告も影響している．しかし，わが国の状況は必ずしも同じではなく，岡野は母娘間の「関係性のストレス」の関与を述べている[7]．ICD-10で述べる要因は，DSM-IV-TRにおける心的外傷後ストレス障害(PTSD)のA基準を満たすような深刻な外傷体験と同じではない．児童青年期の解離性(転換性)障害にあっては「解決しがたく耐えがたい問題」や「障害された対人関係」との関連が多くみられる．これは顕著な心的外傷を排除するものではないが，出現した解離症状から直ちに深刻な外傷体験を探索しようとするような愚を犯してはならない．先述したように，症状の背景にある心理的要因を把握するための丁寧で細やかな面接が必要である．

スクリーニングには自記式の解離体験尺度(第2版)(Dissociative Experience Scale；DES-II)[8]がしばしば用いられ，DIS-Q(Dissociation Questionnaire)[9]も日本語化されている．DES-IIの青年期版(Adolescent Dissociative Experience Scale；A-DES-II)[6,10]，さらに観察者による評価に基づく子ども版解離評価表(The Child Dissociative Checklist；CDC)[11]も作成されている．いずれの日本語版も臨床群とのカットオフはまだ決定されていない．

d. 治療

解離性(転換性)障害の治療に関してエビデンスのある治療法はないが，国際学会(International Society for the Study of Trauma and Dissociation)のガイドライン[12]によれば治療の中心は精神療法であり，補助的に家族療法，催眠療法，薬物療法，芸術療法，集団療法を用いるとされている．臨床的には，症状アセスメントおよび診断の過程で症状の背景にある本人の困っている問題を推測・理解し，それを患者との関係のなかで明確化しつつ，解離症状の適応的な側面や症状を持ちながらもこれまでやってこれたことを支持，評価していく[13]．家庭や学校での不適応が背景にある場合にはそれらの環境調整だけでも奏効するこ

とがある．また対人関係の問題を持つ場合には力動的精神療法や精神分析的精神療法が用いられることもある．児童期においては遊戯療法や芸術療法などの非言語的療法が適応となることも多い．健忘や遁走，けいれん，精神運動興奮などがみられる場合には抗精神病薬，気分変調や抑うつ気分に対して気分安定薬や抗うつ薬，時に抗不安薬などが患者の状態に応じて使用されることがある．

　家庭内での虐待などが存在する症例では，患者の安全を確保することが最初に必要となり，児童相談所などと連携を図る必要が生じる．深刻な心的外傷が背景にある場合には，解離症状の安定化とともに心的外傷へのアプローチを考慮するが，解離症状が頻発するなかでは心的外傷を取り扱うことは勧められない．心的外傷に気づいていることを伝え，精神症状が落ち着いてからその問題を改めて取り扱うことを説明しておく．そのうえで解離症状がある程度コントロールされた段階で，心的外傷を取り扱う技法（トラウマ焦点化認知行動療法，EMDRなど）を用いる．また児童期青年期の解離性同一性障害の治療においては，交代人格に関してはそれを実態のあるものとして取り扱うのではなく患者の一部分として扱い，患者をいくつかの部分から成るのではなく全体として1人の人間として扱っていく態度が薦められる[6]．

基本的治療技法

- 支持的精神療法
- 力動的精神療法
- トラウマ焦点化認知行動療法
- EMDR
- 薬物療法，など

解離性障害そのものへの治療技法についてのエビデンスはない．

障害理解のための自由ノート

表2　解離の機能

(1) 行動の自動化
(2) 労力の節約と効率向上
(3) 妥協できない葛藤の解消
(4) 現実の制約からの逃避
(5) 破局的な体験の切り離し
(6) 感情のカタルシス的減圧
(7) 群衆感覚の増強

(Ludwig AM, Brandsma JM, Wilbur CB, et al：The object study of a multiple personality. Archives of General Psychiatry 26：298-310, 1970 より引用)

表3　正常な解離と病的な解離

正常な解離 防衛，合目的症候として	病的な解離 強度や期間が正常限界を超える
没我体験 自動化現象 白昼夢	健忘・遁走エピソード 自分の来歴の健忘 解離性幻覚 フラッシュバック 離人症状 交代人格現象 身体化症状
正常から病的解離までの連続か不連続か議論されている	

(Putnam FW：Dissociation in Children and Adolescents-A Developmental Perspective. Guilford Press, 1997〔中井久夫（訳）：解離―若年期における病理と治療．pp96-119, みすず書房，2001〕をまとめた)

表4 児童青年期の解離性障害の行動上の問題と精神医学的症候
($n=64$)

- 感情の不安定(98%)
- 爆発気質(96)
- 嘘・否認(94)
- 抑うつ(88)
- 破壊性(86)
- 不安・興奮(82)
- 所有物紛失(80)
- 喧嘩(70)
- 自殺願望(66)
- 性的行動(62)
- 睡眠の問題(54)

〔Hornstein NL, Putnam FW：Clinical Phenomenology of child and adolescent dissociative disorders. J Am Acad Child Adolesc Psychiatry 31(6)：1077-1085, 1992 より引用〕

達成目標

●初級

　解離性（転換性）障害の概念がおおむね理解できており，診察や問診のなかで症状を同定することができる．また解離症状の背景にある本人が直面している困難や家族背景，また本人の対処能力を評価し，症状の出現に関して仮説を立てることができる．

　しかし，解離性幻覚と統合失調症性幻覚との鑑別や，境界性パーソナリティ障害における解離症状との鑑別など上級医との相談が必要である．外来，入院においての症状の取り扱いや限界設定などについて難しさを感じることもある．

　解離症状が心的外傷体験に関連していることがあると認識しているが，解離症状の出現に際しては身構えてしまうところもある．実際の治療のなかでの心的外傷体験の取り扱いには困難が伴う．

●中級

　目安：外来主治医経験5例程度，入院主治医経験1例程度

　統合失調症性の幻覚体験や，広汎性発達障害の解離様体験なども経験し，文献的に情報収集を行い，患者の状態に応じて，鑑別診断が可能となる．また，症状評価のため必要に応じて症状評価尺度を使用することができる．解離性（転換性）障害の治療がすなわち心的外傷の治療ではないことを認識したうえで，外傷に焦点を当てた治療についても学ぶことを試みている．

　背景に不適切な養育環境を認める症例を経験し，教育，福祉などの関係機関と連携をとる必要性を認識している．上級医の指導の下で，それらのシステムについて理解し，連携方法を学んでいる．入院症例の主治医経験を持ち，家族介入や集団力動の治療への活用も行うことができる．

障害理解へのチェックリスト

- ☐ 「解離」という心的機制を簡単に説明できる
- ☐ 解離性障害以外の解離症状を呈する疾患を挙げることができる
- ☐ 正常範囲の解離や解離の適応的な側面について理解している
- ☐ 本人の訴え，行動から解離症状の存在を推測，把握することができる
- ☐ 器質性疾患との鑑別を念頭に置き，適宜必要な検査を施行し，結果を評価できる
- ☐ 広汎性発達障害での解離様体験や注意欠如・多動性障害（ADHD）での不注意症状との鑑別が念頭にある
- ☐ 必要に応じて CDC，A-DES や DIS-Q などで解離症状を評価できる
- ☐ 解離症状の背景としての家族病理あるいは不適応状態について評価できる
- ☐ 解離症状の背景としての本人の対処能力の程度について評価できる
- ☐ 解離症状と心的外傷体験の関連について理解している
- ☐ 年少児においては適切な環境調整のみで改善する症例が多いことを知っている
- ☐ 解離性障害の治療がすなわち心的外傷体験の治療ではないことを理解している
- ☐ 適応を認められた薬物療法はないことを理解し，随伴症状に対して適切な薬物療法を行うことができる
- ☐ 改善がみられない場合や緊急時における入院治療に向けたマネジメントができる
- ☐ 患者の安全を確保することを目的として，現在の患者の置かれた状況についてマネジメントできる
- ☐ 背景に不適切な養育環境などが存在する場合には，必要に応じて関係機関と連携することができる

●上級

目安：外来主治医経験 10 例程度，入院主治医経験 2 例程度

　解離症状が見逃されやすい症例やそれまでの治療過程で症状が複雑化したと思われる症例も経験している．症状評価について，不明瞭な症状であっても注意深く継時的に観察することを心がけている．同時に，治療者の関与が解離症状を固定化，明確化していく可能性についても認識している．解離性同一性障害の症例も経験したことがあるかもしれない．解離症状について身構えることは少なくなり，治療関係では患者との距離をほどよく保ち，安心感を示すことができる．

　外傷体験に焦点化した治療についても学び，試みることもあるが，外傷体験の取り扱いが症例によって異なることを知っており，外傷体験を取り扱わないことの治療的意義も理解している．

　必要な場合には児童相談所，福祉事務所などの関係機関との連携をスムーズに行うことができる．

◉引用文献

1) World Health Organization：The ICD-10 Classification of Mental and Behavioral Disorders. World Health Organization, Geneva, 1992〔融 道夫，小見山実，大久保善朗，他（訳）：ICD-10 精神および行動の障害—臨床記述と診断ガイドライン．pp161-170, 医学書院，2005〕
2) American Psychiatric Association：Diagnostic and Statistical Manual of Mental Disorders（DSM-Ⅳ-TR), 4th ed. American Psychiatric Association, 2000〔髙橋三郎，大野　裕，染矢俊幸（訳）：DSM-Ⅳ-TR　精神疾患の診断・統計マニュアル．pp499-512, 医学書院，2003〕
3) 吉田公輔，鎌田尚子，藤内栄太，他：福岡大学病院精神神経科外来における児童思春期患者の解離性障害の臨床的特徴について．九州精神神経誌 48：160-174, 2002
4) 岩井圭司，小田麻美：解離性同一性障害の解離性障害における位置づけ—解離現象の連続体モデルと類型学的モデル．精神科治療学 22：423-429, 2009
5) 杉下和行，岡村　毅，柴山雅俊：解離性障害の疫学と最近の動向．臨床精神医学 38：1433-1441, 2009
6) Putnam FW：Dissociation in Children and Adolescents-A Developmental Perspective. Guilford Press, 1997〔中井久夫（訳）：解離—若年期における病理と治療．みすず書房，2001〕
7) 岡野憲一郎：解離性障害—多重人格の理解と治療．pp118-122, 岩崎学術出版社，2007
8) 田辺　肇：DES—尺度による病理的解離性の把握．臨床精神医学 33（増）：293-307, 2004
9) 松井裕介，田中　究，内藤憲一，他：解離症状に対する DIS-Q 日本語版での評価．精神医学 52：49-54, 2010
10) Armstrong J, Putnam FW, Carlson EB, et al：Development and validation of a measure of adolescent dissociation：The Adolescent Dissociative Experiences Scale（A-DES）. J Nerv Ment Dis 185：491-497, 1997
11) 田中　究：子ども版解離評価表 心的外傷のケアと理解．第 2 版，pp321-323, じほう，2006
12) http://www.isst-d.org/education/ChildGuidelines-ISSTD-2003.pdf
13) 青木省三：思春期の心の臨床．pp197-208, 金剛出版，2001

◉推薦図書

1．岡野憲一郎：解離性障害—多重人格の理解と治療．岩崎学術出版社，2007
2．岡野憲一郎：続 解離性障害—脳と身体からみたメカニズムと治療．岩崎学術出版社，2011
3．Putnam FW：Diagnosis and Treatment of Multiple Personality Disorder. Guilford Press, 1989〔安克昌，中井久夫（訳）：多重人格性障害—その治療と診断．岩崎学術出版社，2000〕
4．柴山雅俊：解離性障害—「うしろに誰かいる」の精神病理．筑摩書房，2007
5．柴山雅俊：解離の構造—私の変容と"むすび"の治療論．岩崎学術出版社，2010
6．西村良二，樋口輝彦：解離性障害．新興医学出版社，2006
7．岡野憲一郎（編）：解離性障害　専門医のための精神科臨床リュミエール 20．中山書店，2009
8．村瀬聡美：児童期の解離．児童青年精神医学とその近接領域 46：508-511, 2005
9．河村雄一，村瀬聡美：解離性障害．精神科治療学 23（増）：356-359, 2008
10．亀岡智美：解離・転換性障害．精神医学 52：461-466, 2010
11．吉川　徹，金田昌子：広汎性発達障害と解離性障害．児童青年精神医学とその近接領域 52：178-185, 2011

（田中　究）

A 子どもの心の診療にみられる各病態

15 知的障害

障害の要約

　知的障害（intellectual disability）は，過去には白痴，低能児，精神薄弱などと呼ばれてきた．しかし，1998年以降，わが国の法律用語では「精神薄弱」という用語を「知的障害」という表現に改め，統一されている．これは「精神」という言葉が人格も含む表現として捉えられるうえ，精神障害と混同されやすいための配慮ときく[1]．一方，医学領域では，「精神遅滞（mental retardation）」という用語が診断名として用いられてきたが，近年では知的障害あるいは知的発達障害の用語が主にまたは併記して用いられるようになっている．

　次に米国精神遅滞学会による定義を示す．そこには「知的機能および適応行動（概念的，社会的および実用的な適応スキルによって表される）双方の明らかな制約によって特徴づけられる能力障害である．この能力障害は18歳までに生じる」[2]と定義されている．知能障害のみでは知的障害とは診断できず，機能遂行に必要な「支援」の程度が診断に反映されるのが特徴である（表1）[1]．

　知的機能は標準化された知能検査によって決定される．代表的なものは，田中ビネー知能検査V，ウェクスラー式知能検査第Ⅳ版などであるが，乳幼児や重度児に対しては，津守・稲毛式乳幼児精神発達診断，遠城寺式乳幼児分析的発達検査，新版K式発達検査などを実施し，知的機能を推定する．検査により算定された知能指数（intelligence quotient：IQ）が70＝−2SD以下の場合を知能障害があると判断する．理論上，一般集団における有病率は2.275％となるが，近年の研究における知的障害の有病率は1％前後である[3]．これは，医療体制，教育環境，社会経済的諸因子の改善などが背景にあると考えられている．また，男女比は1.5：1と男児に多い．

　知的障害の病因としては，主に遺伝的要因（染色体や遺伝的な条件），発達的要因（出生以前の病気や中毒），後天的要因（周産期の外傷や社会文化的要因）もしくはそれらの組み合わせである．しかし，知的障害の原因を特定できないことも多く，知的障害の程度が軽度であればあるほどその傾向は顕著となる[4]．

　併存する精神疾患や行動上の問題，感情の機能低下は，基本的に定型発達児・者同様に生じる．なお，多くの研究では，その出現頻度は知的障害を基盤に持つ者で著しく高いことが示されている[4]．また，関連する精神保健問題（被虐待，死別反応，非行，妊娠，保護者の障害受容，地域支援の導入など）も幅広いものである[5]．

　知的障害児が児童精神科を受診する場合，併存する問題が著しく一般小児科を含んだ地域での対応が困難となっていることがしばしばである．われわれには精神医学的査定および治療のみでなく，家庭・地域と連携を密にとり多様で多彩なニーズに応えていくことが求められる．また，言語的疎通の困難な重度知的障害児の行動様式や精神医学的問題を注意深く観

察することは有意義である．それらは，児童精神科の門を叩く多くの子どもたちの（たとえ知的障害がなくとも）行動様式や精神医学的問題に通じる部分があり，より適切な対応を検討するために多くの示唆を与えてくれる．研修中には必ず，診断治療に携わることが求められる．

基本的治療技法

- 療育（発達支援）：B
- 認知行動療法：B
- 精神療法：C
- 薬物療法（随伴する精神症状に対して）：A^{2-}
- 家族ガイダンス：B

障害理解へのチェックリスト

☐ 知能検査の結果だけでなく，「支援」の必要性を検討し，適切に診断することができる
☐ 知的障害の程度に応じた発達段階を理解している
☐ 知的障害にはあらゆる精神症状が合併することを理解している
☐ 知的障害の程度，年齢，原因疾患により併存しやすい精神症状が異なることを理解している
☐ 言語的疎通の困難な重度以上の知的障害を有する児の場合，行動面に着目し内在する精神症状を適切に推測する必要があることを理解している
☐ 治療に際しては，知的障害の程度，原因疾患，併存障害を中心に各ケースの諸特性を踏まえ，自己実現を可能とする包括的な治療計画を作成することが必要なことを理解している
☐ 包括的な治療計画の一助として薬物療法の必要性と有効性を理解している
☐ 薬物療法実施に当たっては，通常と異なる副作用の出現があることや，患児からの訴えが乏しいため，より客観的な臨床的評価を厳密に行うことが必要なことを理解している
☐ 家族の障害受容を適切に支援するため，家族の苦悩と将来への不安を理解し説明できる
☐ 地域における子育て支援体制を把握しており，導入に際して必要な助言ができる
☐ 強度行動障害について理解している[6]

障害理解のための自由ノート

表1　精神遅滞の発達上の特徴

精神遅滞の程度	就学前(0～5歳)成熟と発達	学齢(6～20歳)訓練と教育	成人(21歳以上)社会的・職業的適性
最重度	著しい遅滞；感覚運動領域の機能の最小能力；看護的な世話が必要；常に援助と監督が要求される.	なんらかの運動発達が認められる；自助のための最小限のもしくは限られた訓練に反応しうる.	運動および発語がいくらか発達；きわめて限定された自助であれば達成可能；看護的な世話が必要.
重度	不十分な運動発達；最小限の発語；一般に自助のための訓練で成果はない；意思疎通技能はないに等しい.	会話ができる，または意思伝達をするための学習が可能；基本的な衛生面の習慣を身につけることができる；習慣の系統的な訓練により効果をあげる；職業的訓練には馴染まない.	完全な監督下で部分的な自己管理が可能；制御された環境で最小限有用な水準での自己保全の技能を発達させることができる.
中等度	会話ができ意思疎通をするための学習が可能；乏しい社会的認識；順調な運動発達；自助のための訓練が有益；多少の監督があれば管理可能.	訓練により社会的・職業的技能を身につけることが可能；学業科目で小学2年生の水準以上の進歩は困難；馴染みある場所を1人で移動することを学習しうる.	保護的な条件下で全く技術を要しない，あるいはある程度の技術を要する作業において自己管理を達成しうる；軽度の社会的あるいは経済的ストレス下では監督と指導を要する.
軽度	社会的・意思疎通技能の発達が可能；感覚運動領域の遅滞は軽微；早期の年齢では正常と区別できないことが多い.	10代後半までにほぼ小学6年生の水準まで学業的技能の習得が可能；社会習慣に従った行動が可能.	最小限の自立に見合った社会的・職業的技能の習得が通常可能であるが，非日常的な社会的または経済的ストレス下では指導と援助が必要になるかもしれない.

(Mental Retarded Activities of the U. S. Department of Health, Education and Welfare. Washington, DC : US Government Printing Office 1989 : 2 から改変. DSM-Ⅳの基準は基本的にこの表を基にして作成された.)

表2　知的障害の原因となる身体疾患

1. 染色体異常	1)常染色体異常：Down症候群，5番短腕部分欠失症候群(猫なき症候群)など 2)性染色体異常：脆弱X症候群，Turner症候群など
2. 中枢神経系・頭蓋骨の奇形	1)脳の奇形：小頭症，脳梁欠損など 2)頭蓋骨の奇形：狭頭症 3)閉鎖の奇形：二分脊椎(髄膜瘤，髄膜脊髄瘤)
3. 神経皮膚症候群	神経線維腫症(von Recklinghausen病，結節性硬化症，Sturge-Weber病など
4. 奇形症候群	脳性巨人症(Sotos症候群)，Cornelia de Lange症候群など
5. 代謝性疾患	フェニールケトン尿症，ガラクトース血症，Hurler症候群，Wilson病など
6. 内分泌疾患	先天性甲状腺機能低下症(クレチン症)，先天性副甲状腺機能低下症など
7. 神経筋疾患	先天性筋ジストロフィー，先天性筋緊張症など
8. 周産期に生じる脳障害	低酸素性脳障害，頭蓋内出血，高ビリルビン血症など
9. 外傷・物理的要因	頭部外傷，脳血管障害(もやもや病)など
10. 毒物・薬物中毒	胎児アルコール症候群，鉛中毒など
11. 中枢神経感染症	先天性感染症(風疹，トキソプラズマなど)，髄膜炎，脳炎など
12. てんかん	点頭てんかん(West症候群)，Lennox症候群など

〔齊藤万比古(総編集)，宮本信也，田中康雄(責任編集)：子どもの心の診療シリーズ(2)，発達障害とその周辺の問題．p49，中山書店，2008 より引用〕

達成目標

●初級

　知的障害とは「全般的な知的および適応機能の遅れ」と理解し，知的能力に応じ大まかな診断をすることは可能であるが，知的障害の発達段階を適切に評価し支援について助言することはできない．

　知的障害の程度により状態像が著しく異なり，それ故必要な治療技法や支援も異なることを知る．上級医の対応が，発達段階に応じ常に変化工夫されていることに気づく．

　言語的疎通の困難な児でも，注意深く観察することで，独自の形で意思表示をしていることや，各自のペースではあるが成長を認めること，さまざまな精神症状を呈していることに気付く．その中で，知的障害に対しても，治療的近接が必要であり可能であることを知る．また，上級医の指導のもと，実際の治療にも参画し薬物療法を含む各々の治療の位置づけを理解する．知的障害児を持つ家族の苦悩と不安についても，実際に聴取し知る．

●中級

　目安：軽度～中等度知的障害—外来主治医経験10例程度．入院主治医経験3例程度．
　　　　重度知的障害—外来主治医経験10例程度．入院主治医経験2例程度

　知的障害を，知能障害だけでなく，発達段階と適切な支援を評価したうえで診断を行うことができる．また，原因疾患や併存障害の有無にも注意を払い，それらの特性によって多様な発達経過をとることを実感している．

　軽度から中等度知的障害の人々の多くには，否定的な自己像や低い自己評価が認められ，自己評価向上を促す対応が必要なこと，また障害が軽度であるために周囲にも気づかれにくいこと，能力以上の課題設定や過剰な訓練が繰り返され，精神医学的治療を要する二次障害としての情緒的・行動的困難が生じやすいことを理解し対応している．治療については，本人が自らのハンディを理解し受け入れ，適切に周囲に支援を求めることができるよう促していくことが重要である．そのため，能力と課題を適切に評価したうえで，個別的に関わるだけでなく，支援者が介在したうえで同年代集団への参加を促し，各年代に応じた社会経験を積むことが重要となる．そのことが，肯定的人間関係の構築や意欲向上に繋がると考えるようになっている．

　より重度の知的障害の人々は，幼少期から思春期にかけて多彩な精神症状が合併することを理解している．早期から薬物療法を含む精神医学的治療を行うことが必要であるが，本人からは情報を得ることが困難であり，家族，地域とのより密な連携が必要となることを理解し実施している．また，最終的には本人の能力に応じた社会参加を促せるよう，長期的な視点を常に持ちながら，日ごろから支援することが重要であると実感している．

　早期発見，早期治療を心がけ実践したが，強度行動障害に移行する児が少なからず存在することに対し，無力感と自責の念を抱くことがある．また，強度行動障害を呈する児・者に対する入院治療を主治医として経験したことがある．

　対症療法としてさまざまな薬物療法も実践しているが，あらためてその限界を知り，実施に際してはさらに細心の注意を払うようになっている．

家族の苦悩や不安に共感を示したうえで，より適切な助言を行うよう心がけている．しかし，二次障害を呈している子どもに対しても，過剰な期待を持ち続け，医療機関を含む関係機関に無理な要求を繰り返す家族に対し，戸惑うことも経験している．

● 上級

目安：軽度～中等度知的障害—外来主治医経験25例以上．入院主治医経験5例以上．
　　　重度知的障害—外来主治医経験25例以上．入院主治医経験5例以上．
　　　（目安の症例数については他診断の併存例でも可とする）

原因疾患や併存症状を含め適切な診断が可能である．また，診断に基づき患者本人，家族，地域のニーズを把握し，必要かつ包括的な治療を多職種と連携し提供することができる．

乳幼児期における診断から，就学，学齢期以降の自立や社会適応に至る支援を理解し，知的障害の程度や年代に応じ，各機関とも適切に連携し支援を提供することができる．その際，家族や地域関係機関とも治療協働関係を結んでいる．

要請に応じ教育機関や福祉機関，行政機関とも密に連携し，時には助言を行うことも可能である．知的障害を含む障害児・者福祉における行政施策の動向に注意を払い，患者・家族に対し最新の情報を提供できるよう心がけている．また，その問題点を理解し，意見を述べることができる．

強度行動障害を含む対応困難なケースに際しても，うろたえることなくさまざまな治療や支援を組み合わせ患者と家族を支えることができる．しかし，個人での対応には限界があることを痛感し，より積極的に多職種や地域機関と協働するようになっている．

患者・家族とともに医療者自身も，納得した形でその人なりの自立を迎えることができるよう育ちあえることが必要と感じている．

◎引用文献
1）日野原重明，宮岡 等（監修）：脳とこころのプライマリケア（4），子どもの発達と行動．pp263-271，シナジー，2010
2）American Association on Mental Retardation. Mental Retardation : Definition, Classification and Systems of Supports, 10th ed. American Association on Mental Retardation, 2002〔栗田広，渡辺勧寺（訳）：知的障害 定義，分類および支援体制．第10版，日本知的障害福祉連盟，2004〕
3）齊藤万比古（総編集）：子どもの心の診療シリーズ（2），発達障害とその周辺の問題．pp46-58, 中山書店，2008
4）Kaplan HI, Benjamin JS, Grebb JA：Kaplan and Sadock's Synopsis of Psychiatry：Behavioral Sciences/Clinical Psychiatry, 9th ed. Lippincott Williams & Wilkins, Philadelphia, 2003〔井上令一，四宮滋子（監訳）：カプラン臨床精神医学テキスト—DSM-Ⅳ-TR診断基準の臨床展開．第2版，pp1248-1253，メディカル・サイエンス・インターナショナル，2004〕
5）高橋 脩：精神遅滞．精神科治療学 23（増）：139-143，2008
6）曾田千重，瀬口康昌，他：「強度行動障害を持つ重度精神遅滞児（者）の医療度判定基準」の作成と実態調査．児童青年精神医学とその近接領域 52：609-623，2011

◎推薦図書
1．齊藤万比古，生地 新（総監訳）．児童青年精神医学大事典．pp183-213，西村書店，2012
2．Rutter M, Taylor E：Child & Adolescent Psychiatry. 4th ed. 2002〔長尾圭造，宮本信也（監訳）：児童青年精神医学．pp807-821，明石書店，2007〕

（中西大介）

A 子どもの心の診療にみられる各病態

16 てんかん

疾患の要約

　てんかんとは，種々の原因により起こる脳の慢性疾患で，大脳神経細胞の突然で過剰な同期性の興奮による一過性かつ常同性発作を反復し，さまざまな臨床症状，検査所見を伴うものと定義されている[1]．13歳未満での有病率は0.5～0.9％と高く，自閉症においては25％とさらに高い[2]．てんかんは，臨床症状と脳波所見の特徴に基づき各種てんかん症候群に分類される．また遺伝素因性を特発性，中枢神経奇形，周産期障害，代謝性疾患などの基礎疾患を有するものを症候性と大別しているが，全てんかんの約60％が特発性である(図1)．さらに，発作起始部位に基づき部分発作，全般発作にさらに部分てんかんと全般てんかんに分類されている(図2，表1)[3]．これらの分類は予後と治療方針に直結しており重要である．小児てんかんには，年齢依存性の特異的てんかん症候群が存在し，その多くは予後良好で思春期までに軽快しやすい(図3)[4]．また，そのてんかん性脳波異常は，一般に多彩で顕著である．
　てんかんの薬物治療では，前述のてんかん症候群と発作型により薬剤を選択する(表2，3)．小児では，抗てんかん薬による精神・行動障害などの副作用に注意し，抗てんかん薬による治療は単剤治療を原則とする．しかし，睡眠不足や光刺激などの誘発因子を避け，十分な血中濃度を維持しても発作抑制できなければ，2剤目を追加する．3剤併用しても発作抑制できない場合には精査のうえ，ACTH療法，ケトン食療法や外科治療も考慮する[5]．
　発達障害(認知・学習や行動面の障害)では，てんかん，脳波異常を合併する頻度が高いとされている．てんかんが主たる疾患である場合には以下のことが考えられ，てんかん発症前の病歴が参考になる．①てんかん発症に関連した脳の機能障害(前頭葉てんかん，側頭葉てんかん)，②てんかん発作，発作波の影響(前頭葉てんかん，側頭葉てんかん，徐波睡眠期持続棘徐波)，③抗てんかん薬の中枢神経系副作用(フェノバルビタール，クロナゼパム，クロバザム，ゾニサミド)，てんかん発作が原因である場合には，積極的に治療を行う必要がある．

基本的治療技法

- 内科治療：A⁻（抗てんかん薬以外にACTH療法：A⁻，ケトン食療法：A⁻）
- 外科治療：A⁻〔迷走神経刺激術(VNS)：Bも含む〕

疾患理解へのチェックリスト

- [ ] てんかんの定義を知っている
- [ ] 機会性けいれんを除外できる
- [ ] てんかん症候群に分類でき，その特徴を知っている
- [ ] 小児てんかんの特徴を知っている
- [ ] 精神症状を呈するてんかんの基礎疾患を知っている
- [ ] 代表的な抗てんかん薬の適応と副作用を含めた特徴を知っている
- [ ] 抗てんかん薬の一般的な治療期間を知っている
- [ ] てんかん外科の手術適応を知っている
- [ ] 緊急時を含めた患者への生活指導ができる
- [ ] 発達障害ではてんかん，脳波異常が多いことを知っている

疾患理解のための自由ノート

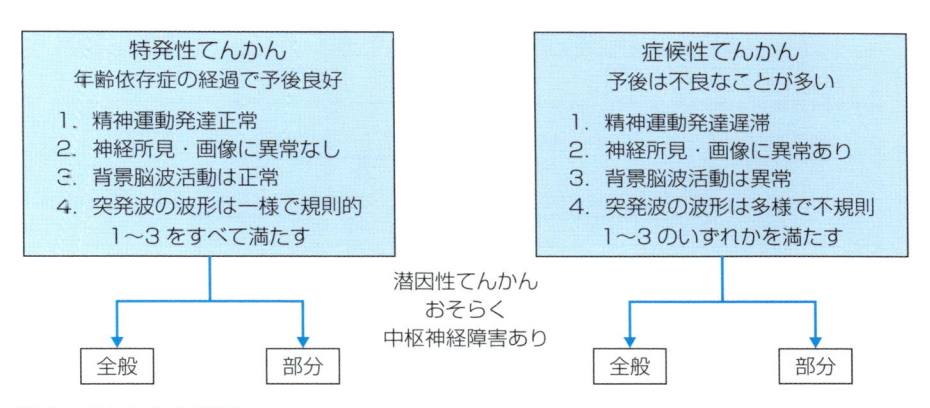

特発性てんかん
年齢依存症の経過で予後良好
1. 精神運動発達正常
2. 神経所見・画像に異常なし
3. 背景脳波活動は正常
4. 突発波の波形は一様で規則的
  1～3 をすべて満たす
  → 全般／部分

潜因性てんかん
おそらく
中枢神経障害あり

症候性てんかん
予後は不良なことが多い
1. 精神運動発達遅滞
2. 神経所見・画像に異常あり
3. 背景脳波活動は異常
4. 突発波の波形は多様で不規則
  1～3 のいずれかを満たす
  → 全般／部分

図1 てんかんの分類
〔Proposal for revised classification of epilepsies and epileptic syndrome. Commission of Classification and Terminology of the International League Against Epilepsy. Epilepsia 30(4) : 389-399, 1989 より改変して引用〕

部分発作
一側大脳半球の限局した部位からの発作発射
- 単純部分発作（意識減損はない）
- 複雑部分発作（意識減損がある）
- 部分発作から二次性に全般化

全般発作
両側大脳半球から同時に発作発射
- 欠神発作
- ミオクロニー発作
- 間代発作
- 強直発作
- 強直間代発作
- 脱力発作

分類不能

図2 てんかん発作の分類（1981年国際発作型分類）
〔日本神経学会（監修）：てんかん治療ガイドライン 2010. p5, 医学書院, 2010 より改変して転載〕

表1 てんかんおよびてんかん症候群の国際分類(1989年)

●局在関連性てんかん 　（焦点性，局所性，部分性）	→特発性 症候性 潜因性	・中心側頭部に棘波をもつ良性小児てんかん ・側頭葉てんかん
●全般性てんかん	→特発性 潜因性あるいは症候性 潜因性	・欠神発作 ・覚醒時大発作てんかん ・West症候群 ・Lennox-Gastaut症候群
●焦点性か全般性か決定できない		
●特殊症候群		

〔日本神経学会(監修)：てんかん治療ガイドライン2010．p6，医学書院，2010より改変して転載〕

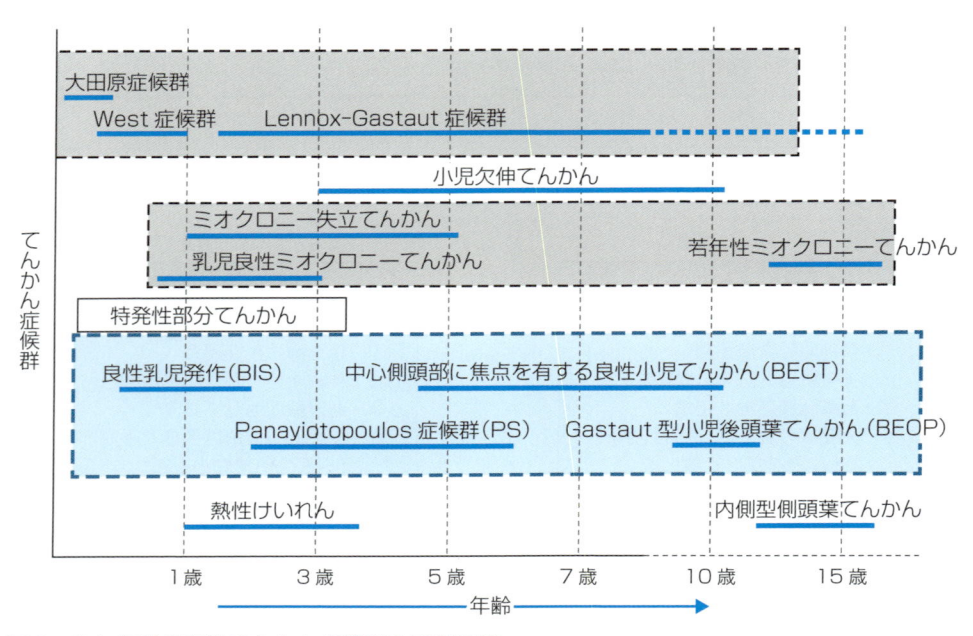

図3　主な年齢依存性てんかん症候群の好発年齢
（小国弘量：モノグラフ　臨床脳波を基礎から学ぶ人のために—てんかん発作：小児．臨床神経生理学 34：552-563, 2006の図1より引用）

表2　日本神経学会ガイドラインによる，てんかん発作型に基づく抗てんかん薬の選択

	第一選択薬	第二選択薬	その他
焦点性(部分)発作	CBZ	ZNS, CLB	PHT, PRM, PB, LTG, TPM, GBP, LEV
全般性強直間代発作	VPA	CBZ	PB, PHT
欠神発作	VPA	ESM, LTG	
ミオクロニー発作	VPA	CZP, CLB, LTG	
発作型不明	VPA	CBZ	

　わが国では，焦点性(部分)発作にはCBZが，全般発作ないし発作型不明にはVPAが，第一選択薬として挙げられている．
　CBZ：カルバマゼピン，VPA：バルプロ酸カリウム，ZNS：ゾニサミド，CLB：クロバザム，ESM：エトスクシミド，LTG：ラモトリギン，CZP：クロナゼパム，PHT：フェニトイン，PRM：プリミドン，PB：フェノバルビタール，TPM：トピラマート，GBP：ガバペンチン，LEV：レベチラセタム
〔日本神経学会(監修)：てんかん治療ガイドライン2010．pp46-48，医学書院，2010をもとに作成〕

表3 抗てんかん薬の主な副作用

一般名	副作用
カルバマゼピン(CBZ)	めまい，発疹，低 Na 血症
バルプロ酸ナトリウム(VPA)	肝機能障害，肥満，脱毛，血小板減少，高 NH_3 血症，膵炎
フェノバルビタール(PB)	眠気，多動，発疹
フェニトイン(PHT)	眼振，歯肉増生，多毛，肝機能障害
ゾニサミド(ZNS)	食欲低下，発汗低下，精神症状，発疹，腎結石
クロナゼパム(CZP)	眠気，精神活動低下，筋緊張低下，気道分泌物増加
クロバザム(CLB)	眠気，精神活動低下，筋緊張低下，気道分泌物増加
ラモトリギン(LTG)	眠気，めまい，肝機能障害，発疹
トピラマート(TPM)	眠気，認知機能低下
レベチラセタム(LEV)	傾眠，頭痛，めまい，消化器症状
ガバペンチン(GBP)	眠気，めまい，頭痛

〔山磨康子：小児期てんかんの薬物療法．日医雑誌 136(6)：1086-1092, 2007 より改変して引用〕

達成目標

●初級

指導者とともに診療する．てんかんを診断できる．

まず，てんかんの定義を理解し，その他の非てんかん性発作を除外できることが肝心である．小児では特有の非てんかん性発作があり，てんかん発作と鑑別を要する疾患は多岐にわたる．てんかんの定義より電解質異常や中枢神経感染症による一過性の急性けいれん性疾患は除外される．失神発作は，鑑別を要する疾患のなかでも多く，小児期においては起立性調節障害，QT 延長症候群，息止め発作も鑑別する必要がある．また，もやもや病や片麻痺性片頭痛の脱力発作にも注意する．その他にはチック，入眠時ミオクローヌス，発作性運動誘発性ジスキネジアなどの不随意運動，精神発作，睡眠障害のなかでは夜驚症，夢中歩行が鑑別となる．これらの鑑別およびてんかん症候群を分類するためも，詳細な問診(家族歴，既往歴，誘因，前兆，発作中・後の状況，持続時間)に加えて，脳波，画像検査，神経心理学検査などが必要である[6]．

●中級

目安：1人で判断し，そのうえで指導者に相談する．てんかん症候群分類ができる．

詳細な問診を聴取し，てんかん症候群に分類することができて治療へとつながる．小児期のてんかん症候群には発達に伴う年齢依存性があり，てんかん症候群の分類に有用である．Panayiotopoulos 症候群，中心側頭部に焦点を有する良性小児てんかん，小児欠神てんかん，熱性けいれんプラス，若年性ミオクロニーてんかんなどの特発性てんかんは頻度が高く，よく遭遇するので精通しておく必要がある．思春期前発症の特発性てんかんは予後良好といわれているが，知的障害や発達障害の合併例では非典型的で発作頻度が多く，注意が必要である．部分発作では，発作起始時から進展する症状・徴候を脳の機能局在とあわせて，

てんかん焦点部位を推定できる．てんかん発作の他に精神症状を呈する場合には腫瘍性側頭葉てんかんや視床下部過誤腫，Landau-Kleffner症候群を，ミオクロニー発作では代謝変性疾患の鑑別が重要である[4]．

●上級

目安：ある程度1人で診療する．てんかんの治療ができる．コントロールが不良な場合には適切な専門施設に紹介できる．

　最終的には生活指導を含めた適切な治療ができることが目標である．てんかんの薬物療法では，欠神てんかんを除いて2回目以降の発作から投薬を開始したほうがよい．てんかん診断の不確実性による不利益が考慮されること，初回発作後の再発率は高くなく，2回目以降治療開始しても発作抑制率は変わらないことが理由である．発作型から適切な抗てんかん薬を選択し，全般発作か部分発作か不明な場合はバルプロ酸ナトリウムを投与してよい．投与中の抗てんかん薬の副作用は必ず把握し，血中濃度，一般検査を最低半年ごとに行う．中止の基準は以下のとおりである．①発作消失後2〜4年経過，②てんかん性脳波異常の消失（ローランド発射を除く），③神経学的異常なし，④再発率の高いてんかん症候群でない，⑤家族，本人の同意．生活指導としては，睡眠不足を避け規則正しい生活を行い，1人での水泳や入浴は禁止する．また，緊急時の搬送先についてもあらかじめ決定しておく．

◎引用文献
1）日本神経学会（監修）：てんかん治療ガイドライン2010．p5，医学書院，2010
2）Hara H：Autism and epilepsy：a retrospective follow-up study. Brain Dev 29：489-490, 2007
3）Browne TR, Holmes GL（著），松浦雅人（訳）：てんかんハンドブック．メディカル・サイエンス・インターナショナル，2004
4）小国弘量：てんかん発作：小児モノグラフ臨床脳波を基礎から学ぶ人のために．日本臨床神経生理学会，2008
5）藤原健樹，高橋幸利：小児てんかん診療マニュアル．診断と治療社，2010
6）Kaplan PW, Fisher RS（著），吉野相英，立澤賢孝（訳）：てんかん鑑別診断学．医学書院，2010

◎推薦図書
1．Roger J, Breau M, Dravet C, et al：Epileptic Syndromes in Infancy, Childhood and Adolescence, 4th Revised. John Libbey Eurotext, 2005
2．Aicardi J：Epilepsy in Children（the international review of child neurology），2nd ed. Raven Press, 1994

〔塩田睦記・小国弘量〕

B 子どもの心の診療特有の問題

1 子ども虐待

要約

　児童相談所に寄せられる子ども虐待相談件数は2010年度には55,000件を超え，20年前の50倍，10年前の3倍以上に達し，市町村で扱った相談約55,000件を合わせ，約1割が重複という報告を踏まえると，1年間に約10万人の子どもが虐待によって保健福祉機関に相談されているという結果となっている．一方，子どもの頃受けた虐待体験が，境界性パーソナリティ障害，反社会性パーソナリティ障害，解離性障害，食行動障害，物質依存などの精神障害の危険因子であることはよく知られている．小児期でも，ADHD様症状，解離症状，反抗や反社会的行動などがみられることが多い．子ども虐待が精神障害の危険因子となる背景には，乳幼児期からの（あるいは妊娠期からの）不適切な養育によるアタッチメントの歪みと恐怖体験によるトラウマが複合し，安全でなく常に警戒する状態が続き，結果として感情の自己調節障害や自己の連続性の障害を主体とする自己感の障害が生じる．
　米国では「小児の複雑性トラウマ」「発達性トラウマ障害」などの障害名の提案もなされているが，DSMなどには採用はされていない．加えて，これらの発達上の問題は育て難さにつながり，親子・家族の関係に影響し，虐待のエスカレートにもつながり，さらに悪循環を起こしていく．危険因子としての虐待への早期発見・早期介入は将来の精神障害の予防にあたるのみならず，被害の悪化を防ぎ，他者への加害への連鎖を防ぐことにもなる．
　子ども虐待は一般に，身体への暴力が加えられる身体的虐待，子どもにとって必要なケアが与えられないネグレクト，年齢不相応な性的刺激を受ける性的虐待，心理的圧迫や必要な心理的対応がなされない心理的虐待（家庭内暴力の目撃を含む）に分類されるが，重複することが多い．子どもが何らかの虐待を受けている可能性があるときには「児童虐待の防止等に関する法律」に基づき，児童相談所もしくは市町村福祉事務所に通告し，地域保健・福祉・教育と連携して子どもを守り，家族を支援して虐待を防ぐ手立てをとる．子どもの心の診療医としては子どもの精神医学的評価，親の養育能力の評価，家族の関係性の評価などを行い，それに基づいて，子どもの治療，親子関係治療，家族支援などを行うが，常に地域と連携して総合的な支援計画の一部として行う必要がある．
　子どもの安全を守るために親子分離が行われる際も，子どもへの生活内でのケアを中心として親への支援，子どもの治療（認知行動療法，遊戯療法など），子どもと代替親の関係性への支援などを行い，子どものアタッチメント形成支援，トラウマからの回復支援を行う役目

を負う．また，子ども虐待はできるだけ予防したいものであり，妊娠中の家族の問題や妊婦の精神的問題を早期に発見して対応したり，新生児期や乳児期早期の養育支援も重要である．さらに，子ども虐待への対応はストレスの多いものであり，支援者への支援も重要な役割の1つである．

問題理解へのチェックリスト

- ☐ 子ども虐待（不適切な養育）の種類とその特徴に関する知識がある
- ☐ 子ども虐待がもたらす精神的な危険に関する知識がある
- ☐ 子ども虐待を疑うための不自然な傷，不自然な説明，不自然な言動などの「不自然さ」に関する知識がある
- ☐ 子ども虐待に至る親・家族・子どもの危険因子に関する知識がある
- ☐ 虐待を受けた子どもの特徴に関しての知識がある
- ☐ 子ども虐待を疑ったときの対応に関する知識がある
- ☐ 児童虐待防止等に関する法律および児童福祉法に関しての知識がある
- ☐ 乳幼児期のアタッチメントの問題およびトラウマに関しての評価に関する知識がある
- ☐ 学童期および思春期の行動の問題を評価するための知識に虐待を受けた可能性を含めることができる
- ☐ 福祉・保健・教育・警察・司法との連携の重要性を知っており，連携において子どもや家族の精神医学的状態を説明する方法を知っている
- ☐ 子ども虐待に至る親・家族へ支援に関しての知識がある
- ☐ アタッチメントに焦点づけられた親子治療，子どものトラウマ治療，環境療法に関する知識がある

問題理解のための自由ノート

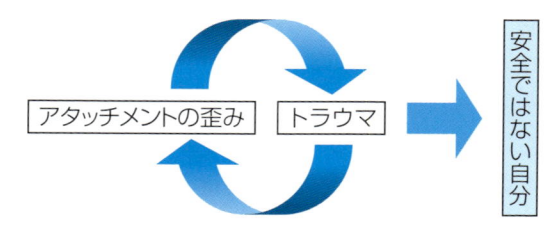

図1 アタッチメント形成不全とトラウマの悪循環
アタッチメント形成不全は心の傷（トラウマ）を生じやすくさせ，トラウマ体験はアタッチメント形成を阻害するという悪循環があり，結果として「安全ではない自分」が生じる．

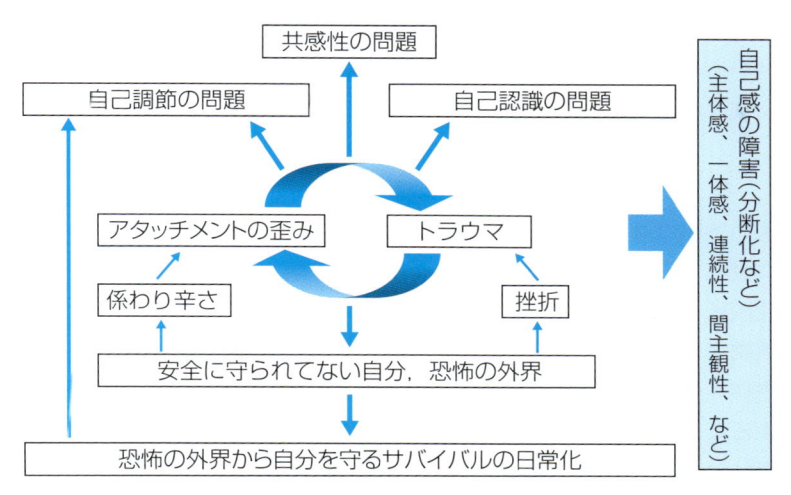

図2 アタッチメント形成不全とトラウマの悪循環から生じる問題
アタッチメント形成不全とトラウマの悪循環を起こしつつ発達することで，自己の統合感の発達が阻害され，自己感の障害に連なる．

達成目標

●初級
- 子ども虐待の種類を述べることができる．
- 子ども虐待の通告先を知っている．
- 子ども虐待を疑うことができ，それを上級医に報告することができる．
- 子どもの行動の問題などでは常に子ども虐待の可能性を考えて面接することができる．
- 子どもの妊娠歴，発達歴，家族歴を聴取する際に子ども虐待も念頭に置き，親の被虐待歴，妊娠中の問題(望まれない妊娠，妊婦健診など)，出生後の親子関係などを聴取することができる．
- 地域との連携会議に上級医とともに出席し，子どもの所見を述べることができる．

●中級
- 子ども虐待を疑って通告することができる．
- 子どもや親に，誘導とならない形で虐待の可能性を確かめる面接を行うことができる．
- 虐待の可能性を踏まえて子どもの評価，親の評価，家族の評価ができる．
- 虐待の背景となっている親の病理や家族の病理を見立てることができる．
- 親に対する告知をすることができる．
- 地域との連携の会議で子ども・親・家族関係に関する精神医学的所見，見立て，見通しを述べることができる．
- 児童虐待防止等に関する法律および児童福祉法による虐待対応を知っている．
- アタッチメントに焦点づけられた親子治療や子どものトラウマ治療に関しての知識があり，その必要性を判断することができる．

- 虐待によると考えられる解離症状，感情調節の問題，行動の問題，依存の問題などの精神症状の所見を取り，見立てることができる．
- 親や家族への簡単な支援を行うことができる．

● **上級**
- 子ども虐待への対応を指導することができる．
- 司法に役立てるための事実聴き取り面接ができる．
- 児童相談所や司法に向けて，意見書などの文書を作成することができる．
- 地域連携での議論をリードすることができる．
- 性的虐待への対応，代理ミュンヒハウゼン症候群への対応，医療ネグレクトへの初期対応をすることができる．
- 乳幼児に対するアタッチメントに焦点づけられた親子治療やトラウマ治療を行うことができる．
- 学童期以降の子どもの虐待による行動の障害，解離性障害，素行障害などへの治療を行うことができる．
- 親や家族への総合的支援を組み立てることができる．
- 児童福祉施設（乳児院，児童養護施設，母子生活支援施設，児童自立支援施設など）で，虐待による精神的問題に対するスーパービジョンを行うことができる．

◎ **推薦図書**
1. 庄司順一，奥山眞紀子，久保田まり（編）：アタッチメント―子ども虐待・トラウマ・対象喪失・社会的養護をめぐって．明石書店，2008
2. 日本子ども家庭総合研究所（編）：子ども虐待対応の手引き．有斐閣，2009
3. Fonagy P, Gergely G, Jurist E, et al：Affect Regulation, Mentalization, and the Development of the Self. Other Press, New York, 2002
4. Stern DN：The Interpersonal World of the Infant. A View from Psychoanalysis and Developmental Psychology. Basic Books, New York, 1985
5. Bowlby J（著），二木 武（監訳）：母と子のアタッチメント―こころの安全基地．医歯薬出版，1993
6. Friedrich W：An Integrated Model of Psychotherapy for Abused Children. In：Myers JEB, Berliner L, Briere J, et al（ed）：The APSAC Handbook on Child Maltreatment, 2nd ed. pp141-157, Sage Publications, Thousand Oaks, 2002
7. Gil E：The Healing Power of Play：Working with Abused Children. Guilford Press, New York, 1991
8. Cohen JA, Mannarino AP, Deblinger E：Treating Trauma and Traumatic Grief in Children and Adolescents. Guilford Press, New York, 2006
9. Jenny C（ed）：Child Abuse and Neglect；Diagnosis, Treatment, and Evidence. Elsevier, 2011
10. Kolko D, Swenson CC：Assessing and Treating Physically Abused Children and Their Families ―A Cognitive-Behavioral Approach. Sage Publications, Thousand Oaks, 2002
11. Pearce JW, Pezzot-Pearce TD：Psychotherapy of Abused and Neglected Children, 2nd ed. Guilford Press, New York, 2007
12. Solomon J, George C：Attachment Disorganization. Guilford Press, New York, 1999
13. Reece RM（編），郭麗月（訳）：虐待された子どもへの治療．明石書店，2005

〔奥山眞紀子〕

B 子どもの心の診療特有の問題

2 不登校・ひきこもり

要約

　文部科学省は，不登校を「何らかの心理的，情緒的，身体的，あるいは社会的要因・背景により，児童生徒が登校しないあるいはしたくともできない状況にあること(ただし，病気や経済的理由による者を除く)」と定義している．文部科学省「平成21年度児童生徒の問題行動等生徒指導上の諸問題に関する調査」によれば，小学校における2009(平成21)年度の不登校児童は22,327人で，全児童数の0.32％に相当する．また，中学校では100,105人(2.77％)，高等学校では51,726人(1.55％)が不登校の状態にある．

　また，ひきこもりについては，厚生労働省による「ひきこもりの評価・支援に関するガイドライン」[1]において，「様々な要因の結果として社会的参加(義務教育を含む就学，非常勤職を含む就労，家庭外での交遊など)を回避し，原則的には6ヵ月以上にわたって概ね家庭にとどまり続けている状態(他者と交わらない形での外出をしていてもよい)を指す現象概念である．」と定義され，「なお，ひきこもりは原則として統合失調症の陽性あるいは陰性症状に基づくひきこもり状態とは一線を画した非精神病性の現象とするが，実際には確定診断がなされる前の統合失調症が含まれている可能性は低くないことに留意すべきである．」というただし書きが付記されている．

　ひきこもりに関する疫学調査としては，厚生労働省による上記ガイドラインにおいては，約26万世帯に20歳以上49歳以下で現在ひきこもり状態の人がいるという推計値を採用している．内閣府による調査では，15歳以上39歳以下の人口のうち，「ふだんは家にいるが，近所のコンビニなどには出かける」という「狭義のひきこもり」が23.6万人，「ふだんは家にいるが，自分の趣味に関する用事のときだけ外出する」という「広義のひきこもり」が約69.6万人という推計値が示されている．

　不登校・ひきこもりの背景要因(図1)としては，第一に，生物的基盤の明確な精神疾患や発達障害などの生物学的要因が考えられる．第二に，不安感，恐怖感，自己愛的な傷つきなどの心理的要因が考えられる．回避・ひきこもりを防衛機制としてとらえることもできる．そして第三に，友人関係や教師との関係，家族状況などの社会的要因が考えられる．青年期のひきこもりに関しては，若者の雇用状況などの経済・社会状況などが関連している場合もある．これらの諸要因のうちある特定の要因の影響が強い場合と，いくつかの要因が関連し合っている場合がある．

　文部科学省は，「不登校に関する実態調査(平成5年度不登校生徒追跡調査)」において，不登校生徒の中学校を卒業した人の約5年後の状況などを調査しており，就学・就労ともにしていない者が約2割であったことが示されている．また，青年期のひきこもりケースの半数程度には過去に不登校歴があり，不登校と青年期のひきこもり問題には一定の関連がある．

問題理解へのチェックリスト

- ☐ 不登校・ひきこもりの背景要因には，生物的要因，心理的要因，社会的要因があることを知っている
- ☐ 生物的，心理的，社会的要因が相互に関連し合う場合があることを理解している
- ☐ 不登校・ひきこもりには，不安障害，気分障害，統合失調症，パーソナリティ障害，広汎性発達障害，知的障害など多様な精神医学的問題が関与している場合があることを理解している[2]
- ☐ パーソナリティ特性や外界への適応様式の特徴をアセスメントできる
- ☐ 発達障害ないし発達特性をアセスメントできる
- ☐ 子ども・青年の気分障害や不安障害をアセスメントできる
- ☐ 不登校・ひきこもりに関連する家族状況や家族機能をアセスメントできる
- ☐ 包括的なアセスメントに基づいて実効性のある治療計画を立案できる
- ☐ 本人が受診・来談しないケースにおける家族相談の目的や進め方を理解している[3,4]
- ☐ 著しいこだわりや執着，家庭内暴力，近隣への攻撃的言動などがみられるケースへの危機介入の必要性とタイミング，具体的な方法を検討できる
- ☐ 著しいこだわりや執着，家庭内暴力，近隣への攻撃的言動などがみられるケースの入院治療をマネジメントできる

問題理解のための自由ノート

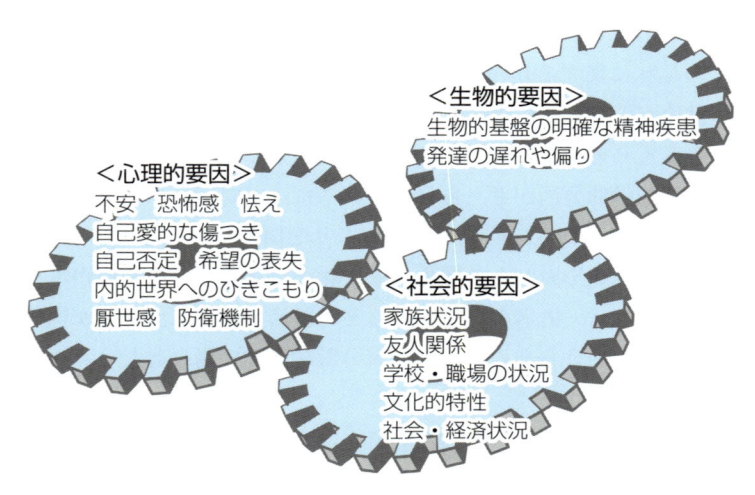

図1 不登校・ひきこもりの背景要因

＜生物的要因＞
生物的基盤の明確な精神疾患
発達の遅れや偏り

＜心理的要因＞
不安　恐怖感　怯え
自己愛的な傷つき
自己否定　希望の喪失
内的世界へのひきこもり
厭世感　防衛機制

＜社会的要因＞
家族状況
友人関係
学校・職場の状況
文化的特性
社会・経済状況

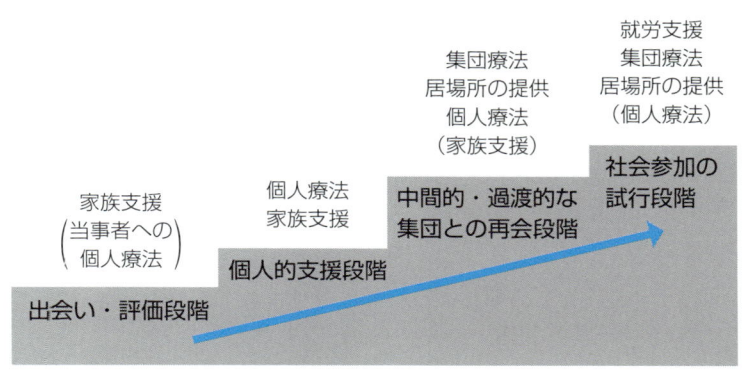

図2 ひきこもり支援の諸段階
（厚生労働省：ひきこもりの評価・支援に関するガイドライン．2010 より引用）

達成目標

● 初級

　不登校・ひきこもりの原因や背景要因について自分なりのイメージを持っており，それに当てはめてケースをみている．不登校の子どもやひきこもり状態の青年の辛さに共感することができるし，特に年齢が若い医師は本人とよい関係を築くことができるが，本人に強く感情移入しやすい．一方，学校や家族の問題点に注目する傾向があり，家族の機能不全や本人への共感性の低さが気になり，批判的な感情を抱きやすい．問題がすみやかに改善するケースを経験して自信をつけたが，問題が長期化してくるケースでは焦りを感じ，どのように対応したらよいかわからなくなる．本人が受診・来談しないケースの家族相談についても，まだ明確な方法論を見出せない．

● 中級

　自分なりのイメージや経験則ではなく，個々のケースについて不登校やひきこもりの背景要因を明らかにしようという姿勢を身につけ始めている．家族よりは本人との面接が得意だが，家族に批判的な感情を抱くことは少なくなってきた．本人に過剰適応の傾向がある場合などは，面接がうまく進んでいるように感じられても簡単に問題が解決しない場合があることを理解しており，「自分の力で治す」という姿勢だけでなく，本人や家族と相談しながら治療を進めるような臨床感覚を持ち始めている．また，青年期ケースについては，就労支援のシステムや障害福祉サービスと連携できるようになった．

　個人精神療法や集団精神療法，家族療法などを勉強する必要性を感じ，特定の治療技法に関心を持ち始めている．入院治療においては病棟内の対人関係に注目し，本人のパーソナリティや発達特性，適応様式をアセスメントすることを身につけ始めている．

● 上級

　生物的，心理的，社会的要因の関連を包括的にアセスメントできるようになっている．本人の精神医学的背景に応じた不登校・ひきこもりのメカニズムを把握できるようになり，

個々のケースに応じた治療計画を立案ができるようになっている．また，本人と同時に家族や学校とも良好な関係を築き，本人を取り巻く環境を円滑に調整できるようになった．

　ある程度，治療の見通しを持つことができるようになっており，再登校やひきこもり状態の改善を急ぐだけでなく，もう少し中長期的な視点を持つことができる．問題の解決に時間がかかっている場合でも，治療経過のなかで新たに理解できたことを蓄積する姿勢を身につけており，本人が成長している点や家族の持つよい面に気づき，そのことを本人や家族に伝えることができる．パーソナリティ障害圏の青年期ケースでは手強い治療の行き詰まりを経験し，そのメカニズムや介入の方法について検討できるようになっている．

◎引用文献
1) 厚生労働省：ひきこもりの評価・支援に関するガイドライン．2010〔http://www.mhlw.go.jp/stf/houdou/2r98520000006i6f.html〕
2) Kondo N, Sakai M, Kuroda Y, et al：General condition of hikikomori(prolonged social withdrawal)in Japan：Psychiatric diagnosis and outcome in the mental health welfare center. International Journal of Social Psychiatry(now printing)
3) 小倉　清，下坂幸三，皆川邦直，他：受診しない思春期・青年期患者と親への対応．思春期青年期精神医学 3：1-47, 1993
4) 近藤直司：ひきこもりケースの家族面接―本人に会える以前の家族支援について．精神療法 37：706-710, 2011

◎推薦図書
1．齊藤万比古(編著)：発達障害が引き起こす不登校のケアとサポート．学研，2011
2．齊藤万比古(編)：不登校対応ガイドブック．中山書店，2007
3．門眞一郎，高岡　健，滝川一廣：不登校を解く．ミネルヴァ書房，1998
4．松本英夫，傳田健三(責任編集)：子どもの不安障害と抑うつ．中山書店，2010
5．笠原敏彦：対人恐怖と社会不安障害．金剛出版，2005
6．狩野力八郎，近藤直司(編)：青年のひきこもり．岩崎学術出版社，2000
7．近藤直司(編著)：ひきこもりケースの家族援助―相談・治療・予防．金剛出版，2001

〔近藤直司〕

B 子どもの心の診療特有の問題

3 周産期関連の問題とその後の発達

要約

近年の周産期医学の進歩と社会情勢の変化により，わが国の低出生体重児(出生体重2,500g未満)の出生数は全出生数の9.6％を占めるまでに増加している(2010年)．なかでも極低出生体重児(出生体重1,500g未満)は漸増傾向を示し，救命率は超低出生体重児(出生体重1,000g未満)であっても8割を超えている[1]．救命された児の主な後障害は脳性麻痺・視力障害・聴力障害・発達遅滞と考えられるが，このいずれかを有する極低出生体重児の頻度は20％前後であり，過去15年間では発達遅滞が増加傾向である[2]．

しかしながら周産期分野における低出生体重児のフォローアップ体制はいまだ全国規模では整備されておらず，さらに里帰り分娩や母体搬送などの要因も加わって，ハイリスク児であっても必ずしも出生した周産期センターあるいは専門医できちんとフォローされているとは限らないというのが現状である[3]．したがって児童精神科を受診する低出生体重児も，NICU退院後のフォローアップ状況はさまざまであることを記憶されたい．

早産児の発育・発達を考える際は，原則的にすべて「修正月齢(予定日から数えた月齢)相当かどうか」で判断する．在胎週数が小さいほど暦月齢(出生日から数えた月齢)との差が大きいので注意を要する．何歳まで修正月齢を使って評価するかという厳密な規定はなく，おおむね就学前までが目安となっているが，上述のように在胎週数が極端に小さく(26週未満)暦月齢との開きが大きい場合，実際には就学前(6歳)健診でも暦月齢に追いついているとはいい難い場合があり，特に早産のためにいわゆる早生まれ(1～3月出生)になって本来より1つ上の学年に就学しなければならないケースでは深刻な問題となる．

低出生体重児の成長過程で起こる問題のうち児童精神科で関わる可能性の高いものは，発達障害と虐待と思われる．発達障害の発生頻度は一般人口に比し低出生体重児で高率であるといわれているが[4]，わが国では上述のフォロー体制の問題もあってpopulation basedの長期予後データがなく正確な頻度や重症度は不明である．また虐待については，そのリスク因子がすべてNICU入院のリスク因子と一致する点から考えても，低出生体重児は虐待ハイリスク群である．特に周産期に特有の問題として多胎があるが，多胎児の約半数が低出生体重児であること，児の数が多いため育児負担が増大すること，児の間に体重差がある場合小さいほうの児の育てにくさが強調されることなどが虐待のリスクとして挙げられる．

今後も低出生体重児は増加し，周産期に何らかのトラブルのあった児が幼児期以降に児童精神科を受診する率は上昇するものと推測される．周産期関連科(産科，NICU，小児科)と児童精神科のさらなる連携が必要である．

問題理解のための自由ノート

在胎週数による分類

週　0 1 2 3 …… 11 12 13 14 …… 20 21 22 23 …… 35 36 37 38 39 40

- 最終月経第1日目
- 受精
- 流産
- 妊娠中絶の適用範囲
- （死産扱い）
- 体重500 g相当
- 早期産
- 正期産
- 分娩予定日

出生体重による分類

低出生体重児（LBW）　→　出生体重 2,500 g 未満の児
極低出生体重児（VLBW）　→　出生体重 1,500 g 未満の児
超低出生体重児（ELBW）　→　出生体重 1,000 g 未満の児

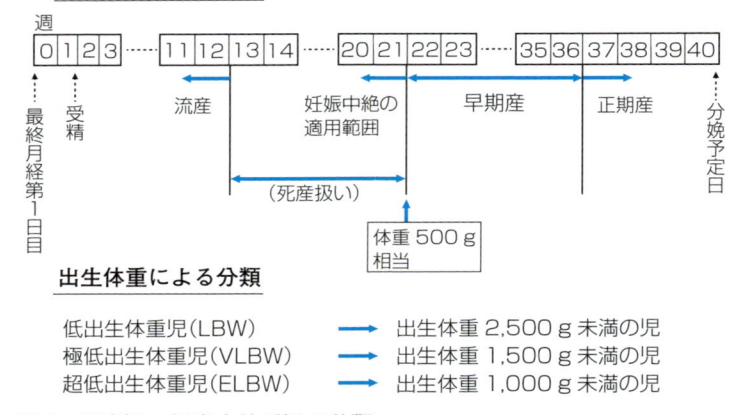

図1　早産児・低出生体重児の分類

修正月齢の数え方

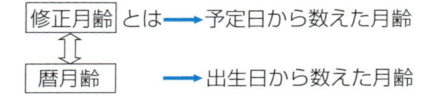

修正月齢 とは → 予定日から数えた月齢
⇕
暦月齢 → 出生日から数えた月齢

例えば 2008年10月24日に　在胎週数23週2日で出生した児
↓
この日が23週2日ということは
予定日＝40週0日＝2009年2月18日
↓
本日　2011年1月11日は　暦月齢では　2歳　2か月18日
　　　　　　　　　　　　　　　　修正月齢では1歳10か月24日

図2　修正月齢（年齢）の考え方

達成目標

●初級

　問診のなかで，患者の周産期のバックグラウンドについて正しい情報を得る．用語やシステムについて理解できない部分は，適切な書物や情報源で確認することができるが，地域や個々のケースで周産期医療レベルやフォロー状況の違いがあることは深く考慮しない．修正月齢という概念は理解し自ら計算もできるが，患者の評価場面での臨床的な活用についてはおぼつかず，一応暦月齢と両方を併記するのみ．暦月齢と修正月齢の間にかなりの差が生じていても，そのために患者の実際の生活の場でトラブルが起こるかもしれないという意識は乏しい．周産期に起因する身体的合併症について，教科書的な理解はある．周産期サイドの

問題理解へのチェックリスト

- ☐ 図1に出てくるような基本的用語，分類を理解している
- ☐ 修正月齢の意味を理解し，自分で計算できる
- ☐ 暦月齢で評価した場合とのズレを念頭に置いたうえで，患者の発育・発達を修正月齢で評価できる
- ☐ 周産期に特有の医療システム（里帰り分娩，総合または地域周産期センター，母体搬送など）について，用語と概要を知っている
- ☐ 患者が児童精神科を受診するまでの発育・発達やフォローアップの状況については，一様でないことを知っている
- ☐ 低出生体重児には，発達障害や虐待の頻度が高いことを知っている

主治医から紹介依頼があった場合に一通りの対応はできるが，相手方にどう返したらいいのか，実務的なところはよくわからない．

● 中級

暦年齢に比べた患者の体格や態度にやや違和感を覚え，問診で周産期の問題について確認する．周産期関係の用語やシステムについてはいちいち何かを見なくてもほぼ理解できるが，地域ごと，あるいは症例ごとの特殊な状況についての経験はまだ少ない．極端に在胎週数が少ないケースでは常に修正月齢を念頭に置いて診察しなければならないことは意識しているが時折混乱し，しばしば確認を要する．診察や家族への説明時にも同様．集団生活においては暦月齢で対応しなければならないので，修正月齢とかなりのギャップが生じる点は承知しているが，そのために起こりうるトラブルを具体的に予測することは困難（特に早生まれで学年が繰り上がってしまうケース）．周産期に起因する身体的合併症について一定の理解があり，必要に応じてそちらの主治医とも連携が取れ，周産期サイドの主治医から紹介依頼があった場合にも対応はできるが，相手方のニーズや児童精神科に関する知識の程度にまで配慮した対応は不可能．

● 上級

暦年齢と比べた体格や態度の落差から，問診前に低出生体重児である可能性を推察する．周産期システムの地域差や，症例ごとの退院後フォローの違いについても配慮した問診がとれる．極端に在胎週数が少ないケースでは常に修正月齢を念頭に置いて診察することができ，患者家族に対しても，暦月齢と修正月齢，両方の面からの評価をスムーズに伝える．しかし集団生活においては暦月齢で対応しなければならないので，その点に関する問題点や起こりうるトラブルについても予測でき，患者の入っている集団の特性を確認したうえで，その予測と対応を患者や家族に説明する．児童精神科領域の問題だけでなく周産期に起因する身体的合併症についても一定の理解があり，必要に応じてそちらの主治医とも連携が取れる．周産期サイドの主治医から紹介依頼があった場合，相手方のニーズや児童精神科に関す

る知識の程度を考慮した情報のやりとりができる.

◎引用文献
1) 日本小児科学会新生児委員会新生児医療調査小委員会(堀内　勁,猪谷泰史,大野　勉,他):わが国の主要医療施設におけるハイリスク新生児医療の現状(2001年1月)と新生児期死亡率(2000年1～12月).日児誌 106:603-613,2002
2) 河野由美:分担研究報告書 周産期母子医療ネットワーク極低出生体重児の3歳時予後:1. 2003年～2005年の予後の推移.H22厚科成育疾患克服等次世代育成基盤研究　新生児集中治療ネット藤村班:厚生労働科学研究費補助金(成育疾患克服等次世代育成基盤研究事業)重症新生児のアウトカム改善に関する多施設共同研究　平成22年度 総括・分担研究報告書. pp45-55, 2011
3) 河野由美:分担研究報告書 総合周産期母子医療センターにおけるフォローアップ体制の整備.H22厚科成育疾患克服等次世代育成基盤研究　新生児集中治療ネット藤村班:厚生労働科学研究費補助金(成育疾患克服等次世代育成基盤研究事業)重症新生児のアウトカム改善に関する多施設共同研究　平成22年度 総括・分担研究報告書. pp44-48, 2011
4) 金澤忠博,安田　純,北村真知子,他:超低出生体重児の精神発達予後と評価─軽度発達障害を中心に.周産期医学 37:485-487, 2007

◎推薦図書
1. 仁志田博司:新生児学入門. 第4版, 医学書院, 2012
2. 厚生労働科学研究「周産期ネットワーク:フォローアップ研究」班:ハイリスク児のフォローアップマニュアル. メジカルビュー社, 2007
3. 周産期医学編集委員会(編):特集　How to Follow-up Q&A─フォローアップのコツすべて教えます.周産期医学 41(10), 2011
4. Nosarti C, Murray RM, Hack M(ed):Neurodevelopmental Outcomes of Preterm Birth. Cambridge University Press, 2010

〈石井のぞみ〉

B 子どもの心の診療特有の問題

4 自傷行為

要約

a. 広義の自傷行為の類型

　広義における自傷行為は以下の3つに分類される[1]．第一に，重症型自傷であり，精神病性障害における幻覚，妄想の影響下で行われる，重篤でグロテスクな様式をとる自己身体損傷である．第二に，常同型自傷であり，これは，精神遅滞，発達障害，さまざまな先天性の脳器質性疾患で観察される常同的で単調な自傷である．そして最後に，表層型/中等度自傷であり，身体表層に非致死的な損傷を加えるものである．

　なお，表層型/中等度自傷には，さらに強迫性自傷と衝動性自傷という下位分類がある．強迫性自傷には，抜毛や爪かみなどがあり，先行する怒りなどを自覚しないまま，儀式的に日に数十～数百回反復されるのが特徴である．一方，衝動性自傷は，境界性パーソナリティ障害や摂食障害などに認められることが多い．一般に自傷行為といった場合には，この表層型／中等度・衝動性自傷を指す．

b. 自傷行為の定義と他の自己破壊的行動との関係

　自傷行為とは，自殺以外の意図から非致死性の予測（「この程度であれば死なないであろう」という予測）をもって，故意に身体表面に直接的かつ即時的に軽度の損傷を加える行為である[2]．リストカットなどの自己切傷はその典型であるが，ほかにも，鋭利なもので皮膚を突き刺す，やけどをさせる，家具や壁に身体の一部を打ちつけるなどの行為がある．

　なお，過量服薬については，欧州の研究者[3]はこれを自傷行為に含める傾向がある．一方，米国の研究者[2]は，過量服薬の場合には非致死性の予測が十分とはいえないという理由から除外しており，拒食や過食・嘔吐，物質乱用についても，健康被害の発現に時間的遅延がある間接的な身体損傷であることから，自傷行為には含めていない．

　ただし，精神科通院中の自傷患者の6～7割に過量服薬の経験があり[4]，食行動異常や物質乱用を併存する自傷患者も多く[5]，これらの間接的身体損傷と自己切傷とは密接な関連がある．また，顕著な食行動異常を呈する自傷患者は，3年以内における深刻な自殺行動のリスクが高い[6]．

c. 自傷行為の意図

　自傷行為の意図として最も多いのは，怒り，恥辱感，孤立感，不安・緊張などの不快感情を緩和することであり[1,2]，その点で自傷行為は孤独な対処法といえる．操作的，演技的な自傷行為は，援助者が思い込んでいるほどは多くない．実際，自傷行為の9割以上は誰もい

ないところで行われ，しかもその後に誰にも告白されないという指摘もある[3, 7]．もちろん，操作的・演技的の自傷行為もあるが，その多くは，自傷行為の発覚を契機として，それが他者に対して持つ「パワー」を学習して，二次的に発症する．

解離症状に拮抗するために自傷行為に及ぶ者もいる[1, 7]．自傷行為によって繰り返し身体的疼痛を加えることで現実感を取り戻すわけである．その一方で，解離状態のなかで自傷行為におよび，後に健忘を残す者もいる．解離を背景としている，あるいは痛みを欠く自傷行為は高度な反復性を持ち，自己制御を失いやすい[8, 9]．

なお，自殺の意図から，致死性の予測（「このくらいやれば死ねるはず」という予測）のもとに行った自傷行為は，たとえその身体損傷がいかに軽症であっても，自殺企図と理解すべきである[2]．また，自殺以外の意図に基づく自傷行為では，それとは別に自殺念慮が存在することもある．その場合，自傷行為はしばしば「自殺したい気持ち」を緩和する目的で行われ，行為自体は自殺企図にはあたらないものの，自殺の危険が切迫していると判断すべきである[1]．

d. 病因・背景

自傷行為を繰り返す者の臨床的特徴自傷行為を繰り返す者のなかには，周囲から存在を否定され，安心して自分の気持ちを表現できない環境に生育してきた者が少なくない．それは，さまざまな虐待やネグレクトはもとより，家族内の暴力・暴言，学校でのいじめ，兄弟間の差別や親からの過干渉や価値観の押しつけなど，さまざまな形をとっている．実際，精神科通院中の自傷患者の67％が幼少期に深刻な虐待やネグレクトを受けた既往がある，という報告がある[4]．

こうした過酷な生育環境は，子どもに「自分はいらない子ども，余計な存在である」と思い込みを植えつけ，援助希求能力を低下させる．自傷行為自体，人に助けを求めずに不快感情を軽減するという点で，彼らの援助希求能力の乏しさを反映している[3]．

e. 疫学

首都圏12校の中学校・高校の生徒2,974名では男子7.5％，女子12.1％であった[10]．欧州7か国が共同して行った調査では，各国ともにおおむね男子の3〜5％，女子の10〜17％が自傷行為の生涯経験率であることが明らかにされている[3]．

なお，一般の中高生で自傷行為の経験のある者は，早くより飲酒や喫煙といった精神作用物質の使用を経験している[10]．

f. 予後・経過

自傷行為は，12〜13歳頃より始まる者が最も多く[11]，一部の者は自傷行為を反復する過程でエスカレートさせ，過量服薬や他の方法による自殺行動を併発する（図1，2）．自傷行為は，短期的には自殺とは峻別される行動であるが，長期的には自殺を予測する重要な危険因子である．事実，メタ解析によれば，過去1回以上の非致死的な自傷をした若年者の10年以内の自殺死亡率は7％であり，自傷経験のない若者と比べて相対リスクが400〜700倍も高いという[7]．ただし，この自傷行為には過量服薬も含まれており，自己切傷に限定した場合の転帰については，信頼できる研究はない．

g. 治療のポイント

　援助者の感情的な反応は，自傷行為を強化する危険性がある．冷静な態度であくまでも「医学的に」反応すべきである．また，対決的な態度で臨んだり，自傷の是非をめぐって議論するのも避けるべきである．むしろ共感しながら懸念を示す態度で，「自傷行為は，所詮，一時しのぎであって，困難な問題の根本的な解決策ではない」ことを粘り強く伝えて，治療動機を掘り起こすのが望ましい[2]．

　治療の導入にあたっては，自傷ログ（自傷記録や自傷日記など）をつけて協動的に自傷行為のトリガーを同定し，マインドフルネスなどの置換スキルを修得していくのがよい．こうした援助に並行して，背景にある現実的な困難を解決するために，重要他者との関係性に介入するなどの環境調整も必要である．必要に応じて抑うつ状態や衝動性・攻撃性を標的とした薬物療法を行うが，その際，ベンゾジアゼピン系のように依存性や意識水準を低下させる作用を持つ薬剤の投与は慎重にすべきである．薬物依存を来したり，酩酊による衝動性の亢進，時には解離の促進を引き起こすことがある．

　なお，「自傷は絶対にしない」という限界設定よりも，「自傷したら必ず主治医に報告する」「自傷したら必ず傷の手当てをする」「他の患者や友人に自傷の傷を見せたり，自傷について詳細に話したりしない」という限界設定のほうが，治療者–患者関係が不毛なパワーゲームになりにくい．

問題理解へのチェックリスト

- ☐ 広義における自傷行為の類型が理解できている
- ☐ 自傷行為の定義が理解できている
- ☐ 自傷行為と過量服薬との関係が理解できている
- ☐ 自傷行為と摂食障害との関係が理解できている
- ☐ 自傷行為と物質乱用との関係が理解できている
- ☐ 自傷行為の意図が理解できている
- ☐ 自傷行為と自殺企図の違いが理解できている
- ☐ 虐待などの外傷体験との関係が理解できている
- ☐ 解離症状の有無による自傷行為の臨床的特徴の違いが理解できている
- ☐ 十代における自傷行為の生涯経験率が理解できている
- ☐ 自傷経験者の長期的な自殺リスクが理解できている
- ☐ 自傷患者に対する態度が理解できている
- ☐ 自傷ログによるトリガーの同定が理解できている
- ☐ 自傷行為に対する置換スキルが理解できている
- ☐ 自傷患者に対する薬物療法の注意点が理解できている
- ☐ 自傷患者治療にあたっての限界設定のあり方が理解できている

問題理解のための自由ノート

```
絶望感(「誰も助けてくれない」)
         ↓
自分をコントロールするための自傷行為
         ↓
自傷行為の治療効果が減弱
         ↓
他の手段(過量服薬など)への移行・重要他者による発見
         ↓
周囲をコントロールするための自傷行為
         ↓
自分も周囲をコントロールできなくなって再び絶望
         ↓
他の手段(過量服薬など)への移行・自殺企図
```

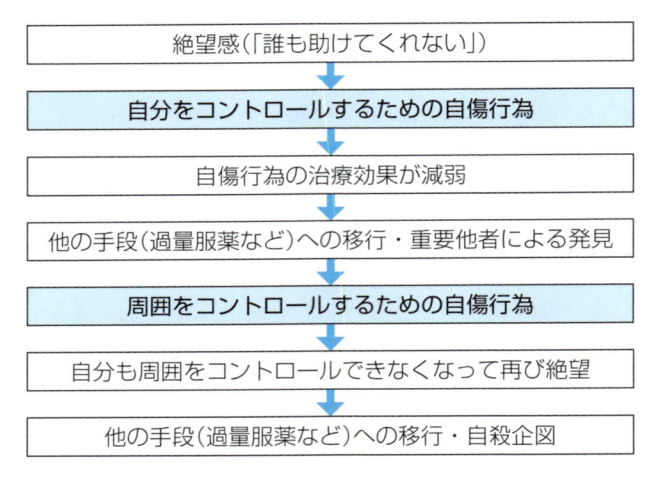

図1 自傷行為の嗜癖化プロセス
(松本俊彦:自傷行為の理解と援助─「故意に自分の健康を害する」若者たち. 日本評論社, 2009 より引用)

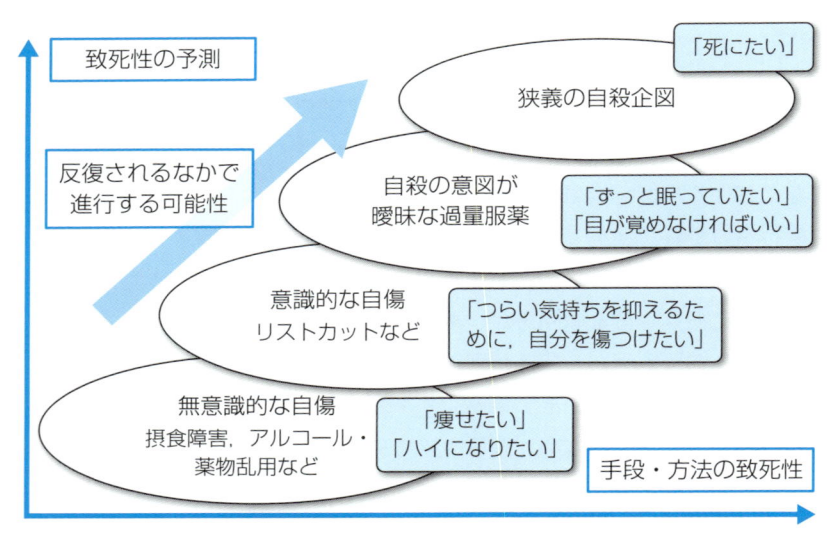

図2 自己破壊的行動スペクトラム

致死性の予測 / 反復されるなかで進行する可能性
- 狭義の自殺企図 ─「死にたい」
- 自殺の意図が曖昧な過量服薬 ─「ずっと眠っていたい」「目が覚めなければいい」
- 意識的な自傷 リストカットなど ─「つらい気持ちを抑えるために,自分を傷つけたい」
- 無意識的な自傷 摂食障害,アルコール・薬物乱用など ─「痩せたい」「ハイになりたい」

手段・方法の致死性

(松本俊彦:自傷行為の理解と援助─「故意に自分の健康を害する」若者たち. 日本評論社, 2009 より引用)

達成目標

●初級

自傷行為を繰り返す患者に対して自らの陰性感情をコントロールして接し,感情的に反応せずに,あくまでも医学的に反応することができる.また,自傷行為の分類,意図,ならびに,自傷行為が持つ長所と短所を正しく理解,自傷行為と自殺企図との違いや,両者の密接

な関係について，コメディカルに説明することができる．

● **中級**

　自傷行為と過量服薬，摂食障害，物質乱用との相違点，ならびにこれらの密接な関係について理解し，コメディカルに説明することができる．また，自傷ログを活用した患者との協動的な作業を通じて，自傷行為のトリガーを同定し，自傷衝動への対処方法について患者と話し合うことができる．さらに，自傷患者に対して薬物療法を実施する際に，薬物依存，あるいは脱抑制や解離促進といった点に配慮した処方を行うことができる．

● **上級**

　自傷行為と外傷体験，さらには解離症状との関係について理解し，コメディカルにわかりやすく説明することができる．自傷行為の背景にある，患者が抱えている精神障害や現実的な困難（家族との関係性）を見きわめることができ，必要な家族介入や，他の関連する保健福祉機関と連携したケースワークができる．また，マインドフルネスをはじめとするさまざまな置換スキルのバリエーションを駆使して，自傷衝動に襲われた患者を支援できる．

◎ 引用文献

1) Favazza AR：Bodies under Siege：Self-Mutilation and Body Modification in Culture and Psychiatry, 2nd ed. pp225-260, Johns Hopkins University Press, Baltimore, 1996〔松本俊彦（監訳）：自傷の文化精神医学―包囲された身体．pp304-350，金剛出版，2009〕
2) Walsh BW：Treating self-injury. pp3-20, Guilford Press, New York, 2005〔松本俊彦，山口亜希子，小林桜児（訳）：自傷行為治療ガイド．金剛出版，2007〕
3) Hawton K, Rodham K, Evans E：By Their Own Young Hand：Deliberate Self-harm and Suicidal Ideas in Adolescents. pp21-39, Jessica Kingsley Publisher, London, 2006〔松本俊彦，河西千秋（監訳）：自傷と自殺―思春期における予防と介入の手引き．金剛出版，2008〕
4) 松本俊彦，山口亜希子，阿瀬川孝治，他：過量服薬を行う女性自傷者の臨床的特徴：リスク予測に向けての自記式質問票による予備的調査．精神医学 47：735-743, 2005
5) Matsumoto T, Azekawa T, Yamaguchi A, et al：Habitual self-mutilation in Japan. Psychiatry Clin Neurosci 58：191-198, 2004
6) 松本俊彦，阿瀬川孝治，伊丹 昭，他：自己切傷患者における致死的な「故意に自分を傷つける行為」のリスク要因：3年間の追跡調査．精神誌 110：475-487, 2008
7) Owens D, Horrocks J, House A：Fatal and non-fatal repetition of self-harm. Systematic review. Br J Psychiatry 181：193-199, 2002
8) 松本俊彦，山口亜希子：自傷行為の嗜癖性について―自記式質問票による自傷行為に関する調査．精神科治療 20：931-939, 2005
9) Matsumoto T, Imamura F, Katsumata Y, et al：Analgesia during self-cutting；clinical implications and the association with suicidal ideation. Psychiatry Clin Neurosci 62：355-358, 2008
10) Matsumoto T, Imamura F：Self-injury in Japanese junior and senior high-school students：Prevalence and association with substance use. Psychiatry Clin Neurosci 62：123-125, 2008
11) Matsumoto T, Imamura F, Katsumata Y, et al：Prevalences of lifetime histories of self-cutting and suicidal ideation in Japanese adolescents：Differences by age. Psychiatry Clin Neurosci 62：362-364, 2008

◎ 推薦図書

1．松本俊彦：自傷行為の理解と援助―「故意に自分の健康を害する」若者たち．日本評論社，2009

（松本俊彦）

C 諸検査

1 脳波検査

検査要約

　脳波は，神経細胞の活動に伴って生ずる電気的変化を記録したもので，けいれん発作，不随意運動，意識障害などの神経症状を非侵襲的に評価できる検査である．

　脳波は，一般に頭皮上から脳電位を記録し，2つの電極間の電位差を増幅器によって増幅して検出する．この電位差を記録することを導出といい，導出法は基準電極導出(単極導出法)と双極導出法に大別できる(図1)．基準電極導出では，左右の耳朶に置いた基準電極と測定したい部分の探査電極との電位差を測定する．耳朶の電位が高いと，探査電極の全記録に影響が出ることがある．双極導出法では，基準電極を用いず，隣接する2つの探査電極間の電位差を記録する．電位の高い部分をはさんで波形が反対向きになり，これを位相の逆転(phase reversal)と呼ぶ．この逆転が起こった電極の近傍に異常脳波原があると推定でき，焦点部位の検出に役立つ．また，双極導出法では，心電図，交流障害などのアーチファクトが混入しにくい利点がある[1]．

　電極の配置には，解剖学的意味があり，国際電極配置法が広く使用されている(図2)．通常の安静時脳波で異常が出ない場合に，何らかの刺激または内外環境の変化によって異常波を誘発することを賦活といい，主に光刺激，過呼吸，睡眠賦活法がある．特に浅睡眠期と軽睡眠期ではてんかん波の検出に有用で，覚醒から睡眠に至る経時的記録を要する．その他の各賦活法についての記録または判読時に観察すべき項目については成書に譲る[2]．

　脳波では，一過性かつ単一の電位変化を「波」といい，波は，周波数と振幅で表現される．また，周波数に基づいて「波」は分類されており，周波数がほぼ一致した「波」から構成されている脳波を律動と呼ぶ(表1)．ほぼ全般性，持続性に出現し，脳波の大部分を形成する脳波活動が背景脳波である．意識の評価では覚醒時の背景脳波が非常に重要である．これに対して，突然に始まり，急速に最大振幅に達し，突然に終わるような出現様式を示す脳波を突発性異常波と呼ぶ(表2)[3]．

　脳波判読の手順としては，①背景脳波における優位律動部位とその周波数，振幅，左右差，②非突発性異常波として，背景脳波の左右差，徐波の有無とその分布(全般性，局在性)，③突発性異常波の有無と，あればその分布，④光刺激・過呼吸賦活法に対する反応，および異常波の誘発を評価する．てんかんの診断には突発性異常波の検出だけでなく，局在性の徐波にも注意する．てんかん性脳波異常は，必ずしも1回の脳波検査で出現するとは限

らないし，ほとんど出現しない場合もある．繰り返す発作間欠期脳波，頬骨誘導や前頭眼窩電極を駆使した特殊誘導脳波，長時間脳波による発作時脳波の確認が必要である[4]．

小児脳波では脳の発達過程が反映されるため，小児脳波には以下の特徴がある．①発達現象を認める，②内的，外的影響を受けやすい，③素因性波形が比較的よくみられる，④異常波にも年齢依存性が認められる，⑤異常所見の検出率が高い，⑥臨床との関連性が高い[5]．

検査理解のための自由ノート

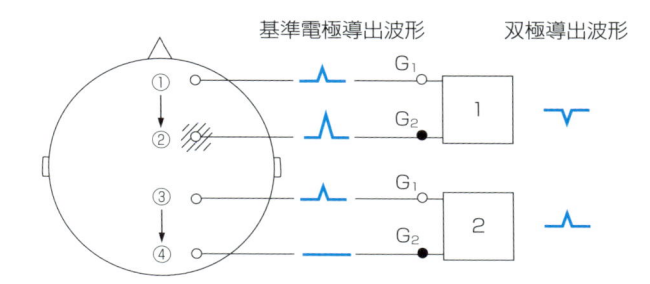

図1 基準電極導出法と双極導出法
（大熊輝雄：脳波判読 step by step 入門編．p112, 医学書院，2006 より引用）

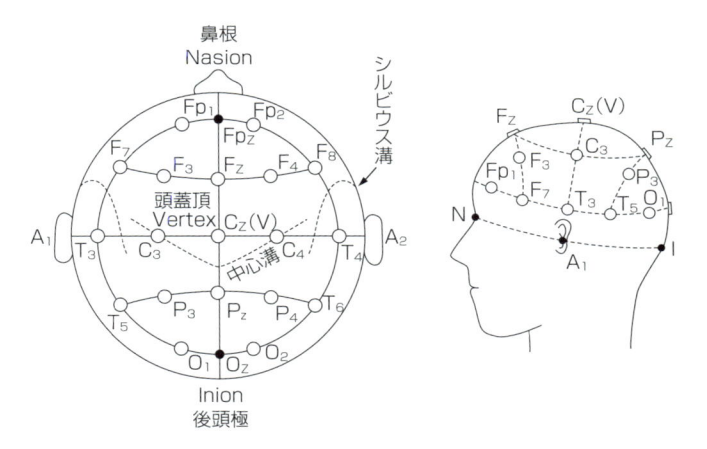

図2 国際電極配置法

Fp₁＝左前頭極部（Frontal pole）
Fp₂＝右前頭極部
F₃＝左前頭部（Frontal）
F₄＝右前頭部
C₃＝左中心部（Central）
C₄＝右中心部
P₃＝左頭頂部（Parietal）
P₄＝右頭頂部
O₁＝左後頭部（Occipital）
O₂＝右後頭部
F₇＝左側頭前部（anterior Temporal）
F₈＝右側頭前部
T₃＝左側頭中央部（mid-Temporal）
T₄＝右側頭中央部
T₅＝左側頭後部（posterior Temporal）
T₆＝右側頭後部
Fz＝正中前頭部
Cz＝正中中心部（V＝Vertex 頭蓋頂部）
Pz＝正中頭頂部

（大熊輝雄：脳波判読 step by step 入門編．p107, 医学書院, 2006 より引用）

検査理解へのチェックリスト

- ☐ けいれん性疾患以外の脳波検査適応疾患を知っている
- ☐ 基準電極導出法と双極導出法のそれぞれの特徴を知っている
- ☐ 脳波所見で表現する解剖学的名称を知っている
- ☐ 脳波賦活法の意義を知っている
- ☐ α波，β波，θ波，δ波の分類と定義を知っている
- ☐ 年齢による背景脳波の周波数と出現優位部位を知っている
- ☐ 各睡眠段階での脳波特徴を知っている
- ☐ 健常小児でも突発性異常波が検出されることを知っている
- ☐ てんかん波の形態的特徴を知っている
- ☐ どのようなときにアーチファクトが混入するかを知っている
- ☐ 小児で認める異常波と間違えやすい特殊波形を知っている
- ☐ 小児てんかん波の年齢依存性の特徴を知っている
- ☐ 特徴的なてんかん波からてんかん症候群を診断できる

表1 周波数に基づく波形の分類

徐波	0.5〜3 Hz	δ波
	4〜7 Hz	θ波
	8〜13 Hz	α波
速波	14〜17 Hz	中間速波
	14〜40 Hz	β波
	40 Hz 以上	γ波

（大熊輝雄：脳波判読 step by step 入門編．p24, 医学書院，2006 より改変して引用）

表2 異常脳波の分類

時間的	非突発性	徐波，非対称など
	突発性	棘波，鋭波，徐波 burst，各種棘徐波複合など
空間的	汎発性	
	局所性	半球性
		限局性
		焦点性

（柳澤信夫，柴﨑 浩：臨床神経生理学．p40, 医学書院，2008 より改変して引用）

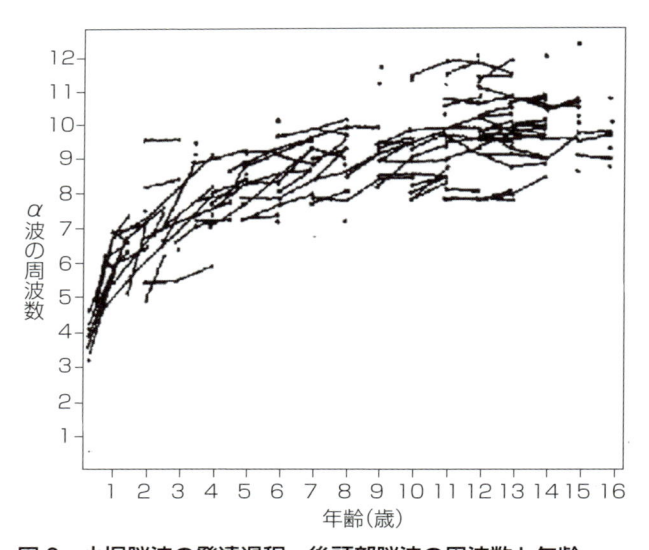

図3 小児脳波の発達過程，後頭部脳波の周波数と年齢
（正常小児 132 例の検討）
(Lindsley DB：A longitudinal study of the occipital alpha rhythm in or normal children ; Frequency and amplitude standards. J Gen Psychol 55：197-213, 1939 より引用)

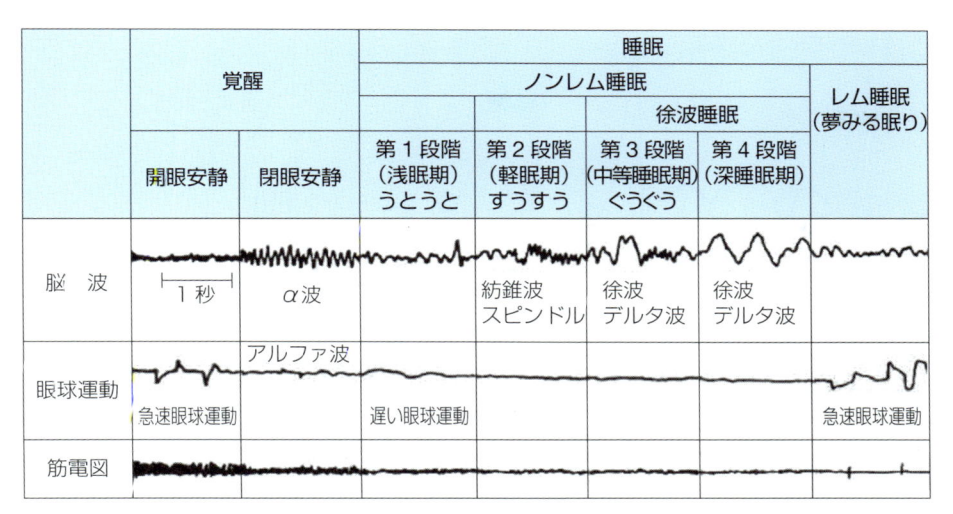

	覚醒		睡眠				レム睡眠(夢みる眠り)
			ノンレム睡眠				
					徐波睡眠		
	開眼安静	閉眼安静	第1段階(浅眠期)うとうと	第2段階(軽眠期)すうすう	第3段階(中等睡眠期)ぐうぐう	第4段階(深睡眠期)	
脳波	1秒	α波		紡錘波スピンドル	徐波デルタ波	徐波デルタ波	
眼球運動	急速眼球運動	アルファ波	遅い眼球運動				急速眼球運動
筋電図							

図4 睡眠の各段階の脳波，眼球運動，筋電図
（大熊輝雄：脳波判読 step by step 入門編．p270，医学書院，2006 より引用）

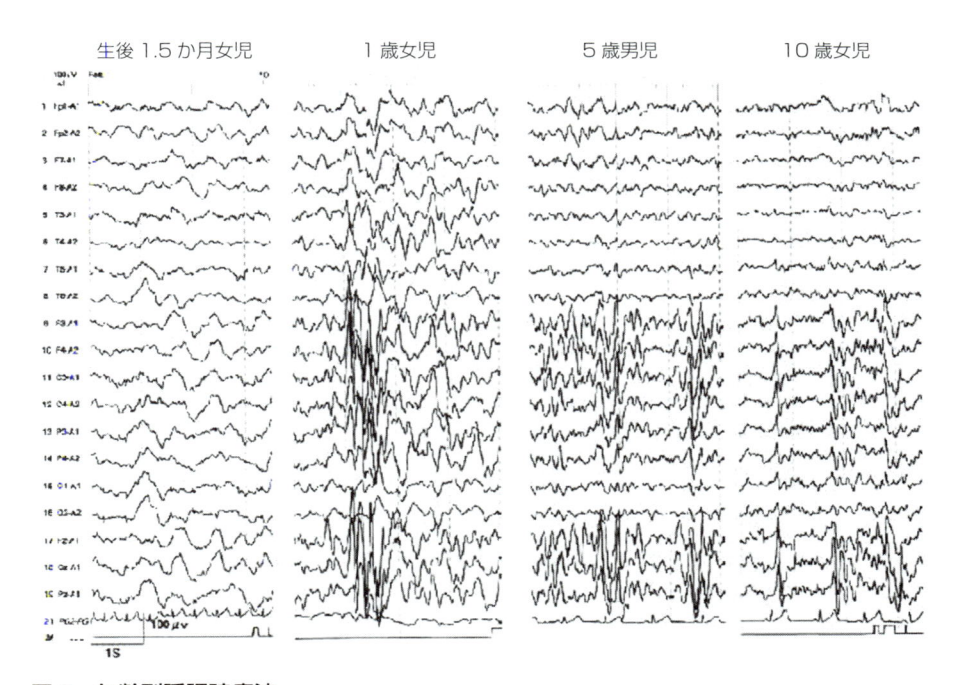

図5 年齢別睡眠時瘤波
（小国弘量：よくわかる脳波学—小児脳波判読の基礎．臨床神経生理学 33：511-523, 2005 の Fig-2 より引用）

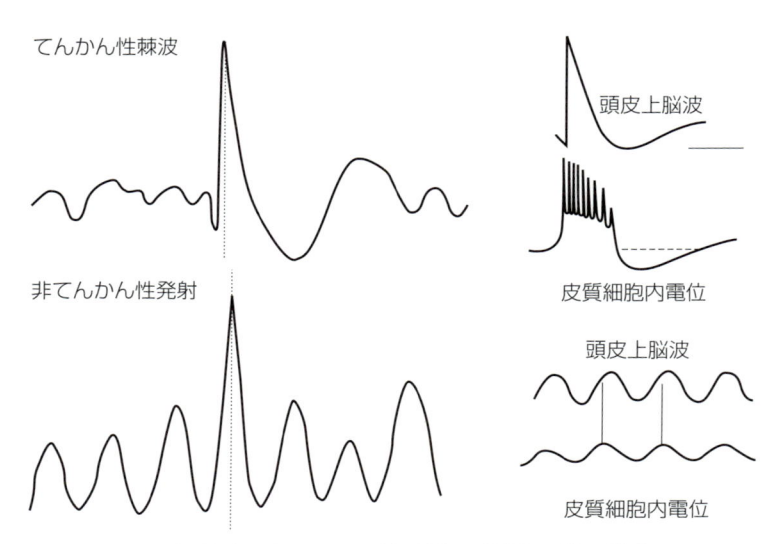

図6 てんかん性棘波と非てんかん性発射の形態上の差の模式図
〔Gloor P：The EEG and differential diagnosis of epilepsy. *In*：van Duijin H, Donker DN, van Huffelen AC(ed)：Current Concepts in Clinical Neurophysiology. pp9-21, Trio, The Hague, 1977 より一部改変して引用〕

達成目標

●初級

　前項で示した脳波検査の基本と正常小児に特徴的な年齢依存性変化を理解し，正常脳波を判読する．覚醒時では，背景脳波の周波数，優位部位について年齢ごとに評価する（図3）[6]．一般的に，年齢とともに周波数は増加し，振幅は低下し，左右差は目立たなくなる．そのほか，非突発性異常波として徐波の有無を確認するが，側頭部や中心部では10歳頃までθ波成分の不規則な混入が目立つことがある．入眠期から深睡眠に至る自然睡眠の各段階で特徴的な波形を示す（図4）．浅睡眠期では，頭蓋頂に両側性に出現する陽-陰あるいは陽-陰-陽の2～3相性の頭蓋頂鋭波（瘤波）を認める．軽睡眠期では，紡錘波とK複合波が出現する．K複合波は，頭蓋頂鋭波に似た陽-陰2相性に引き続き14 Hz前後の紡錘波からなる速波成分で構成されている．これら睡眠時の頭蓋頂鋭波，紡錘波の形態に関しても年齢依存性変化が認められ，各年齢での，正常，異常の判定に用いられる（図5）[4,7]．

●中級

　次に，異常波を正確に判断する．健康小児でも10％弱で突発性異常波が検出され，臨床症状との関連については慎重に判断する．突発性異常波には棘波，鋭波，棘徐波複合などのてんかん波と律動性高振幅徐波群発のような非てんかん波がある．てんかん波と形態的に類似する非てんかん波を鑑別は以下のとおりである（図6）[8]．①形態学的に棘波，鋭波の立ち上がりが急峻でその下降部が緩徐，②棘波あるいは鋭波の後に徐波を伴うことが多い，③2相性あるいは3相性波を形成することが多い，④棘波，鋭波の周波数は背景脳波の周波数と異なる，⑤背景脳波の異常を伴うことが多い，⑥繰り返し出現．123頁でも述べたように，

てんかん源性焦点部位の片側性，局在を特定する．特に，てんかん外科手術の対象となる疾患においては，片側性，局在性が治療上重要である．そのほか，アーチファクトとして，眼球運動による前頭部の高振幅徐波群発や，電極異常による近接する導出に波及しない限局性異常波，心電図波形混入による心電図と同期した棘波，体動による全般性の突発性異常波に類似した波形を認める．

● 上級

　最終的には，間違えやすい脳波所見を理解し，さらに，脳波所見から診断できることが望ましい．小児に認められる特殊な波形で pseudopetitmal pattern，14&6 Hz 陽性棘波，律動性側頭部 θ 群発などは異常波と間違えないように注意が必要である．また，小児期のてんかん波にも年齢依存性があり，てんかん波の出現，悪化，消失も年齢により変化する．焦点性てんかん波は，年齢とともに多焦点化，移動，広汎化しやすい．各てんかん型で特徴的な脳波異常が存在する．例えば，3 Hz 全般性棘徐波複合は欠神てんかんを，ローランド発射の存在は中心側頭部に棘波を持つ良性小児てんかん（BECT）を示唆することも多い．しかし，ローランド発射は素因性発射と考えられており，注意が必要である．ほかにも全汎性棘徐波，光過敏性棘徐波などの異常波は，偶然に合併することもあり，熱性けいれんなど痙攣性疾患の家族歴が参考となる場合がある[4]．

◎引用文献

1) 原　常勝，秋山泰子，星　昭輝，他：脳波検査依頼の手引き．pp7-13，医事出版社，2000
2) 柳澤信夫，柴﨑　浩：臨床神経生理学．pp9-40，医学書院，2008
3) 大熊輝雄：臨床脳波学．医学書院，1999
4) 小国弘量：よくわかる脳波学―小児脳波判読の基礎．臨神生 33：511-523, 2005
5) 大田原俊輔：小児脳波の特徴と脳波検査法．福山幸夫（編）：小児脳波と臨床．pp1-35，金原出版，1980
6) Lindsley DB：A longitudinal study of the Occipital alpha rhythm in normal children ; frequency and amplitude standards. J Gen Psychol 55：197-213, 1939
7) 大熊輝雄：現代人の不眠症読本．講談社，1988
8) Gloor P：The EEG and differential diagnosis of epilepsy. In : van Duijin H, Donker DN, van Huffelen AC（ed）: Current Concepts in Clinical Neurophysiology. pp9-21, Trio, The Hague, 1977

◎推薦図書

1. 大熊輝雄：脳波判読 step by step　入門編．医学書院，2006
2. 大熊輝雄：脳波判読 step by step　症例編．医学書院，2006
3. 前垣義弘：実践 小児脳波入門．永井書店，2006
4. 平野嘉子，小国弘量，舟塚　真，他：Panayiotopoulos 症候群 106 例の臨床・脳波学的検討．日児誌 113：522-528, 2009

〈塩田睦記・小国弘量〉

C 諸検査

2 画像検査

検査要約

a. 画像診断一般論[1,2]

　小児中枢神経の画像診断は単純X線写真，超音波検査，computed tomography (CT)，magnetic resonance imaging (MRI)，核医学検査や血管造影などで行われている．これらのなかでも頭蓋内の疾患が疑われる場合には通常はCTやMRIが施行される．

　CTは組織のX線吸収係数の違いを画像化した検査法で，X線被曝を伴う．CTは検査時間が短く，石灰化や出血，骨折，骨病変の検出に優れ，主に頭部外傷直後や意識障害などの緊急検査として施行されることが多い．

　MRIは生体内のプロトンを信号源とし，ラジオ波照射後組織内の磁化スピンが出す信号を画像化した検査法である．X線被曝がなく，組織分解能に優れ，ほとんどの神経疾患の第1選択の診断法である．CTと比較して検査時間が長く，新生児や乳幼児では検査時の鎮静が必要である．基本的なT1強調像，T2強調像に加えFLAIR画像などさまざまな撮像法が開発されている．最近では原子核の化学シフトの違いを利用したMR spectroscopy (MRS)を加えることにより代謝，循環，機能の解析も可能となりつつある．拡散テンソル画像 (diffusion tensor imaging；DTI) は in vivo で神経線維束の走行が可視化でき，軸索密度や髄鞘化障害などの評価に応用され始めている．またfunctional MRI (fMRI) は神経活動を血流変化の観点から測定する方法である．

　神経疾患に対する超音波検査は限定的で，主として新生児期の頭蓋内病変の評価のために行われる．

　単純X線写真は外傷や虐待が疑われる場合の骨折の検出や，骨系統疾患が疑われる例の骨病変の評価のために施行されることが多い．

　血管造影は侵襲的検査法である．脳血管の情報は現在ではCT angiography やMR angiography でも得られることが多いので，診断を目的とした脳血管造影は少なく，動静脈奇形の血管内治療やもやもや病に対する術前検査として行われることが多い．

　核医学検査は，脳の形態学的な評価ではCTやMRIに劣っているが，脳循環を評価できる機能検査である．脳血流 single photon emission computed tomography (SPECT) は放射性同位元素 (RI) である ^{99m}Tc，^{123}I，^{133}Xe に種々の薬剤を結合したトレーサーを投与して脳血流量，脳血液量，脳血管内平均通過時間などの脳循環を評価する．脳実質内の微小循環は脳代謝，神経細胞の機能的活動度と関連するとされており，病態の把握，機能的病巣の検出，治療効果判定などに用いられる．

　Positron emission tomography (PET) は ^{11}C，^{15}O，^{18}F などのRIを使用して生理学的，生化

学的情報をとらえる検査法である．ドパミン系，セロトニン系，アセチルコリン系，GABA系などさまざまなトレーサーの開発が近年進んでおり，脳内神経伝達物系の研究に応用されている．^{18}F以外の核種では施設内サイクロトロンによる合成が必須であり検査可能な施設は限定される．

b. 画像診断各論

　自閉症，広汎性発達障害(PDD)，アスペルガー障害，注意欠如・多動性障害(ADHD)，学習障害などの発達障害の原因が脳の生物学的な異常に基づくことは判明しているが，その異常がどこでどのような変化を生じるかはいまだ解明されておらず，画像所見からは発達障害自体の診断はできないのが現状であり，画像診断は病態解明研究のための検査法にとどまっている．したがって発達障害に対する画像診断は主として先天奇形，腫瘍性病変，外傷，脳炎，脳症，血管障害，腫瘍性病変，変性疾患や神経・筋疾患，てんかんの原因となる器質的疾患の除外目的で行われている[3]．

　自閉症では出生時の脳体積は健常群と比較してわずかに小さいが，生後1年で急激に増大し，2〜5歳で最も体積差が大きくなり，その後成長とともにその差は縮まっていくとされている[4]．幼少児では灰白質よりも白質の体積の増加が顕著である[5]．自閉症では脳梁が小さいことも指摘されている[6]．自閉症の幼少期や学童期では扁桃体の体積が増大しているが，思春期以降では大きさに差はないか減少しているとされている[5,7]．特に右扁桃体が有意に大きい[8]．自閉症では小脳全体の体積は増大しているが，全脳体積の増大と同程度であるとされ[9]，また小脳虫部IV〜VIIの低形成が指摘されている[10]．プロトンを用いたMRSの測定では，扁桃体ではN-acetylaspartate(NAA)が，前部帯状回ではNAAとγ-aminobutyric acid(GABA)の低下が報告されている[11,12]．自閉症の病態にセロトニン系とドパミン系のいずれもの関与が推定されている[13]．

　ADHDでは総大脳容積，小脳容積が小さく，前頭前野，尾状核，淡蒼球が右側で小さい[14]．また3次元画像での比較ではADHDの前帯状回が健常者に比べ約13%小さいとされる[15]．DTIによる解析では，前帯状回に連絡する帯状束，後方注意系と背外側前頭前野に連絡している上縦束IIが損なわれていることが報告されている[16]．PETでは前頭葉のグルコースやドパミン代謝の低下，中脳のドパミン代謝が示されている．MRSでは左前頭葉と右レンズ核でNAAが低下し，ADHD児の右前頭葉の大きさとNAA Choline量が比例しているとされる[17,18]．

　子ども虐待は増加しており，大きな社会問題となりつつある．その多くは患児本人が状況を訴えることができない年齢に生じており，臨床所見から虐待を疑わなければ診断が困難な特殊性を有している．肋骨骨折，骨幹端骨折，時期の異なる複数の骨折，半球間裂硬膜下血腫，軸索損傷，皮質白質境界の剪断損傷，白質裂傷などは虐待に特徴的な画像所見とされ[19〜22]，画像所見は虐待の診断に有用な客観的証拠を提供している．病院受診時の主訴と画像所見から虐待を疑うことが診断にはとても重要である．

> **検査理解へのチェックリスト**
> - ☐ 画像診断の各検査法の特徴を理解している
> - ☐ 小児の検査法での検査時の注意点（鎮静，造影剤投与，これらに必要な前処置，検査中のモニタリングなど）を理解している
> - ☐ 解剖と対比して画像に描出されている解剖学的部位を理解している
> - ☐ 小児の成長に伴う画像の基本的な変化を理解している
> - ☐ MRIの基本的な撮像法の意義や画像を理解している
> - ☐ 子ども虐待に特徴的な骨折や頭蓋内血腫があること理解している
> - ☐ 病歴と画像所見の不一致から子ども虐待を疑うことができる
> - ☐ 頻度の高い神経疾患におけるCTやMRIの典型的な画像所見を理解している
> - ☐ CTやMRIの画像所見から器質的疾患の有無を判断できる
> - ☐ MRS，fMRI，PETは代謝や機能を評価する特殊な検査法であるが，発達障害における検査の必要性を理解している

達成目標

● 初級

　画像検査がどのように行われているかを理解し，一通り検査依頼をすることができる．両親や患児本人に検査内容を説明できる．個々の検査前に必要な前処置（承諾書の準備，点滴の確保，鎮静薬の投与，食止めなど）を理解し，処置できる．新生児や乳幼児では検査の安全性の確保に努める．すなわち検査室に看護師が常駐していない施設では，必要に応じて患児の検査に付き添い，鎮静開始時から，検査中，覚醒時まで呼吸循環動態のモニタリングを行い，安全に検査を遂行できるように努める．
　個々の検査の一般的な正常画像や解剖を理解している．

● 中級

　病歴や経過，症状から診断に必要な画像検査を選択し，検査の順番の組み立てができる．両親や患児本人に検査の必要性を説明できる．正常画像には習熟しており，検査で得られた画像を検討し異常所見を指摘することができる．虐待の病態や診断の特殊性や特徴的な画像所見を理解している．

● 上級

　画像検査に慣れた頃である．頻度の高い神経疾患の典型的な画像所見を理解し，典型例では診断が可能である．非典型例や診断が困難な症例は画像を専門家に相談し，経験を蓄積する．画像検査の結果に基づき発達障害が疑われる患児の器質的疾患を除外できる．また発達障害と診断された患児では，症例に応じてMRS，fMRI，PETなどの機能検査の必要性や

可能性について検討する．来院時の病歴，臨床所見，画像所見との乖離から虐待を疑うことができる．

◎引用文献

1) 大場　洋（編著）：小児神経の画像診断―脳脊髄から頭頸部・骨軟部まで．pp88-211，秀潤社，2010
2) 平安良雄，笠井清登（編）：精神疾患の脳画像解析・診断学．pp1-70，南山堂，2008
3) 大西　隆，松田博史：最近の神経画像診断の進歩：発達障害への適応の可能性．発達障害医学の進歩 16：27-36, 2004
4) Redcay E, Courchesne E：When is the brain enlarged in autism? A meta-analysis of all brain size reports. Biol Psychiatry 58：1-9, 2005
5) Amaral DG, Schumann CM：Neuroanatomy of autism. Trends Neurosci 31：137-145, 2008
6) Piven J, Bailey J, Ranson BJ, et al：An MRI study of the corpus callosum in autism. Am J Psychiatry 154：1051-1056, 1997
7) Schumann CM, Hamstra J, Goodlin-Jones BL, et al：The amygdala is enlarged in children but not adolescents with autism；the hippocampus is enlarged at all ages. J Neurosci 24：6392-6401, 2004
8) Mosconi MW, Cody-Hazlett H, Poe MD, et al：Longitudinal study of amygdale volume and joint attenuation in 2- to 4-year-old children with autism. Arch Gen Pchychiatry 66：509-516, 2009
9) Palmen SJ, Hulshoff Pol HE, Kemner C, et al：Increased gray-matter volume in medication-naïve high-functioning children with autism spectrum disorder. Psychol Med 35：561-570, 2005
10) Kaumann WE, Cooper KL, Mostofsky SH, et al：Specificity of cerebellar vermian abnormalities in autism：a quantitative magnetic resonance imaging study. J Child Neurol 18：463-470, 2003
11) 森　健治，東田好広，藤井笑子，他：自閉症脳の in vivo 1H-MRS による検討―前部帯状回および小脳半球について．脳と発達 42：S195, 2010
12) 森　健治，橋本俊顕，原田雅史，他：自閉症脳の in vivo 1H-MRS による検討―扁桃体・海馬領域および小脳半球について．脳と発達 33：329-335, 2001
13) 鈴木勝昭，中村和彦，尾内泰臣，他：自閉症の脳画像研究について．脳 13：151-154, 2010
14) Castellanos FX, Giedd JN, Marsh WL, et al：Quantitative brain magnetic resonance imaging in attention-deficit hyperactivity disorder. Arch Gen Psychiatry 53：607-616, 1996
15) Biederman J, 友田明美，水野雅文，他：注意欠陥/多動性障害（AD/HD）の病因・病態に関する最新知見．小児科臨床 62：147-158, 2009
16) Makris N, Buka SL, Biederman J, et al：Attention and executive systems abnormalities in adults with childhood ADHD：A DT-MRI study of connections. Cereb Cortex 18：1210-1220, 2008
17) Courvoisie H, Hooper SR, Fine C, et al：Neurometabolic functioning and neuropsychological correlates in children with ADHD-H：preliminary findings. J Neuropsychiatry Clin Neurosci 16：63-69, 2004
18) 原　宗嗣，山下裕史朗：注意欠陥/多動性障害（AD/HD）．小児内科増刊号 39：651-653, 2007
19) Kleinman PK：Diagnostic imaging of child abuse. 2nd ed. Mosby, St. Louis, 1998
20) 相原敏則：画像診断．坂井聖二，奥山眞紀子，井上澄生（編著）：子供虐待の臨床―医学的診断と対応．pp107-139，南山堂，2005
21) 相田典子：小児虐待の頭部画像診断．脳神経外科 39：229-242, 2011
22) 小熊栄二：（子ども虐待を見逃さないために）骨折．小児内科 42：1803-1810, 2010

◎推薦図書

1. Barkovich AJ, Raybaud C：Pediatric Neuroimaging, 5th ed. Lippincott Williams & Wilkins, Philadelphia, 2011
2. Barkovich AJ：Diagnostic imaging Pediatric neuroradiology. Amirsys, Manitoba, 2010
3. 大場　洋（編著）：小児神経の画像診断―脳脊髄から頭頸部・骨軟部まで．秀潤社，2010
4. 平安良雄，笠井清澄（編）：精神疾患の脳画像解析・診断学．南山堂，2008
5. Kleinman PK：Diagnostic imaging of child abuse. 2nd ed. Mosby, St. Louis, 1998
6. 相原敏則：画像診断．坂井聖二，奥山眞紀子，井上澄生（編著）：子供虐待の臨床―医学的診断と対応．pp107-139，南山堂，2005

（原　裕子）

C 諸検査

3 心理検査・認知機能検査

検査要約

　心理検査は医療機関のみならず，教育，福祉，司法などの近接領域においても用いられ，その目的や内容は心理検査が行われる場所や対象によって異なっている．医療機関において実際に検査を実施するのは臨床心理技術者である場合が多く，医師が検査者とともに検査内容について検討することは一般的だが，対象となる患者の年齢や疾患，状態を考慮し，数多くある心理検査のなかから適当なものを選択することができるよう，よく用いられる検査の種類と目的を把握しておくことが求められる．

　児童青年精神科領域の心理検査の目的として，①疾患や障害の診断・評価および病態水準に関する情報を得る，②回復可能性の水準と治療や介入の効果判定のための情報を得る，③個々の子どもと障害に応じた治療・教育プログラムの設定に関する情報を得る，の3つが挙げられる[1]．また，診療報酬点数上は臨床心理・神経心理検査として「発達及び知能検査」「人格検査」「認知機能検査その他の心理検査」の3領域に分けられている．目的に応じて複数の検査を組み合わせて実施することも多いが，心理検査にどのくらいの時間と日数をかけるかという現実的な問題にも左右される．被検者に不要な負荷をかけないためにも，検査の目的を明確にして，必要最小限のテストバッテリーを組むことが求められる（図1）．

　「発達及び知能検査」のなかで一般的によく用いられるのはウェクスラー式知能検査で，全般的な知的発達水準だけでなく，知的能力のバランスを評価することができる．知能や発達の問題があると考えられる場合だけでなく，情緒的な問題をアセスメントするために人格検査を行おうとする場合であっても，知能検査をあわせて行うことができるならば，人格検査の結果を解釈する前提として有用な情報が得られるとともに，知能検査への回答のしかたや検査態度，言語表現から子どもの性格や特性をとらえることが可能である．

　「人格検査」は子どもの性格や特性をとらえること，疾患や障害の診断および鑑別に関する情報を得ること，病態を把握することなどを目的に行われる．ロールシャッハテストや絵画統覚検査（TAT/CAT），文章完成法（SCT），描画テストといった投影法のほかに，質問紙法といわれる性格や行動特徴に関する質問に「はい」「いいえ」で答えるものがある．

　「認知機能検査その他の心理検査」は学習障害や高次脳機能障害など特異的な認知機能の障害について評価するために用いられる．これらの検査はその前段階として行われるウェクスラー式知能検査などによる全般的な知的発達の評価をふまえて，より詳細に認知機能について評価し，個々の子どもに応じた治療・教育プログラムの設定のために行われる．

　心理検査から得られた情報を本人や保護者，教育関係者などに対しフィードバックすることが治療や教育のうえで有益な場合も多い．その場合に医師は，心理検査の結果を十分に理解し，相手にとって必要かつ有益な情報を平易な言葉で説明することができなければならな

い．そのときに必ずしもすべてを伝える必要はなく，フィードバックする相手によって，または被検者の年齢や疾患，状態に応じて，内容を検討することが必要な場合もある．

　日々成長し変化し続ける子どもの症状やパーソナリティの可塑性は大きく，心理検査によって得られる情報も，子どもの"ある時点"での"ある側面"を切り取ったものにすぎない．心理検査の結果を解釈するにあたっては，マイナス面だけに注目するのではなく，子どもの持つ強みや健康的な面，今後の変化の可能性について考える視点を持ちたい．

検査理解へのチェックリスト

- [ ] よく用いられる心理検査の種類と目的を知っている
- [ ] 子どもの年齢や疾患，状態を考慮し，数多くある心理検査のなかから適当なものを選択することができる
- [ ] 心理検査の結果を理解し，診断や治療に役立てることができる
- [ ] 子どもや保護者，教育関係者などに対し心理検査から得られた情報を平易な言葉で説明し，治療や教育に生かすことができる
- [ ] 心理検査の結果のみで発達障害や精神疾患の確定診断はできないことを知っている
- [ ] 心理検査の有用性と限界について理解している

検査理解のための自由ノート

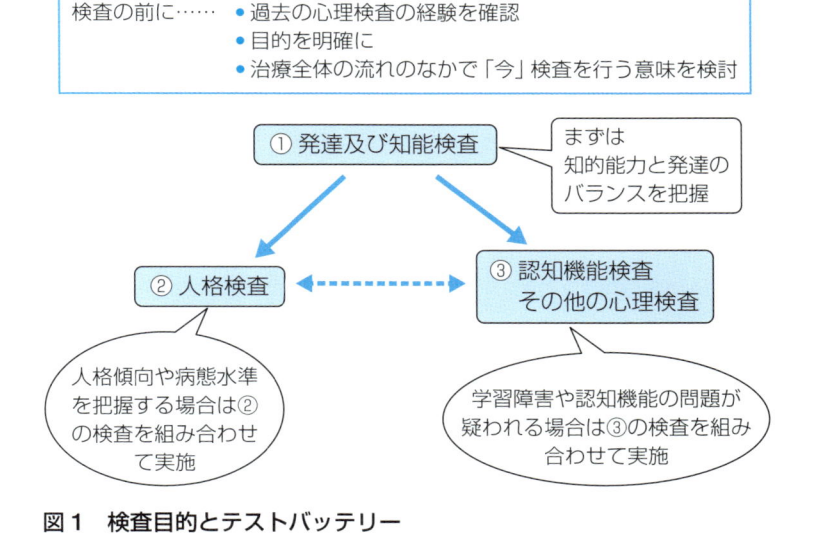

検査の前に……
- 過去の心理検査の経験を確認
- 目的を明確に
- 治療全体の流れのなかで「今」検査を行う意味を検討

① 発達及び知能検査 — まずは知的能力と発達のバランスを把握

② 人格検査 ←--→ ③ 認知機能検査 その他の心理検査

人格傾向や病態水準を把握する場合は②の検査を組み合わせて実施

学習障害や認知機能の問題が疑われる場合は③の検査を組み合わせて実施

図1　検査目的とテストバッテリー

達成目標

●初級
　心理検査を行う前に過去の検査経験を確認し不必要な検査は行わないよう意識している．知能検査に代表される一部の心理検査は練習効果によって結果にバイアスがかかることがあるため，最低でも1年の間隔をあけて実施することが望ましいということを知っている．

　よく用いられる検査の種類と目的を知識として身につけている．個々の症例に対し，どのような心理検査を行うことが適当かを判断するには経験が不十分なため，検査内容について検査者とともに検討することが必要な場合がある．検査を行う時点での診断や見立て，検査目的を明らかにして検査者と共有することができる．検査報告書に書かれていることは理解できる．心理検査がどのようなものであるかを知るために，可能であれば，自分自身が被検者として心理検査を受けてみること，検査場面に陪席すること，検査者として実際に検査をとってみることなどの経験があってもよい．

●中級
　治療全体の流れのなかで適当な時期に心理検査を組み込んで行うことができる．被検者の年齢や疾患，状態を考慮し，数多くある心理検査のなかから適当なものを選択することができる．実施件数の多い発達及び知能検査についてはよく理解しており，治療に役立てることができる．実施することの少ない人格検査や認知機能検査について，心理検査報告書に書かれていることは理解できる．

●上級
　発達及び知能検査の領域だけでなく，人格検査や認知機能検査を含む心理検査全般について理解し，その結果を治療に生かすことができる．必要に応じて，被検者や保護者，教育関係者などに対し心理検査から得られた情報を平易な言葉でフィードバックすることができる．検査報告書に書かれている以上のことを理解しており，質問に対して自分の言葉で説明することができる．心理検査の有用性と限界について理解している．

◎引用文献
1) 中田洋二郎：心理検査．児童・青年期の精神障害治療ガイドライン．精神科治療学 23(増刊号)：25-32, 2008

◎推薦図書
1. 沼　初枝(著)：臨床心理アセスメントの基礎．ナカニシヤ出版，2009
2. 松本真理子，金子一史(編)：子どもの臨床心理アセスメント　子ども・家庭・学校支援のために．金剛出版，2010
3. 藤田和弘，前川久男，大六一志，他(編)：日本版WAIS-Ⅲの解釈事例と臨床研究．日本文化科学社，2011
4. プリフィテラ A，サクロフスキー DH，ワイス LG(編)，上野一彦(監訳)：WISC-Ⅳの臨床的利用と解釈．日本文化科学社，2012
5. 前川久男，梅永雄二，中山　健(編)：発達障害の理解と支援のためのアセスメント．日本文化科学社，2013

〈入砂文月〉

D ケース・フォーミュレーション

ケース・フォーミュレーションの要約

a. 意義と思春期精神保健への適用

　ケース・フォーミュレーション(case formulation)とは問題の原因や持続因子についての仮説を生みだし，ある診断を，より特定された，個別的な治療・介入の方法に翻訳することと定義できる．フォーミュレーション(定式化)という言葉は，当初は力動的精神医学の立場から普遍的な精神的力動(メタ心理学)的理論を，個別のケースの治療実践のための作業仮説として適用する手続きとして用いられていた．その後の精神科臨床の領域の拡大に伴い，現在では，フォーミュレーションは神経生物学的および生態学・社会学的次元についての複数の理論を統合して個別の病態を説明する枠組みを構築する手続きとなっている[1]．現在フォーミュレーションの技法が最も検討され発展しているのは認知行動療法の領域である．思春期精神保健の実践においても，事例に学ぶ方法(problem based learning)の1つとして，ケース・フォーミュレーションは臨床実践の検討の手続きに明確な枠組みを与え，有効な解決への手がかりをもたらす[2]．

b. 必要な知識・技法

①症状(symptoms)，影響(impact)，危険因子(risks)，長所(strength)，説明モデル(explanatory model)に関する質問による情報収集
②4つのP＝〔predisposing(準備因子)，precipitating(発症因子)，perpetuating(持続因子)，protective(保護因子)〕によるケース理解(ミクロな分析)
③Bio-Psycho-Socialモデルによる定式化(マクロな分析)
④思春期事例に特徴的なマクロな文脈とそれに対応する多職種連携のスキル

> **ケース・フォーミュレーション理解へのチェックリスト**
>
> - ☐ 初診時に症例について系統的に情報収集ができる
> - ☐ 症例について多軸診断システムに基づく記述ができる
> - ☐ 普遍的な診断システムから個別性を持った治療のための"取っ手を作る"プロセスとしてフォーミュレーションを理解する
> - ☐ 症例の問題が生じ展開した経過を4つのPに沿って，記述できる
> - ☐ 記述に基づき，症例の問題を明確に定義できる（ミクロな分析）
> - ☐ Bio-Psycho-Social の枠組みから，臨床的問題の関連要因を整理できる
> - ☐ 問題定義とその関連要因を統合し，因果関係のモデルを作成できる
> - ☐ 本人や家族が持っている臨床的問題についての説明モデルを把握できる
> - ☐ 問題定義と当事者の説明モデルを統合し，プロブレムリストを作成できる
> - ☐ プロブレムリストの優先順位づけと入手できる治療資源の検討を行い，包括的な治療プランを立案できる（マクロな分析）
> - ☐ 複雑でケースの経過について，複数の情報源からフォーミュレーションを行える
> - ☐ 多職種のケース会議を持ち，フォーミュレーションを説明・提示できる

ケース・フォーミュレーション理解のための自由ノート

a. フォーミュレーション記述のフォーマット

1. **評価のプロセス**：面接日付・場所，面接に訪れたメンバー，子どもと家族との面接者
2. **紹介経路**：紹介者，紹介を受けた日，紹介目的，問題とする内容，紹介時の親の見解
3. **主訴の記述**
   問題を明確に定義する：本人・家族の説明モデルの記述．中心となる問題をストーリーとして明らかにする．記述の中から問題のもつ意味，因果関係の大きさなどが見えてくる（家族の構造/背景も併せて記述）．
4. **既往歴/発達歴**：①医学的既往歴，②生育歴（周産期，健康状態，発達 分離体験），③既往歴（精神科および身体的），④教育歴，⑤社会環境（価値観・文化的背景など）
5. **精神現症**：①自己質問票・構造化面接・Open End の質問，②家族関係の観察，③心理検査，④医学的検査
6. **診断とフォーミュレーション**：多軸診断と関連要因を治療・介入へとつなぐ

b. フォーミュレーション作成のための Bio-Psycho-Social Grid（表1）

表1　関連要因のマクロ分析のための枠組み

領域	生物学的	心理学的	社会学的	
要因	遺伝学的，発達的医学的，薬物気質要因	認知スタイル，内的葛藤，防衛機制，自己意識，症状の意味	社会-関係性 家族/同世代集団/他者	社会-環境 文化/民族，社会的リスク，システム
準備因子（脆弱性）	家族の精神科既往歴胎内での薬物曝露，周産期合併症，発達障害，統制障害	不安定な愛着，情動調節の問題，硬直した否定的な認知スタイル，低い自己イメージ	小児期の母親のうつ病への曝露，家庭内暴力，遅い時期の代理養育，気質のずれ，夫婦間の葛藤	貧困，低い社会経済状態，十代の出産育児，身体的健康や精神保健のケアへのアクセスの困難
発症因子	重篤な医学的疾患，外傷，アルコールや薬物の使用	自己同一性をめぐる葛藤，分離個体化危機（発達的移行期，第二次性徴，高校卒業）	親密な家族との別離や喪失，転居による友人の喪失，対人間トラウマ	移民，家庭の喪失，支援サービスの喪失（レスパイトや適正就学）
持続因子	慢性疾患，認知障害や発達障害による機能障害	自己破壊的な対処メカニズム，援助を拒否するような対人関係，外傷体験の再演	慢性的な夫婦不和，親の共感性の欠如や，発達的に不適切な期待	危険で敵対的な状況が続く地域，移民の世代間を超えた問題，文化に適合したサービスの欠如
保護因子	平均以上の知能，扱いやすい気質，特殊な才能や能力，外見上の魅力	反映的である能力，情動制御の能力，肯定的な自己感覚，適応的な対処メカニズム	肯定的な親子関係，支持的なコミュニティーや拡大家族	地域のまとまり，支持的な社会ネットワークとのアクセス，子どもと家族の同盟がよく機能する

(Havighurst SS, Downey L：Clinical reasoning for child and adolescent mental health practitioners：the mindful formulation. Clin Child Psychol Psychiatry 14：251-271, 2009 より引用)

c. フォーミュレーションの過程

1. **問題の明確化**：問題について本人・関係者から情報を得るとともに，それぞれの目的と説明モデル（信念と期待）を把握する．本人・関係者と合意を得ながら問題を特定化する．
2. **探索**：4つのPに基づいて問題の原因と維持の仮説を立てる．4つのPの各要因を明らかにするための評価を行い，仮説を検証する．
3. **フォーミュレーション（定式化）**：定式化-介入のための仮説を完成し，当事者との治療計画の再確認を通して仮説の妥当性を検討し修正する
4. **介入**：定式化に基づき介入の方法の選択肢と優先順位を決定し，介入を実施し，その結果をモニターする．モニターに際しては，フォーミュレーションに基づき，長期的な発達の視点からみても適切な，ベースラインとなる指標を選択する．
5. **評価**：介入の結果を評価し，複数の指標で改善がみられるものは動機づけを高めるためにフィードバックされる．4つのPの視点から治療過程を促進する・阻害する要因を明らかにし，再定式化を行い，介入方法をケースに対して最適化（Goodness of Fit）する．

達成目標

●初級

　症例の診断評価の手続きについて，主訴に基づき考えられる精神疾患の診断のために必要な情報を収集する手立て（半構造化あるいは構造化面接）のあらましはわかっている．生育歴については，発達の遅れの有無についてマイルストーンに基づき評価することはできる．主訴となる問題が，何を背景として，どのようにして生じ，悪化・維持されているのか，本人・家族などの当事者はそれぞれ何が一番困っているのかについては，仮説の形成に必要な情報を引き出す付加質問をしていないので答えることができない．特に心理社会的要因についての評価は，定型発達からの偏りや問題に対する対処行動や関係性の病理性における判断を行う基準や枠組みの知識が乏しいため，明確な仮説を持っていない．

●中級

　入院・外来症例を担当するなかで，同じ診断でも，経過，選択される治療法，治療反応性が異なることを経験している．治療導入の時点で，その後の経過を予測するために，複数の情報源を効果的に用いて関連要因について系統的な評価を行うことができる．適切な治療目標を設定し，動機付けやコンプライアンスを高めるために，ケース・フォーミュレーションの手続きを導入し始めている．Strength と Difficulties の視点から症例の関連要因の評価を行えるが，治療経過のなかでそれら（特に Strength）がどのような意味を持つかの仮説作りはまだ十分な経験がない．思春期にみられる障害とその治療に関する複数の理論を知り，個別の治療でそれらの妥当性（Goodness of Fit）を吟味する経験を積む途上にある．子どもとのラポールを築き，症状以外の学校や家庭生活について有用な情報を引き出す面接技術も身についているが，子どもと家族双方の説明モデルを把握し，複眼視的なフォーミュレーションを行うことは十分ではない．治療意欲を引き出すようなかたちにしてフォーミュレーションを伝えることや，関与の過程で得られた情報を柔軟に取り入れて，フォーミュレーションを練り上げるスキルはこれからの課題である．

●上級

　症例の治療を通じて多領域の関係者や多職種のスタッフと関わる経験を積んでいる．それらの経験から，個別の治療のスキルの獲得とともに，治療を全体的な過程やシステムの視点からとらえるようになっている．包括的なフォーミュレーションに基づいて 共同治療者として家族メンバーや学校のスタッフなどの協力を得たり，マネジメントや治療計画の説明の手立てとしても用いることができる．複雑で困難な症例では治療の過程で新たな Strengthや Difficulties が明らかになることが多い．フォーミュレーションの変更の必要性を判断でき，必要に応じてケース会議を開催できる．分離個体化（依存と自立），愛着理論（情動制御と Mentalization），同一性の形成（同世代集団と自己評価）など思春期特有のマクロな文脈を個別の事例で見いだし，フォーミュレーションに取り入れることができる[4]．

◎引用文献

1) Winters NC, Hanson G, Stoyanova V：The case formulation in child and adolescent psychiatry. Child Adolesc Psychiatric Clin N Am 16：111-132, 2007
2) Connor DF, Fisher SG：An interactional model of child and adolescent mental health case formulation. Clin Child Psychol Psychiatry 2：353-368, 1997
3) Havighurst SS, Downey L：Clinical reasoning for child and adolescent mental health practitioners：the mindful formulation. Clin Child Psychol Psychiatry 14：251-271, 2009
4) Sim K, Gwee KP, Bateman A：Case formulation in psychotherapy：revitalizing its usefulness as a clinical tool. Academic Psychiatry 29：289-292, 2005

◎推薦図書

1．神田橋條治：精神療法面接のコツ．岩崎学術出版社，1990
2．山上敏子：方法としての行動療法．金剛出版，2007
3．下山晴彦：臨床心理アセスメント入門―臨床心理学はどのように問題を把握するのか．金剛出版，2008

（山下　洋）

E 治療介入技法

1 子どもの治療総論

> **治療技法の要約**

a. 子どもの心の治療

子どもの心の治療は，治療対象としている問題を診断・評価過程で用いた術語水準の表現を子どもが用いた実際的な言葉の水準に戻すところから始まると考えるべきである．声が出ちゃう，友達がいない，乱暴・落ち着かないといわれる，聞いてもわからない，眠れない，おなかが痛い，お外が怖い，胸が苦しい，ムカつく・イライラする，手首を切りたい，むなしい，死にたい，食べられない，太りたくない，怖いものが見える・聞こえる，私の心は空っぽ，私は何もできない，何もしたくない，私は本当はすごい，やられる前にやれ……．こうした子ども自身が自分の苦痛や違和感を表現するために用いた言葉を吟味することから治療は始まるのである．家族の言い分にも十分注目すべきだが，常に子どもの気持ちへの関心を維持すべきである．ここで重要なことは診断・評価と治療とは別々のものではないということである．診断と評価は治療を規定するが，治療の展開によって評価内容の修正が必要となることもたびたびあり，それによって今度は治療の内容や組み立てに調整が行われるといった円環運動として両者を理解すべきである．

b. 子どもの心の治療の原則

子どもの心の治療においての原則は，緊急な，あるいは特殊な場合を除いて，いきなり薬物療法から始めるという安易な選択をすべきではなく，問題の全体像をとらえる取り組みを続けながら，まず心理－社会的治療・支援から開始するということだろう．この原則にはまらない例外は，薬物療法が第1選択の治療である統合失調症をはじめとする精神病性障害とてんかん発作を示している子どもであるが，その数は子どもの心の医療では成人の場合ほど多くはない．

c. 心理－社会的治療・支援

心理－社会的治療・支援は，子ども自身への治療・支援にとどまらず，親および家族に対する治療・支援，学校や児童相談所などの関係機関との連携による環境整備を含めた3領域の総合的治療・支援として組み立てるべきである．そうした努力にもかかわらず事態が一向

に改善しなかったり，環境は改善してきたものの障害の重症度が一定の水準を超えていたりする場合には，もし適切な適応薬やそれに準じた合理的な非適応薬が存在する場合には，薬物療法を付け加えることになる．こうした治療・支援は本来外来治療で行われるべきものであるが，症状や問題が深刻すぎたり，虐待の存在など子どもを支えるサポート・システムの機能が低すぎたりする結果，子どもの自己や他者への攻撃を止められない状況やひきこもり状態の長期化した状況などでの深刻化がとどめられないならば入院治療も考慮すべきである．

d. 児童思春期精神科的治療の特徴

　児童思春期精神科的治療の特徴的な観点についていくつかを挙げてみたい．第一に，発達障害に含まれる広汎性発達障害など生来的な障害ととらえるべき障害を見出した場合，これを幼児期・学童期から青年期まで一貫して支援することが求められることが多い．この場合に，1機関，1主治医が一貫して関わることは概して難しいため，常に「次につなげる」という姿勢が大切である．いうまでもなく，発達障害の多くは成人期に入っても何らかの支援を必要としており，子どもの時代の一貫性に準じた長期的な視点での支援を提供できるよう，子どもの心の医療時代のデータや情報をバトンタッチして次に伝達していけるシステムが必要である．子どもの心の医療に関わる専門家もこのシステムに協力すべきであることはいうまでもない．

　第二に，環境（特に養育環境や学校）との相互作用のなかで結晶化するととらえることができる多くの障害では，その治療戦術として原因的な環境要因に対する直接攻撃はまったくの愚策であることをよく承知し，子ども本人への治療にとどめず，親を含めた取り巻く環境のすべて（親，兄弟，学校，友人，支援機関など）とのよき連携関係を前提とした包括的で総合的な治療システムの構築を目指すべきである．

　第三に，子どもの精神障害は時系列に沿って大きく変容していくのが普通である．小学校2年生で分離不安が優勢な不登校児であった子どもが中学生で不登校が続いている場合，分離不安障害のままでいるはずがないということ，もしそのままさらに10代を終える頃までひきこもり状態が継続していたら，中学生のときの病態とは当然異なる病像を呈しているだろうことを知っていなければならない．こうした時系列に沿った障害の変遷を心得たうえで，子どもの心の治療とはこの進行過程を止め治癒させることを目指し，もしそれがならなかったとしても，少しでも状態像や問題点を改善させ，心の発達への影響を少しでも減少させることを目指すのが子どもの心の医療における主要な治療目標となる．

　第四に，前項とも関連するが，子どもの精神科治療は時系列に沿って大きく変化していく子どもの精神発達への介入でもあるという点を常に意識している必要がある．そのため，子どもの身体発達と同時に，情緒発達，社会機能発達，認知機能発達，対人関係機能の発達などからなる精神発達をよく理解していなければならない．ある症状や状態像がある年齢では健常域とみなされても，別の年代で生じるなら病理的現象とみなされるということが珍しくない．発達路線をよく心得ておくことで，ある年代に特有な心性（例えば思春期の両価性や自己愛性の高さ）がある障害の症状と混合して現れているような病態にも，評価と治療の両面で対応することが可能となる．

e. 三次元的な治療構造

　子どもの心の医療における治療の総合性とは，治療の多次元的な組み立てにあるということを承知している必要がある．ここでは三次元的な治療構造を提案する．第一次元はいうまでもなく，子どもが持っている個々の精神障害そのものの固有の治療・支援のことで，心理-社会的治療や薬物療法，あるいはその他の生物学的治療法などを用いて「病気を治す」ことである．大うつ病性障害，パニック障害，双極性障害，統合失調症，あるいは注意欠如・多動性障害などの薬物療法の確立した障害では，重症度を考慮して実施することを前提に薬物療法が治療の中心となり，これに心理-社会的治療・支援を加える形で治療体系が組み立てられる．また，分離不安障害，社会不安障害，全般性不安障害，解離性障害や転換性障害，あるいは適応障害や気分変調性障害などの障害では，各種の精神療法をはじめとする心理社会的治療・支援が優先し，薬物療法はあくまで補完的に行われるという治療体系が適切であるだろう．また，広汎性発達障害では心理-社会的治療・支援のなかでも療育的な関与や教育的支援が中心になり，精神療法は補完的な位置に置かれており，適用外使用ながら抗精神病薬を中心とする薬物療法も行われている．

　第二の次元は環境への介入であり，精神障害を持つ子どもを支えるべき「環境の整備を行う」ことに取り組むことである．個々の精神障害が発症してくる背景要因としての環境に注目し，その発症の推進力となった環境要因を見出し，その改善に取り組むとともに，治療・支援に活用できる資源は何かに注目し，早い段階からその資源の開発と環境づくりに取り組まねばならない．

　第三の次元は，精神障害それ自体が子どもにとって（そしてその親にとっても）大きな挫折体験となっていることから，挫折感にとらわれた現状と通常の社会生活とを「つなぐ」ための辛抱強い支援である．子ども，とりわけ思春期の子どもは，心の病気を基盤にした社会的挫折（不登校がその典型である）を，絶望感，孤立感，怒りなどの混合した感情とともに取り返しのつかない挫折（失敗）として受け取る傾向がある．その結果，病気は治り，環境の整備は済んだのに学校を休み続ける，自信を取り戻せずに自己を傷つけ続ける，あるいは親を責め続けるといった膠着状態が生じてくることが珍しくない．この状態から立ち直り，本来の自己のありさまを取り戻すまでの時間と状況を「つなぐ」ことが必要なのである．子どもの心の医療とはこの次元までも含んだ包括的・総合的な営みであることを忘れてはならない．

子どもの心の治療を理解するためのチェックリスト

- ☐ 主な障害における治療に至る診断・評価法を説明できる
    - ☐ 広汎性発達障害
    - ☐ 注意欠如・多動性障害
    - ☐ 不安障害（分離不安障害を含む）
    - ☐ 強迫性障害
    - ☐ 摂食障害（主に神経性無食欲症）
    - ☐ 解離性障害
    - ☐ うつ病性障害
    - ☐ 統合失調症
- ☐ 診断名が確定した後，治療に向けて他に必要な情報について，その理由を含め説明できる
- ☐ 児童思春期の以下のような心理社会的な諸問題について，その現象の発生要因，およびその相互作用，精神障害との関連について説明できる
    - ☐ 不登校・ひきこもり
    - ☐ 家庭内暴力（子どもの親への暴力）
    - ☐ 虐待（親などの養育に関わる大人の子どもへの攻撃）
    - ☐ 非行・犯罪
- ☐ 子どもの心の治療の組み立てに必要な構成要素を挙げて，その具体的な方法と注意事項について説明できる
- ☐ 子どもの心の諸障害に特有な薬物療法についてその到達目標，禁忌の有無，重要な副作用，その薬剤が適応薬剤か適応外使用かについて明確にできる
- ☐ 適応外使用の薬剤による薬物療法にあたり心がけねばならないことは何かを簡潔に説明できる
- ☐ 子どもの心の治療に利用できる以下に挙げるような精神療法について解説ができ，ある程度実施できる
    - ☐ 支持的精神療法
    - ☐ 遊戯療法（プレイセラピー）
    - ☐ 行動療法
    - ☐ SST（グループによるものでも個人的なものでも）
    - ☐ 認知行動療法
    - ☐ 力動的精神療法
    - ☐ ペアレント・トレーニング
    - ☐ 集団療法
    - ☐ 家族療法
- ☐ 以下のような関連機関あるいはそこのスタッフとの連携の経験がある

- ☐ 担任教師
- ☐ 養護教諭
- ☐ 学校管理者(校長，教頭など)
- ☐ スクールカウンセラー
- ☐ スクールソーシャルワーカー
- ☐ 児童相談所職員
- ☐ 児童養護施設，児童自立支援施設の職員

地域の発達障害支援スタッフ
- ☐ 警察関係者
- ☐ 家庭裁判所調査官，少年鑑別所スタッフ，あるいは矯正教育関係者

☐ 以下の諸障害や現象の治療を経験しており，その治療の経過およびその意義について解説できる
- ☐ 広汎性発達障害
- ☐ 注意欠如・多動性障害
- ☐ 不安障害(分離不安障害を含む)
- ☐ 強迫性障害
- ☐ 摂食障害(主に神経性無食欲症)
- ☐ 解離性障害
- ☐ うつ病性障害
- ☐ 統合失調症
- ☐ 不登校を伴う症例
- ☐ 被虐待体験を持つ症例

☐ 子どもの心の診療と大人のそれとの違いと共通点について説明できる

治療技法理解のための自由ノート

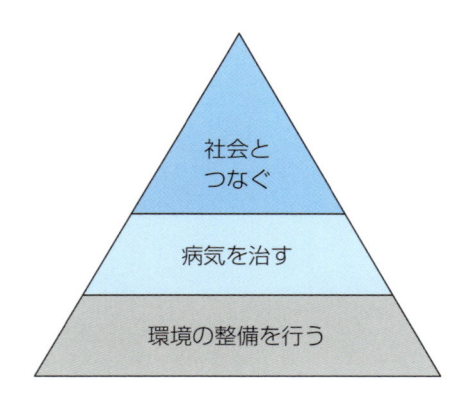

図1　子どもの心の治療の三次元構造
子どもの心の治療の第一次元は「病気を直す」こと，第二次元は「環境の整備を行う」こと，そして第三次元は挫折から社会的活動へと返っていくことを支援する「社会とつなぐ」ことである．

表1　児童思春期精神科医を目指す若い人への一言

- 子どもの治療はしばしば総力戦となる．持てる治療手技，持てる治療機能，そして持てる人材はことごとく投入する必要がある．あれかこれかではない，しばしばあれもこれも必要になるのである．
- 子どもの治療は治療者の思春期葛藤を刺激する．とりわけ自立の危機や，自己愛的傷つきへの過敏性をめぐる辛さを刺激され苦しくなることがある．
- それへの防衛は治療者を万能的救済者の心性に走らせたり，抑うつ的にさせる傾向がある．その克服が治療者を鍛え，大人にする．
- 子どもも大人になる．大人の病理とのつながりについて意識的でなければならない．長期の経過を追うことの意義は限りなく大きい．

達成目標

● 初級

　指導医および上級研修医師の指導のもとに主な障害(広汎性発達障害，注意欠如・多動性障害，不安障害，強迫性障害，神経性無食欲症，解離性障害，うつ病性障害，統合失調症，不登校症例，被虐待症例)のうちの大半の治療を経験している．認知行動療法，遊戯療法，力動的精神療法，ペアレント・トレーニング，集団療法，家族療法のうち少なくとも1つ以上の心理-社会的治療の理論について系統的に学んでいる．適応薬のある障害における薬物療法は指針に従って処方できる．

● 中級

　主な障害は原則としてすべて経験している．指導医からある程度独立して診療にあたることができる．少なくとも1つ以上の心理-社会的治療については実際にセラピストあるいはコセラピストとして治療を行うことができる．適応外薬剤を用いた薬物療法を患児あるいは保護者にその旨をきちんと説明しながら適切に行うことができる．少なくとも1例以上の受け持ち患者の診療内容について系統的・継続的なスーパービジョンを受けている．

● 上級

　独立して診療にあたれるとともに，チームの一員としての役割を過不足なく果たすことができる．初級者の指導を適切に行うことができる．初級，中級の時期に学びかつ経験した心理-社会的治療技法のトレーニングを続けており，それによる複数の症例での治療経験を有する．薬物療法をそのリスクとベネフィットを判断しながらある程度自在に展開することができる．チームで行う症例検討の場で積極的に見解を述べることができ，初級者，中級者にアドバイスすることができる．

◎推薦図書
1. 中根　晃，牛島定信，村瀬嘉代子(編)：詳解　子どもと思春期の精神医学．金剛出版，2008
2. 齊藤万比古：子どもの心の診療とは何か．齊藤万比古(編)：子どもの心の診療シリーズ(1)，子どもの心の診療入門．中山書店，2009
3. 齊藤万比古，生地　新(総監訳)：児童青年精神医学大事典．西村書店，2012

〈齊藤万比古〉

E 治療介入技法

2 薬物療法

治療技法の要約

　精神科薬物療法は，脳内の神経伝達物質の産生，放出，受容，再取り込みのいずれかの段階に働きかけ，臨床症状の改善を図る生物学的治療である．そのために使用される薬剤を向精神薬（psychotropic drug）と呼ぶ．薬物療法には，その病態を神経伝達物質の過剰あるいは欠乏を補正し，病状の改善を図ったり，脳内病態の進行を予防する原因治療と，臨床症状に対して補助的に使用し，適応の改善を図ったり，その他の治療的取り組みを促進する目的で使用される対症療法がある．

　薬物療法が精神科治療の重要なアプローチの1つであることにかわりはない．しかし，行動上の問題に対して，その背景を十分に検討し，心理的ないしは行動的／療育的アプローチを十分に行わないままに鎮静を目的とした薬物療法が行われがちであることが批判されてきたこと，発達段階にある児童・青年に薬物療法を行うことへの懸念があること，児童・青年に関するエビデンスは成人に比べて数少なく，それらのエビデンスからは，成人とは必ずしも同一ではない薬剤への反応がみられることが示唆されることなどから，慎重な薬剤使用を求める向きがあること，また，社会的通念として子どもに薬物療法を行うことを忌避されがちであることなども踏まえなければならない．

　重要なことは，標的となる病態を十分に見極め，その病態あるいは症状をターゲットに，根拠に基づく必要十分な薬物療法を実施すること，薬剤投与のリスクとベネフィットのバランスを十分に考慮すること，治療効果を適切に評価すること，薬剤投与に先立ち，あるいは，治療の過程で適切なインフォームドコンセントを得ることが重要である．日本では児童・青年を対象にした臨床試験が乏しく，注意欠如・多動性障害（ADHD）に対するメチルフェニデート徐放錠とアトモキセチン塩酸塩，自閉症に対するピモジドの使用を除いて適応外処方となる．それ以外は，海外での知見や承認状況，成人でのエビデンスを参照しつつ治療が行われている．このような状況ゆえ，成人患者に対する以上の十分な説明が求められる．

　子どもにどのようなインフォームドコンセントを行うかも，重要な課題である．いかに忍容性の高い薬剤であっても，子ども自身が納得しないかぎり，服薬は継続しない．しかし，成人に対するのと同じように薬理作用，臨床効果，副作用を話しても，真の同意には至らない．まずは，子どもが今の状況をどのようにとらえ，今後どうなりたいかを聞き，そのことに薬剤がどのように助けになる可能性があるかを伝えるなかで同意を得ること，つまり，子どもと医師が共通の目標を設定し，その目標達成のために薬剤を使用するかについてともに考え，合意する姿勢が必要である．予想される副作用については，投与初期にみられる症状を中心に説明し，それらを乗り越えて中長期的に得られるメリットについて話し合う必要がある．また，錠剤の大きさ，色，口に入れたときの感触，味などについても伝え，本人が受

け入れがたいのであれば他の選択肢を提案して相談し，投与する薬剤，剤型を決定する．

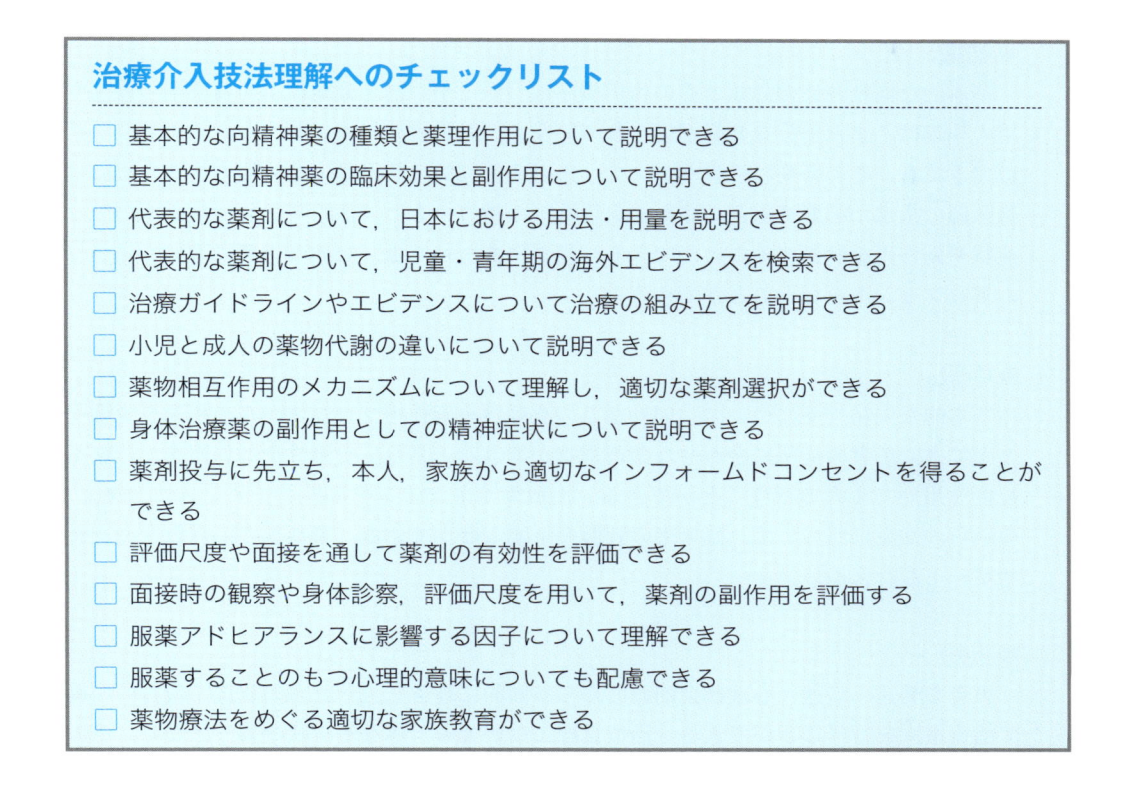

治療介入技法理解へのチェックリスト

- [ ] 基本的な向精神薬の種類と薬理作用について説明できる
- [ ] 基本的な向精神薬の臨床効果と副作用について説明できる
- [ ] 代表的な薬剤について，日本における用法・用量を説明できる
- [ ] 代表的な薬剤について，児童・青年期の海外エビデンスを検索できる
- [ ] 治療ガイドラインやエビデンスについて治療の組み立てを説明できる
- [ ] 小児と成人の薬物代謝の違いについて説明できる
- [ ] 薬物相互作用のメカニズムについて理解し，適切な薬剤選択ができる
- [ ] 身体治療薬の副作用としての精神症状について説明できる
- [ ] 薬剤投与に先立ち，本人，家族から適切なインフォームドコンセントを得ることができる
- [ ] 評価尺度や面接を通して薬剤の有効性を評価できる
- [ ] 面接時の観察や身体診察，評価尺度を用いて，薬剤の副作用を評価する
- [ ] 服薬アドヒアランスに影響する因子について理解できる
- [ ] 服薬することのもつ心理的意味についても配慮できる
- [ ] 薬物療法をめぐる適切な家族教育ができる

治療技法理解のための自由ノート

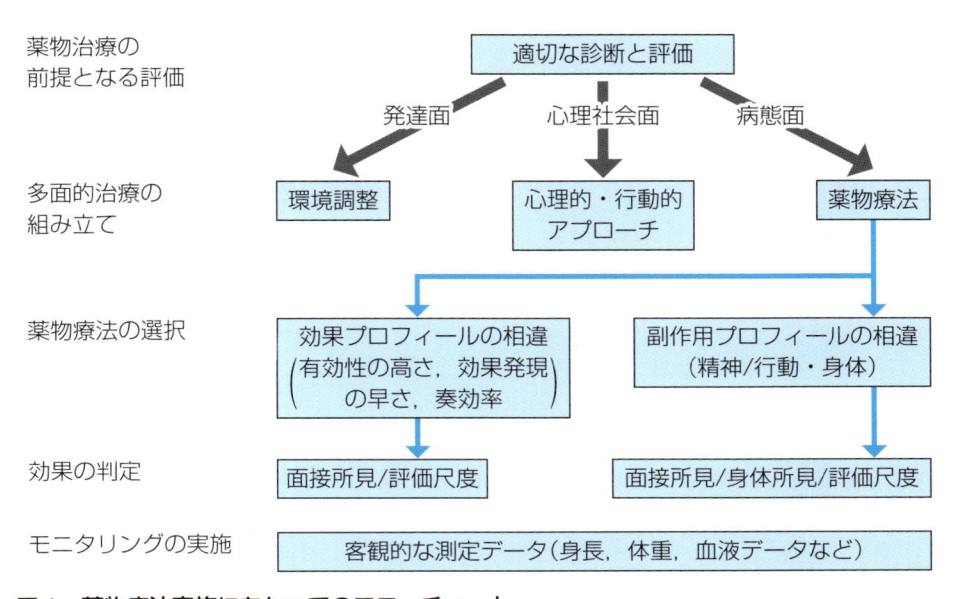

図1 薬物療法実施にあたってのフローチャート

薬物治療の前提となる評価：適切な診断と評価

多面的治療の組み立て：
- 発達面 → 環境調整
- 心理社会面 → 心理的・行動的アプローチ
- 病態面 → 薬物療法

薬物療法の選択：
- 効果プロフィールの相違（有効性の高さ，効果発現の早さ，奏効率）
- 副作用プロフィールの相違（精神/行動・身体）

効果の判定：
- 面接所見/評価尺度
- 面接所見/身体所見/評価尺度

モニタリングの実施：客観的な測定データ（身長，体重，血液データなど）

達成目標

● 初級
　基本的な向精神薬の分類とその作用機序はわかるが，同じ分類に属する薬剤の効果や副作用の相違は，まだ十分な知識が得られていない．教科書の知識に基づき，その診断薬剤選択はできても，その薬剤特性に基づいて，患者の個別的な状況に応じて処方するためには，上級医師の指導が必要である．また，上級医師の指導のもと，診察や評価尺度を用いて，臨床症状や副作用を評価することができる．投薬にあたっては，家族や患者に適切なインフォームドコンセントを行うことができる．

● 中級
　基本的な向精神薬について，同効薬との有効性や副作用プロフィールの相違を説明することができ，患者の症状に合わせた薬剤選択ができる．また，有効性や副作用を，診察や評価尺度を用いて1人で行うことができる．治療ガイドラインや海外エビデンスにアクセスし，それらの知見に照らして，臨床上の判断を下すことができる．家族への心理教育や支持的なサポートも行える．

● 上級
　患者を発達，病態，心理社会的側面から多面的に理解し，それらの状況を複合的に勘案して治療選択を行うことができる．治療目標についても，単なる症状改善ではなく，そのことがもたらす心理的，機能的な意義についても説明し，治療への動機づけを行うことができる．服薬をめぐり，意見の異なる家族同士を調整したり，学校教諭と連携を築き，適切なサポート体制を整えるなど，複合的な支援をマネジメントできる．

◎推薦図書
1. ウィレンズ(著), 岡田　俊(監訳)：わかりやすい子どもの精神科薬物療法ガイドブック. 星和書店, 2006
2. 山口　登, 酒井　隆, 宮本聖也, 他(編)：こころの治療薬ハンドブック. 第7版, 星和書店, 2011
3. 日本臨床精神神経薬理学会専門医制度委員会(編)：臨床精神神経薬理学テキスト. 改訂第2版, 星和書店, 2008
4. シャッツバーグ, ネメロフ(編著), 兼子　直, 尾崎紀夫(総監訳)：精神神経薬理学大事典. 西村書店, 2009

〔岡田　俊〕

E 治療介入技法

3 個人力動的精神療法

治療技法の要約

　力動的精神療法では，現在の精神症状や行動上の問題の背景に情緒発達上の問題があると想定する．情緒発達上の問題は，対人関係の領域の葛藤としてとらえられることが多い．例えば，中学校に入って，親しい仲間を作ることができず，変化する自分の身体にも不安を感じて，自信を持とうとして「ダイエット」を始めて，行き過ぎてひどく痩せた状態になってしまうかもしれない．このような場合，思春期の発達課題の挫折やそれまでの情緒発達上の問題の存在が明らかになるかもしれない．同じ症状を示していても，背景にある問題は個々のケースで異なっている．力動的精神療法は，症状そのものではなく，その背景にある情緒発達上の問題やパーソナリティの問題を治療のターゲットにする．情緒発達やパーソナリティについては，精神分析の発達理論やパーソナリティ理論に基づいて理解する．精神分析的発達理論の原型は，口唇期からエディプス期などを経て性器期に至るというFreud[1]の精神性的発達理論である．しかし，その後，Mahlerら[2]の分離-個体化理論やErikson[3]のライフサイクル論，Stern[4]の自己感の発達理論など，多様な理論が積み上げられている．パーソナリティに関する理論は，Freud[5,6]による超自我・自我・エスなどの心の構造についての理論や抑圧や投影，同一化，分裂などの防衛機制の理論，病理的なパーソナリティ領域に関するKline派の理論[7]などがある．

　力動的精神療法では，幼児期～学童期は遊戯療法が，青年期には対話を用いた面接が用いられることが多い．通常は週1回以上の頻度で行う．児童青年期の力動的精神療法において重要なことは，以下の5点である．①保護者と子どもの診断面接，心理検査結果などを総合して，力動的理解に基づいたフォーミュレーション（見立て）[8,9]を提示する，②面接を行う場所や曜日，時間を一定にした治療の設定を維持する，③面接の場で生じる「今ここで」のセラピストに向けた感情や態度（転移）に焦点を当てて，それについて理解したことを言葉で患者に伝える，④患者が現時点での発達課題に関連した不安や葛藤を持っていることを理解し，必要なら支持的介入として助言や保証を与える，⑤保護者を支え，患者の心理や情緒発達に関する理解を伝える保護者面接を行う．

　児童青年期の力動的精神療法では，患者の自己理解を促進するだけでなく，発達促進的な働きかけも重要になる．初期に患者は，自分を受け止めてくれるのか，内面を表現しても嫌われないのかという不安から，言葉数が少なくなったり，いい子を装ったりする．やがて，「いないいないばあ」「宝探し」「隠れん坊」[10]のような遊びや患者の不安についてのセラピストの解釈を通じて，徐々に自分の内面を開示すると同時に，セラピストがどんな人物なのかに関心を向けてくる．さらに，セラピストに対する陰性感情を表現するか，それに関連した行動化（キャンセル，家庭での攻撃的言動など）を示すようになる．その都度，患者にセラピ

スト側の理解を伝え，治療の枠を維持することが大切である．終結期には，分離や対象喪失をめぐる不安に耳を傾けるとともに，治療のなかで患者が達成したことを確認する．

> **治療介入技法理解へのチェックリスト**
> ☐ 個人力動的精神療法の治療のターゲットについて説明できる
> ☐ 精神分析的発達理論の概要を知っている
> ☐ 防衛機制の種類と意味を説明できる
> ☐ 児童青年期の年代ごとの治療技法の違いを知っている
> ☐ 力動的精神療法の治療構造についての考え方を理解している
> ☐ 転移について，簡単に説明できる
> ☐ 力動的精神療法における支持的要素の意義を理解している
> ☐ 保護者面接(親ガイダンス)について説明できる
> ☐ 力動的精神療法の初期における患者の不安について理解している
> ☐ 力動的精神療法の終結に焦点を当てるべきことを理解している

治療技法理解のための自由ノート

a. 力動的精神療法の治療ステップ

1. 診断面接
2. 力動的フォーミュレーションの伝達
3. 治療設定の確認と契約
4. 序盤
    - 定期的な面接の開始
    - 自分の内面を開示することをめぐる不安
        → 治療の枠組みを崩そうとする動き
    - 基本的な葛藤のテーマが明らかになる
5. 中盤
    - 転移の進展
        → セラピストへの関心の増大依存と陰性感情
    - 行動化の一時的増加
    - 今ここでの患者の心の動きを理解し伝達する(転移解釈)→患者自身の自己理解や情緒発達の進展
    - 治療関係の安定化
6. 終盤・終結期
    - 適応的な行動の増加
    - 治療の外での新しいチャレンジ

・セラピストによる現実的な助言
　　　・治療で患者が達成したことの確認
　　　・セラピストとの分離や対象喪失をめぐる不安の傾聴

b. 個人力動的精神療法の研修過程

　1. 精神分析や力動的精神療法について系統講義を受ける
　2. 担当ケースについての個人スーパービジョンを受ける
　3. 児童の遊戯療法と青年の精神療法の両方を経験する
　4. 力動的精神療法の症例検討会に定期的に参加する
　　　オプション1　自分自身が力動的精神療法を受ける
　　　オプション2　力動的集団精神療法を体験する

達成目標

●初級

　転移，無意識，防衛などの言葉やFreudの名前は知っている．日常臨床においても，患者が主治医や医療スタッフに対して，さまざまな感情を向けてくることがあり，それを転移と呼ぶことは知っている．しかし，転移をどのように治療で扱うのか，防衛にはどのような種類があるのかを説明できない．しばしば，力動的精神療法において，過去の外傷体験や幼児期体験を思い出させることが重要であると誤解している．個人力動的精神療法は，臨床心理士が担当するもので，医師が関与するものではないと考えていることも多い．そして，個人力動的精神療法をどの患者に施行するとよいのかについてまったく見当がつかない．力動的精神療法（遊戯療法を含む）の面接を，どの程度の頻度で行うべきかについて判断もできない．力動的な立場で行う保護者面接で何をするのかについての知識はない．

●中級

　主治医として担当した症例や他の医師の症例について，転移という現象が存在し，治療の進展とともに転移状況が変化することを，実際の臨床場面で観察する経験をしている．転換性障害や摂食障害，被虐待児など，力動的視点を用いると理解が深まる疾患や病態について，実際の症例を観察した経験がある．児童青年期の情緒発達を考える際に，力動的な考え方も有用であると感じている．多くの患者が思春期における親との分離の問題や同性の仲間関係を作れないという問題を抱えていることは理解できる．年代ごとの発達課題についても簡単に説明できる．学会での力動的精神療法に関する教育講演や地域の研究会などに出席して，力動的精神療法について興味を持つ人と，取りつきにくさを感じて距離を取る人がいる．興味を持つ人も，実際に自分が個人力動的精神療法を施行すると考えると，面接の時間と場所の確保が難しいと感じている．個人力動的精神療法や遊戯療法は，臨床心理士の仕事だと思うことも多い．力動的立場からの保護者面接については，指導者の面接に同席しているが，まだ自分で行う自信はない．

● 上級

　精神性的発達論や分離-個体化理論，ライフサイクル論などの精神分析的発達論や防衛機制について，おおまかに説明できる．どのような症例に個人力動的精神療法を施行するとよいかについて，一定の意見を言える．1人以上の患者について，定期的に30分以上の時間，診察をして，その患者の発達上の躓きについて力動的な視点から理解しながら，助言を与えるような支持的精神療法の経験を持っている．しかし，面接室内での「今ここ」に焦点を当てて，転移解釈を行うということがどういうことかよくわからない．臨床心理士の報告などを通じて，転移についてセラピストが理解を伝えることが必要であることは知っている．力動的立場からの保護者面接で，どんな話をするのかについての理解は持っている．1人で保護者面接を行った経験を持っている人もいる．個人力動的精神療法や遊戯療法について興味を持っている人は，力動精神療法に関する系統的なセミナーを受講するかもしれない．認知行動療法に惹かれ，それに関するセミナーを受ける人もいる．しかし，いずれにしても，どちらの方法が正しいのかということではなく，それぞれの精神療法のやり方のよさや限界があることを知っている．そして，精神療法を本格的に行うには，個人スーパービジョンあるいはコンサルテーションが必須であるという認識は持っている．

◎引用文献

1) Freud S：Vorlesungen zur Einführung in Die Psychoanalyse. Heller, Leipzig and Vienna, 1917〔懸田克躬，高橋義孝（訳）：精神分析入門．フロイト著作集第1巻．pp249-295, 人文書院，1971〕
2) Mahler S, Pine MM, Pine F, et al：The Psychological Birth of the Human Infant. Basic Books, New York, 1973〔高橋雅士，浜畑　紀，織田正美（訳）：乳幼児の心理的誕生―母子共生と個体化．pp47-140, 黎明書房，2001〕
3) Erikson E：Childhood and Society. Norton, New York, 1950〔仁科弥生（訳）：幼年期と社会 1. pp317-353, みすず書房，1977〕
4) Stern D：The Interpersonal World of the Infant. Basic Books, New York, 1985〔神庭靖子，神庭重信（訳）：乳児の対人世界・理論編．pp1-257, 岩崎学術出版社，1989〕．
5) Freud S：Das Ich und das Es. Internationaler Psychoanalytischer Verlag, Leipzig, 1923〔井村恒郎，小此木敬吾，他（訳）：自我とエス．フロイト著作集第6巻．pp263-299, 人文書院，1970〕
6) Freud S：Neue Folge der Vorlesungen zur Einführung in die Psychoanalyse. Internationaler Psychoanalytischer Verlag, Wien, 1933〔懸田克躬，高橋義孝，他（訳）：続精神分析入門．フロイト著作集第1巻．pp433-452, 人文書院，1971〕
7) Steiner J：Psychic Retreats：Pathological Organizations in Psychotic, Neurotic and Borderline Patients (The New Library of Psychoanalysis). Routledge, London, 1993〔衣笠隆幸（訳）：こころの退避―精神病・神経症・境界例患者の病理的組織化．pp1-18, 岩崎学術出版社，1997〕
8) Chethik M：Techniques of Child Therapy：Psychodynamic Strategies. The Guilford Press, New York, 1989〔斉藤久美子，吉岡恒生，名取琢自（訳）：子どもの心理療法―サイコダイナミクスを学ぶ．pp31-53, 創元社，1999〕．
9) 生地　新：児童青年期臨床における力動精神医学的な診断と治療計画の立て方．児童青年精神医学とその近接領域 49：394-400, 2008
10) Doi T：Psychotherapy as "hide-and-seek". Bull Menninger Clin 37：174-177, 1973〔土居健郎：隠れん坊としての精神分析．「甘え」理論と精神分析療法．pp93-99, 金剛出版，1997〕

◎推薦図書

1．土居健郎：方法としての面接―臨床家のために．新訂版，医学書院，1993
2．成田善弘：精神療法家の仕事―面接と面接者．金剛出版，2003
3．小倉　清：子どもの臨床．小倉　清著作集(1), 岩崎学術出版，2006
4．平井正三：子どもの精神分析的心理療法の経験―タビストック・クリニックの訓練．金剛出版，2009

〔生地　新〕

E 治療介入技法

4 家族療法

治療技法の要約

　家族療法とは患者を含む家族を「ひとつの単位」とみなし，そのなかでの関係性に注目し，これらの家族内関係を変化させることで患者の症状や問題行動を解決しようとする心理療法である．家族面接は，まずは家族内の力関係，対人的距離感（親密さや疎遠さ）をアセスメントすることを目標に始められる．

　一般に子どもが児童である場合は両親が子ども以上に力を持ち，両親の協力のもとに児童の世話や教育を行う．子どもが青年期の場合でも両親が青年よりも力を持つべきであるが，青年たちの親からの自立的行動（親への反抗や同世代での秘密を共有することなど）を許容しつつ，両親（とりわけ青年と同性の）とのせめぎあいを経ながら青年を社会に送りだす．

　さらに「ひとつの単位」としての家族がどのようにその周りの社会（コミュニティ）と関わっているかも重要なアセスメントのポイントである．家族があまりに周りの社会から孤立しているようだと，治療的な援助を求めることが遅れ，硬直停滞した家族関係はより病原的になり，治療的介入による変化は困難なものとなりやすい．

　家族療法を行おうとする治療者が家族と接する場合には，個人療法とは違った工夫が必要になってくる．家族療法ではこれを「ジョイニング技法」と呼ぶ．これは簡単にいうと，家族それぞれが話すことに耳を傾け，多種多様な意見を聞き入れ，全体の話の流れをつかみ，それに乗ることである．対立的な意見でもそれらに対して「○○といったご意見の違いがあることがよくわかりました」とおだやかに中立を保てる姿勢が重要である．治療者が家族員のそれぞれの意見や感情に理解や共鳴を示してくれていると家族員が感じていてくれることが重要である．別の言い方をすると，「ジョイニング技法」の目的は，その家族特有な雰囲気（文化といってもよい）にもできるだけ早くなじみ，あたかも家族にとって初対面の治療者とは思えないような存在になることといえよう．

　こうした技法を駆使しながら，治療者は前述の家族関係をアセスメントしていく．そうしたプロセスのなかで，子どもと両親の力の逆転や両親間の不和，家族以外の重要な人物の存在にも注意を向けていく．

治療介入技法理解へのチェックリスト

- ☐ 家族内の「関係」を直接・間接に扱う点で個人療法とは異なることを知っている
- ☐ 家族内関係を変化させることで症状を消去・軽減できるものであることを知っている
- ☐ 「ジョイニング技法」を重要視していることを理解している
- ☐ 家族の力関係と心理的距離をアセスメントすることを理解している
- ☐ 児童青年期の諸症状に対して有効であることを理解している
- ☐ 個人面接を行っていても家族関係を扱っていると考える
- ☐ 時に他の治療と協働してなされることがあることを知っている
- ☐ 家族の誰かが原因で患者をつくったという理解はしない
- ☐ 家族のコミュニケーションに焦点を当てることが多い
- ☐ 家族の歴史に焦点を当てることもある
- ☐ 患者が思春期青年期の場合，世代間境界のあり方に注目する
- ☐ 治療者が中立的に面接の場にいることを求める
- ☐ 時に患者の緊急事態に家族を積極的に動員する
- ☐ 時に患者の緊急性を軽視したり，理解しない家族を積極的に治療に動員する
- ☐ 「全体としての家族」の持っている治癒能力に期待する

治療技法理解のための自由ノート

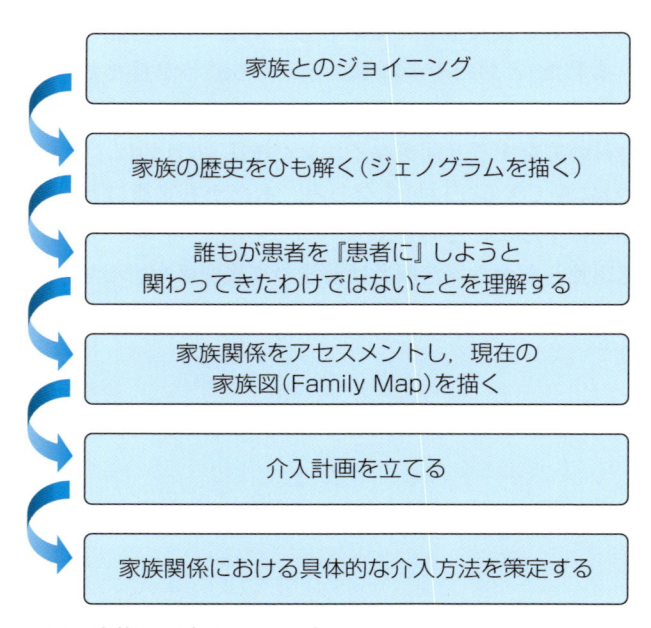

家族とのジョイニング
↓
家族の歴史をひも解く（ジェノグラムを描く）
↓
誰もが患者を『患者に』しようと関わってきたわけではないことを理解する
↓
家族関係をアセスメントし，現在の家族図（Family Map）を描く
↓
介入計画を立てる
↓
家族関係における具体的な介入方法を策定する

図1　家族への介入ステップ

達成目標

● 初級

　家族の誰かに会ったときに，家族の話を十分に聞き，その苦労，苦痛，迷い，自責感，そして怒りなどに，理解と共感を示す．よしんばそれらが偏っていたり，常識を欠いていたり，担当患者の考えと相反するものであってもである．これらの家族からの言説は，もともと患者を何とかしようとして発せられているとまずは理解することが肝要である．家族の誰かのせいで担当患者が「病気」（症状や問題行動を示す）になったという仮説を持たないようにできる．

● 中級

　初級での関わりができたと判断できたなら，次には家族から患者が出生して以来の，患者を取り巻いてきた家族の歴史を聴く．ジェノグラム（主に血縁家族を最低3世代まで記述する表記法）を家族（患者を含む場合もある）とともに描き，さらにはそこでの関係性まで記入できる．こうした歴史的理解を通じて，そこに記載された誰もが患者を「患者」にすべく，ともに生活してきたのではないことを理解し，家族と共有する．そこには家族の歴史のなかの大きな喪失，避けられなかった経済的・人為的・自然発生的災難などがあり，これらに焦点づけし面接を進める．

● 上級

　現在の家族関係に戻り，今までの理解を踏まえて，家族の1人を問題視することなく，家族関係をアセスメントし，介入計画を立て介入する．アセスメントでは家族の力関係，物理的・情緒的距離，個々の資質，家族外からの治療の援助資質などが勘案される．この作業は家族図（Family Map）を描くことでなされる．

　介入にあたっては，家族関係のどの部分に働きかけることが有効かを見きわめ，ジョイニング技法を維持しつつ介入する．力関係の逆転，家族間の距離の変化，外的資質の導入などをもくろむ．これらのスキルについては家族療法家からのアドバイスが必要となることも理解している．

◎推薦図書
1．日本家族研究・家族療法学会（編）：家族療法テキストブック．金剛出版，2013

（中村伸一）

E 治療介入技法

5 集団療法

治療技法の要約

　児童・思春期の集団療法は活動を媒介としたグループと言葉を媒介としたグループに大きく分けることができる．活動を媒介にしたグループには，主に学齢以前の子どもを対象としたプレイ中心の集団療法，小学生から中学生を対象としたゲームやスポーツ，創作活動，"たまり場"などを中心とした活動集団療法（activity group therapy；AGT）がある．また，言葉を媒介にしたグループには主に中学後半から高校以降の子どもを対象にした集団療法があり，両グループの移行段階にある子どもを対象とした活動-面接集団療法（activity-interview group therapy；AIGT）がある．

a. 集団療法を行う際に必要な設定

　集団療法は，クローズドグループとオープングループに分けられる．クローズドグループはメンバー，期間，期限をあらかじめ定めて行うグループで，オープングループはメンバーの人数や期間を厳格に限定せずに，終結やドロップアウトがあると次の患者を加えるグループである．

　メンバーの選択については，絶対的禁忌はないが，素行障害，薬物乱用の子どもは，非行のない子どもと一緒にすることは避けたほうがよいといわれている．そのほかには，急性精神病状態，極端な退行状態にいる子ども，「自己愛的」と分類される子ども，他者の言動を被害的に関係づける傾向の目立つ子どもは参加を当初は見合わせ，その後の状態像の変化により参加の意義を検討することになる．

b. 集団療法を行う際の治療者の役割や基本原則

　スタッフは，医師，看護師，心理士，精神保健福祉士，作業療法士など，多職種の年齢の幅のある大人が参加することが望ましい．治療者の性別は，未就学児のプレイ中心の集団療法では，メンバーは男女混合で，治療者の性別はどちらでも有効といわれている．小学生から中学生年代では仲間集団の重要性が高まる時期であり，自我同一性形成において共同でものを作ることが重要となるため，同一視やモデリングのプロセスを促進するためにメンバーとリーダーは同性であることが望ましい．また病棟でのコミュニティ・ミーティングでは，両性の複数の治療スタッフが参加することによって，疑似家族的集団が形成されやすく，家族関係の再学習を助けることになる．

　集団療法を行う実際に行うときの治療スタッフの基本原則として，①バウンダリー（boundary）を守ること，②集団療法では何を言ってもよいという保証が必要であること，③集団の圧力を強くしないこと，言い換えるとメンバーの多様な価値を取り入れ，吟味しな

がら，個人的な行動，発言を重視し育てるような柔軟性が必要であることを挙げている．バウンダリーを守るということは，一定の時間に，一定の場所で，いつも同じ治療者がいて，集団療法が行われるという保証である．集団療法はグループを操る方法ではなく，グループを盛り上げ活発なグループを作る方法でも決してない．**図1**に児童・思春期の集団療法の意義，介入のポイント，**表1**に集団療法の何が治療的に働くかについてまとめた．言葉を媒介にしたグループだけではなく，活動を媒介にしたグループにおいても，治療者はメンバー個々の感情の動きやグループ全体に生まれてくる感情の動きや雰囲気に目配りし，グループのなかで起こった出来事を個人のメンバーという観点とグループ全体という観点からみられることが必要になる．

　集団療法が終了したら，治療スタッフはレビューを行う．レビューでは，集団療法のなかで何が起こったかなど，集団療法の体験をスタッフが分かち合い，その意味を考え，さらにスタッフの関わり方について吟味をする．

　児童・思春期の治療では，親を支えることもきわめて重要である．子どもの治療における親の協力という問題に関して，親へのグループアプローチがある．親グループの意義として，①子どものグループワークをサポートする動機の強化，②日々の子どもの動きに関する情報の共有，③親が子どもの問題に関与する意味の理解，④親としての新しい技術の学習，⑤情緒的なサポート，が挙げられる．

治療介入技法理解へのチェックリスト

- ☐ 年齢や発達段階に応じた集団療法の活用について説明できる
  - 小学生から中学生を対象とした活動集団療法（AGT）
  - 活動-面接集団療法（AIGT）
  - 中学後半から高校以降の子どもを対象にした言葉を媒介にした集団療法
- ☐ 集団療法の始め方：メンバーの選択について説明できる
- ☐ バウンダリーとは何かについて説明できる
- ☐ バウンダリーを守ることの意義について説明できる
- ☐ 集団療法に参加するスタッフの役割について説明できる
- ☐ 治療スタッフのリーダーシップについて説明できる
- ☐ レビューでは何を振り返るのか説明できる
- ☐ 親へのグループアプローチについて説明できる

治療技法理解のための自由ノート

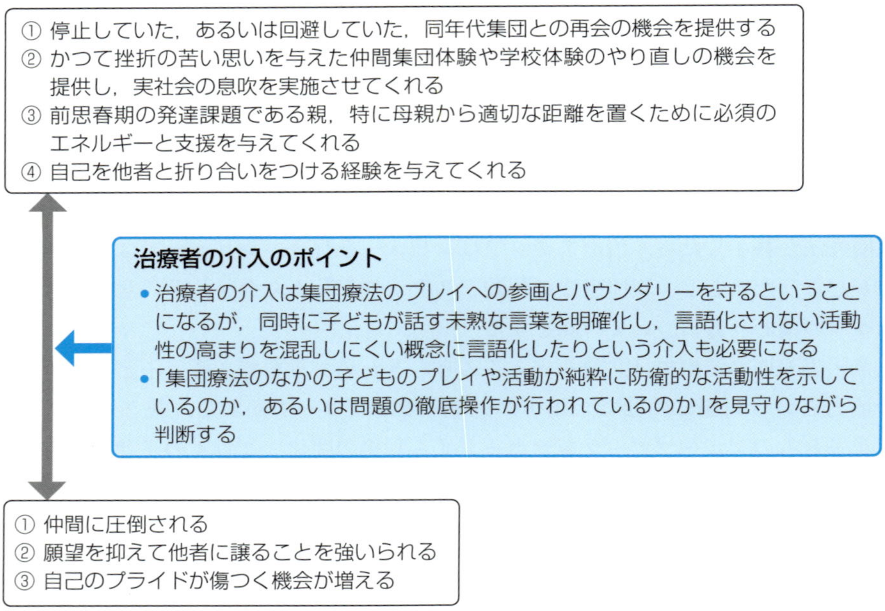

① 停止していた，あるいは回避していた，同年代集団との再会の機会を提供する
② かつて挫折の苦い思いを与えた仲間集団体験や学校体験のやり直しの機会を提供し，実社会の息吹を実施させてくれる
③ 前思春期の発達課題である親，特に母親から適切な距離を置くために必須のエネルギーと支援を与えてくれる
④ 自己を他者と折り合いをつける経験を与えてくれる

治療者の介入のポイント
- 治療者の介入は集団療法のプレイへの参画とバウンダリーを守るということになるが，同時に子どもが話す未熟な言葉を明確化し，言語化されない活動性の高まりを混乱しにくい概念に言語化したりという介入も必要になる
- 「集団療法のなかの子どものプレイや活動が純粋に防衛的な活動性を示しているのか，あるいは問題の徹底操作が行われているのか」を見守りながら判断する

① 仲間に圧倒される
② 願望を抑えて他者に譲ることを強いられる
③ 自己のプライドが傷つく機会が増える

図1　児童・思春期の集団療法の意義，そして介入のポイント
（齊藤万比古：不登校の児童・思春期精神医学．pp106-116，金剛出版，2006 より改変して引用）

表1　集団療法の何が治療的に働くか？

1）Foulkes ①他の患者にわかってもらえた． ②自分1人が悩んでいるのではない． ③人のふりを見て自分の問題について学ぶ． ④具体的な説明や示唆を受ける． ⑤集団全体の無意識が活発になる． 2）Yalom ①他の患者が良くなるのをみて，自分もという希望を持つ． ②自分1人が悩んでいるのではない． ③情報の交換． ④他の患者を助けて，自分が役に立っている． ⑤自分の家族の中で体験したことの繰り返し． ⑥人付き合いが上手になる． ⑦人のまねをしながら自分の行動を考える． ⑧対人関係から学ぶ． ⑨グループがばらばらにならないこと． ⑩語ることによって重荷を下ろす． ⑪究極的には人は自分1人で現実に対決し，責任をとる．

（鈴木純一：集団精神療法の実践．近藤喬一，鈴木純一（編）：集団精神療法ハンドブック．pp143-160，金剛出版，1999 より引用）

達成目標

●初級

　所属機関で行われているさまざまな子どもへの集団療法，親へのガイダンスグループや心理教育のグループにコ・リーダー(co-leader)として参加する．参加しているグループのリーダー(leader)や治療スタッフの果たしている役割を観察する．また参加している子どもの様子や変化，そしてグループの変化していくプロセスを観察する．グループの開始時刻と終了時刻を守ること，集団療法のなかで盛り上がってくる子どものプレイに加わること，そしてプレイが行きすぎたときには限界設定を行うこと，衝動的な問題行動を起こしやすい注意欠如・多動性障害(ADHD)や対人関係に過敏で被害的になりやすかったりかんしゃくを起こしやすい広汎性発達障害(PDD)に付き添ったり，近くで寄り添うように見守りながら参加するといったことを経験する．

●中級

　所属機関で行われているさまざまな子どもへの集団療法，親へのガイダンスグループや心理教育のグループにコ・リーダー，あるいはリーダーとして参加する．そして集団療法を振り返るレビューでは，リーダーの役割を努めて，集団療法のなかで観察したことから，何が起こったか，メンバーが何を言ったか，それはどうしてか，といった"仮説"を立て，それらをまとめて報告する．その報告を基にして参加したスタッフ全員で，グループで何が起こったのかを検討し，さらにスタッフの関わり方について吟味をする．

●上級

　自分で活動集団療法(AGT)，活動-面接集団療法(AIGT)を企画して，開始してみる．子どもを対象に集団療法を始めて，①一緒にグループを運営する人を見つけること(一人では病院のなかで緊急事態が起こったときに対応ができなくなるため)，②メンバーの選択に細やかな配慮をすること(スタッフを手助けしてくれるようなメンバーを数人加えておくこと)，③柔軟でしかも毅然とした態度でバウンダリーを守ること，④グループで表出された感情に率直に応えること，⑤参加しているスタッフとともにレビューを行うこと，⑥上級医師からスーパービジョンを受けることを経験する．

◎推薦図書
1．相田信男：実践・精神分析的精神療法―個人療法そして集団療法．pp195-202，金剛出版，2006
2．青木省三，鈴木啓嗣，塚本千秋：思春期神経症の治療における「たまり場」の意義―関係の生まれる培地として．集団療法　6：157-160, 1990
3．Lomonaco S, Scheidlinger S, Aronson S：Five decades of children's group treatment-An overview. Journal of Child and Adolescent Group Therapy 10：77-96, 2000
4．森岡由起子，山本佳子：思春期の社会療法：デイケア，SSTなど．中根　晃，牛島定信，村瀬嘉代子(編)：詳解　子どもと思春期の精神医学．pp282-289，金剛出版，2008
5．齊藤万比古：不登校の児童・思春期精神医学．金剛出版，2006
6．河合健彦：精神療法の適用と留意点(集団精神療法)．齊藤万比古(総編集)：子どもの心の診療入門．pp255-260，中山書店，2009
7．鈴木純一：集団精神療法の実践．近藤喬一，鈴木純一(編)：集団精神療法ハンドブック．pp143-

160，金剛出版，1999
8. 鈴木純一：集団精神療法を実施する際のちょっとしたヒント．精神科臨床サービス 9：473-478，2009
9. 渡部京太：集団療法．精神科治療学 23(増)：87-92，2008
10. 渡部京太：集団精神療法を通じた若手精神医への力動的精神療法の教育．青年期精神療法 8：36-42，2011
11. Kymissis P, Halperin DA：Group Therapy with Children and Adolescents. American Psychiatric Press, Washington, DC, 1996
12. Aronson S, Scheidlinger S：Group Treatment of Adolescents in Context. International Universities Press, Madison, 2002

〔渡部京太〕

E 治療介入技法

6 行動療法

治療技法の要約

a. 行動療法の特徴

　行動療法は，学習に関する諸原理や方法に関する研究を臨床の問題の理解と変容に応用する心理療法として出発した治療法である．その後，表1のような代表的な理論とそこから生まれた多数の技法を包含した広範な治療法として発展している[1,2]．以下のような特徴がある．
　1) 問題を概念としてではなく，具体的な行動（思考，情緒，運動すべてを含む精神活動）でとらえ，どのような状況でどのような精神活動が生じるのかという刺激-反応の見方をする．
　2) 問題解決のための治療目標を具体的に明確にし，その変容を目指す．
　3) 学習による変化を期待し，「行動」の変容のためには，どのような体験が必要であるかという考え方をする．
　4) 観察可能あるいは定義可能なパラメータ（例えば，点数化した不安の程度，ある行動の頻度や持続時間，脈拍などの生理学的な測定）を用いて，試行する治療の効果を検証する．

b. 行動療法の治療の進めかた

　行動療法は図1のように，問題の評価と治療的介入を繰り返しながら進められる．まず，患者や家族が困っている問題を具体的な行動として把握し，その行動がどのようにして起こり，どのようにして維持されているかを刺激-反応の連続として分析する．これを行動分析という．図2は，確認行為を伴う強迫性障害患者の行動分析の例であるが，このように，対象となる行動に関して刺激-反応の連鎖を明らかにするのをミクロ的な行動分析という[3]．また，こうした一連の行動は，他の問題（例えば，家庭内不和，職場不適応，経済的な問題，抑うつなど）とも影響しあっており，それらの刺激-反応の関係も明らかにしていくが，これをマクロ的な行動分析という[3]．これらを基に，問題のどこを治療の対象にしてそれがどのようになればよいかを検討して，それを変えるための方法についての治療仮説を立てる．その際，問題に応じて，理論や技法を選択する．そして，それを実施して効果を検証し，段階的にレベルを上げたり，方法を修正したりしながら治療は進められる．

c. 行動療法の適用領域

　行動療法の技術は疾患を問わず，生活技術や社会技術の獲得や対処行動の形成など，日常

臨床で随所に用いられているが[4]，ここでは特に効果が認められている代表的な適用領域について述べる．

a）不安障害（強迫性障害，パニック障害，PTSD，社交不安障害など）

曝露法が中心で，問題や目的に応じて反応妨害法，認知再構成法，種々の不安対処法の形成，社会技術訓練などが組み合わされて用いられる．

b）統合失調症

興奮や攻撃行動などの不適応行動を対象とした刺激統制法や，適応的な生活技術や社会技術の学習のためのモデリング，強化法などが用いられる．集団でプログラム化した社会技術訓練（SST）も広く行われている．

c）精神遅滞，自閉性障害などの発達障害

生活技術やコミュニケーション技術，自傷行為や攻撃行動などが治療の対象となり，課題分析，モデリング，強化法，シェイピング，刺激統制法などが適用されている．また，障害児の親を代理治療者として訓練して機能させる親訓練プログラム[5]も広く行われている．

治療介入技法理解へのチェックリスト

☐ 問題を具体的な行動（思考，情動，運動）として把握するという行動療法の考え方を理解できる
☐ ミクロ的，マクロ的な行動分析（刺激-反応分析）を理解できる
☐ 治療の対象と目標の明確化について理解できる
☐ 行動療法の代表的な理論とそこから生まれた治療技法の概略を理解できる
　　☐ 応用行動分析理論…強化法，刺激統制法，プロンプティング
　　☐ 新行動 S-R 仲介理論…曝露法，曝露反応妨害法
　　☐ 社会学習理論…モデリング，セルフモニタリング
　　☐ 認知行動療法理論…認知再構成法
☐ 代表的な疾患の治療プログラムの概略を理解できる
　　☐ 強迫性障害
　　☐ パニック障害

治療技法理解のための自由ノート

表1 行動療法に関する中心的な理論とそこから生まれた主な治療技法

1) 応用行動分析理論
   強化法，刺激統制法，プロンプティング
2) 新行動 S-R 仲介理論
   系統的脱感作法，曝露法，曝露反応妨害法
3) 社会学習理論
   モデリング，セルフモニタリング
4) 認知行動療法理論
   認知再構成法

〔飯倉康郎：行動療法概論．飯倉康郎（編著）：強迫性障害の行動療法．p13, 金剛出版, 2005 より引用〕

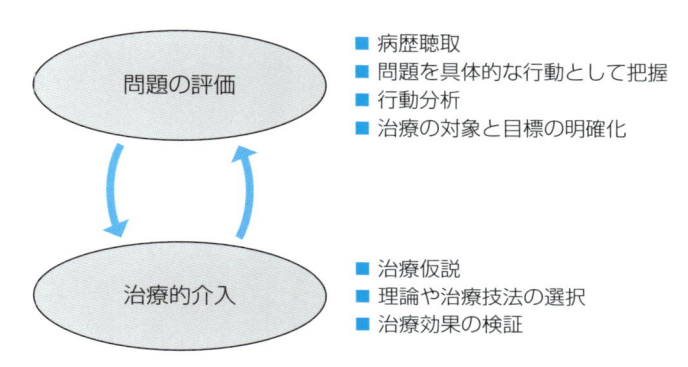

問題の評価
- 病歴聴取
- 問題を具体的な行動として把握
- 行動分析
- 治療の対象と目標の明確化

治療的介入
- 治療仮説
- 理論や治療技法の選択
- 治療効果の検証

図1 行動療法の治療の進め方

〔飯倉康郎：行動療法概論．飯倉康郎（編著）：強迫性障害の行動療法．p15, 金剛出版, 2005 より引用〕

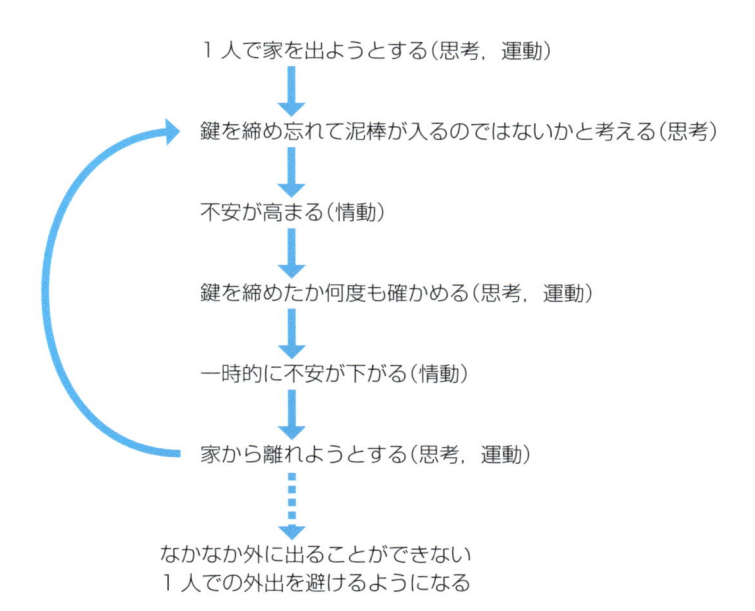

1人で家を出ようとする（思考，運動）
↓
鍵を締め忘れて泥棒が入るのではないかと考える（思考）
↓
不安が高まる（情動）
↓
鍵を締めたか何度も確かめる（思考，運動）
↓
一時的に不安が下がる（情動）
↓
家から離れようとする（思考，運動）
⋮
なかなか外に出ることができない
1人での外出を避けるようになる

図2 確認強迫のミクロ的な行動分析の例

〔飯倉康郎：行動療法概論．飯倉康郎（編著）：強迫性障害の行動療法．p17, 金剛出版, 2005 より引用〕

達成目標

●初級

　指導者の強いサポートのもと，具体的な病歴聴取，行動分析のしかた，治療方針の立て方，治療技法の選択と具体的な用い方について学習することが望ましい．そのためには，主治医となって時間をかけてじっくり患者と向き合うことが必要である．それによって行動療法の面白さと難しさを体験できると思われる．入院施設がある医療機関であれば入院治療から始めたほうが患者と接する時間が長くとれたり，改善や悪化の過程をじかに見ることができるなどのメリットがある．曝露法を用いた不安障害の治療，必要な行動を形成することや環境調整して不適応反応を減らすことによる適応障害の治療などは行動療法を深く理解するために体験すべきケースである．少なくとも1例，著明に改善したケースを担当すると自信がつき，さらに行動療法への興味が増すことが期待できる．この時期は，少なくとも2例ケースカンファレンスで症例報告をしてスーパービジョンを受けることが望ましい．

●中級

　行動療法治療者としての自立を目指す段階である．すなわち，問題のアセスメント（病歴聴取，行動分析など）から治療方針（治療対象や目標の明確化，治療技法の選択などの治療仮説）を立てて施行し治療効果を検証するという過程を，ある程度自分1人で行えることを目指したい．指導者には，常にサポートしてもらうのではなく，必要時に適宜相談してアドバイスをしてもらうくらいのスタンスが望ましいであろう．入院治療では，看護師やコメディカルスタッフと連携したチーム医療をある程度リーダーシップをとって行えることを目指したい．行動療法の考え方を強迫性障害やパニック障害などの不安障害や適応障害の治療だけでなく，薬物療法を含めた精神科一般臨床に応用することができるようになることを目指したい．ケースカンファレンスに2例以上症例報告することが望ましい．

●上級

　外来治療や入院治療において，行動療法のアセスメントから治療的介入までを，自分1人で積極的，主体的に行動療法の考え方を用いた治療ができるようになることを目指したい．また，治療への動機づけを適切に行うことができたり，ハプニングに対して柔軟な対応ができるようになりたい．この段階では，自らの治療だけではなく，初級者への指導も行うべきである．指導することによって自らの臨床技術も向上することが期待できる．チーム医療では，リーダーシップをとって，看護師やコメディカルスタッフと連携したり指導したりできるようになることが望ましい．精神科臨床のさまざまなケースに対して，行動療法の技術を応用できるようになることを目指したい．ケースカンファレンスでは，自ら症例報告するだけではなく，他の治療者のケースにも積極的に意見を述べてディスカッションを活発にしたい．

◎引用文献

1) 山上敏子:行動療法の展開. 山上敏子(編):行動療法. pp12-31, 岩崎学術出版社, 1990
2) 飯倉康郎:行動療法の適応拡大と技法の修正. 臨床精神医学 32:1171-1177, 2003
3) Emmelkamp PMG:Anxiety Disorders:A Practitioner's Guide. pp55-67, Wiley, New York, 1992
4) Bellack AS, Hersen M, Kazdin AE(ed):International Handbook of Behavior Modification and Therapy. 2nd ed, Plenum, New York, 1990
5) Bellack AS, Hersen M:Dictionary of Behavior Therapy Techniques. Pergamon Press, New York, 1985〔山上敏子(監訳):行動療法事典. pp152-153, 岩崎学術出版社, 1987〕
6) 飯倉康郎:行動療法概論. 飯倉康郎(編著):強迫性障害の行動療法. pp9-36, 金剛出版, 2005

◎推薦図書

1. 山上敏子:行動療法〈2〉. 岩崎学術出版社, 1997
2. 山上敏子:行動療法〈3〉. 岩崎学術出版社, 2003
3. 山上敏子:方法としての行動療法. 金剛出版, 2007
4. 飯倉康郎:精神科臨床における行動療法—強迫性障害とその関連領域. 岩崎学術出版社, 2010
5. 飯倉康郎:(認知)行動療法から学ぶ精神科臨床ケースプレゼンテーションの技術. 金剛出版, 2010
6. 青木省三, 中川彰子(編):精神療法の実際. 専門医のための精神科臨床リュミエール(11), 中山書店, 2009

(飯倉康郎)

E 治療介入技法

7 認知行動療法

治療技法の要約

　認知行動療法(cognitive behavioral therapy；CBT)は，1950年代にAaron Beckによって考案された認知療法を基盤に，60年代後期から軽度のうつに応用されその効果が認められようになった．その後，行動療法などと融合しながら，不安障害，最近ではパーソナリティ障害や統合失調症，さらには身体化の諸症状などにも応用されてようになり現在のCBTが形作られた．CBTの効果については数多くの実証的な効果研究がなされ，無作為割り付け試験(RCT)の結果などによっていくつかの精神疾患についてその効果が認められている．また，実施形態も個人精神療法だけでなく，集団精神療法，最近ではインターネットや携帯端末を用いた強度の低いCBTも提供されるようになっている．

　CBTでは問題は2つの原因から発生すると考える．現実に起こっていることについての解釈が不適切である場合(認知の問題)と現実にそぐわない問題解決法(行動の問題)を選択している場合にあると考え，実際に困難のある場合には行動変容を行い，実際に目前に困難がない場合には現実を受け入れるために認知変容を実施する．具体的な目標を設定し，患者と介入者の協働によって目標設定を目指す．CBTの大まかな手順は，協働的な関係構築を行い，問題の査定，心理教育を通して，認知行動モデル，心のしくみや問題の発生のメカニズムについて理解してもらい，認知行動モデルに自分自身を当てはめてもらうために自己モニターを宿題という形で実施してもらう．さらに，問題焦点に徹して，具体的な目標設定を行い，その目標達成のために，行動的な介入(行動活性化，曝露，アサーション訓練など)，または認知的な介入(認知再構成の諸手法，guided discoveryなど)を実施する．結果的に現実にそぐわない認知の修正や新しい問題解決法などを取得することで，感情的な安らぎを得る．

　対象者が子どもの場合は，相手の認知的な成熟度に合わせた介入が必要となる．行動的介入(トークンエコノミー法などの報酬を用いた介入やスキル訓練など)を優先的に考え，認知的な介入は，相手の準備度に合わせ，物語・漫画・アニメなど親しみやすい題材を用意しフレキシブルに対応する．

治療介入技法理解へのチェックリスト

- ☐ 対面型ではなく，協働的で問題焦点型の治療関係作りのためのコミュニケーション技法を学ぶ．特に子どもとの関係作りを知る
- ☐ 心を分割し，出来事に対して考え，感情，行動，身体がどのように反応し関係し合っているかを把握する
- ☐ 心理教育で患者に公式を渡すことをマスターする．心を分け，反応をノーマライズする（年齢に合わせたプレゼンテーションを知る）
- ☐ CBTで使われる査定のツールを知り使い方をマスターする(BDI, QIDS, K6, K10, HAM-Dなど)．特に子ども用のツールにも精通する．
- ☐ セルフモニタリング，習慣活動表など，患者の問題を外面化する技法を身につける
- ☐ アラームとしての負の感情の同定と，その背後にある意味を理解する
- ☐ 目標設定の方法をマスターする．具体化，数値化するなど患者が理解しやすく到達できる具体的な目標設定をする
- ☐ 事例概念化の技法を理解し，患者の問題を定式化することをマスターする
- ☐ 非現実的な考え方のいくつかのパターンを同定できるようにする（完璧主義，「べき思考」など）
- ☐ 相手のレベルに合わせた認知的な介入法をマスターする（カラム式認知再構成，思考記録など）
- ☐ 相手のレベルに合わせた行動的な介入法をマスターする（週間活動表，曝露など）
- ☐ 相手のレベルに合わせた問題解決技法について学習しマスターする
- ☐ CBTの構造化について知り，各セッションの流れ，また治療全体の構造を理解する
- ☐ ホームワークの重要性を理解し，出し方をマスターする
- ☐ 動機づけ面接についてマスターする（特に子どもの動機づけについて）

■ 治療技法のための自由ノート

心の仕組み図

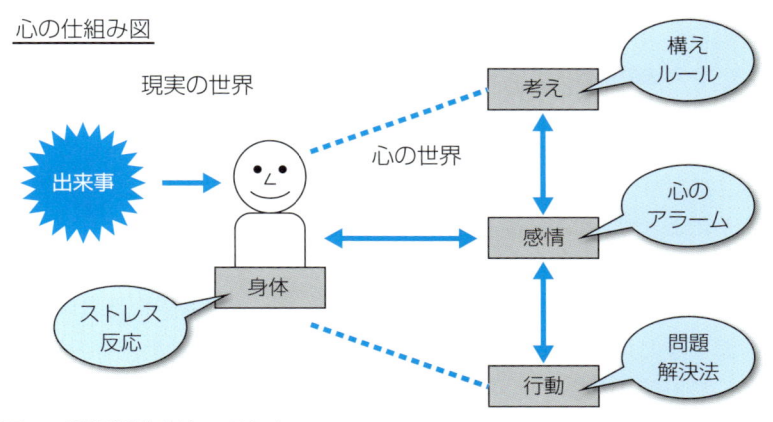

図1 認知行動療法の考え方
（堀越　勝，野村俊明：精神療法の基本．p40，医学書院，2012より改変して引用）

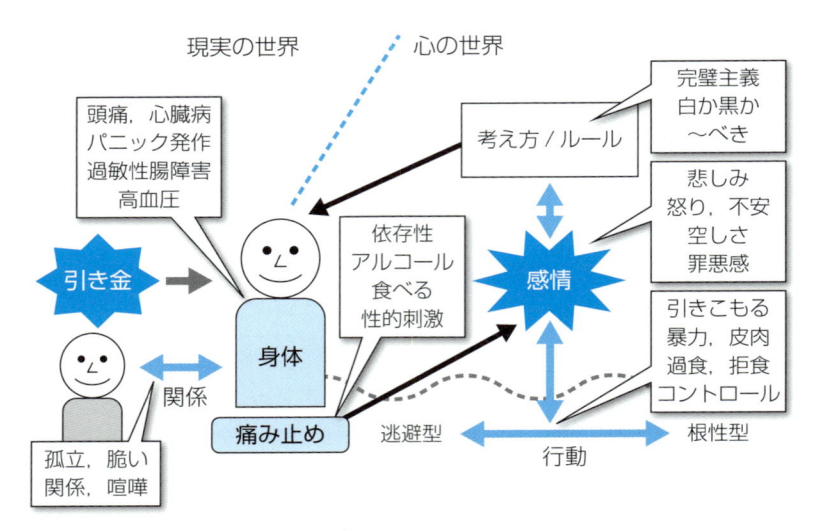

図2 心の仕組み図（症状マップ）
（堀越　勝，野村俊明：精神療法の基本．p40，医学書院，2012 より改変して引用）

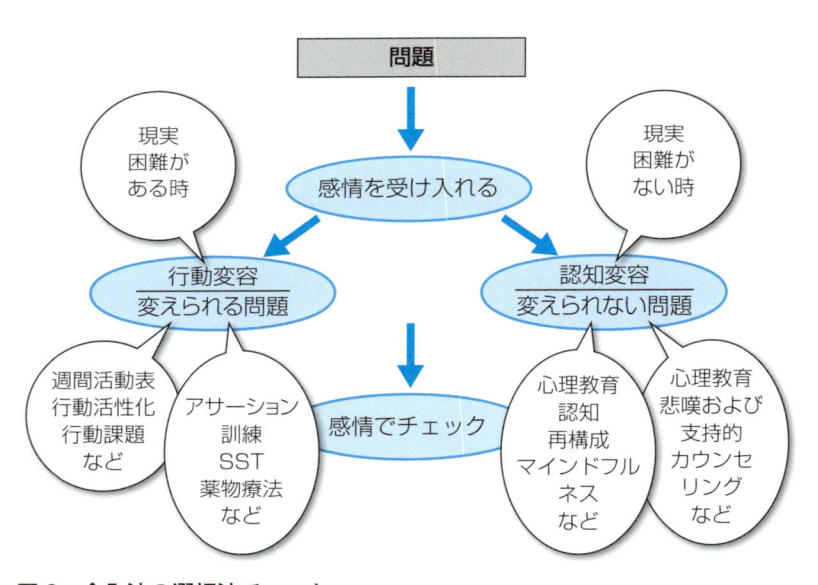

図3 介入法の選択法チャート

　CBT では，図1のように4つの領域に分けて心をとらえる．身体，考え，感情，そして行動である．出来事に対して，それぞれの部分がどのように反応し，その反応がパターン化されているかによって，問題が発生し維持される．

　心の問題は症状として，心の4つの領域に現れる．一般的に出来事が引き金になり，身体反応（緊張，パニック，不眠など），認知（完全主義，べき思考，白黒思考など），感情（悲しみ，不安，怒りなど），行動（回避，逃避，ひきこもり，統制行動，暴力など）が現れる．また，関係として，孤立や喧嘩などが結果として現れることもあるが，それが引き金となる場合もある（いじめ問題など）．また，逃避行動の一部として，痛み止めがある．簡単に不快感

や不安などの負の感情を緩和するものを選ぶ(アルコール，薬物，ネット依存，アクトアウト，リストカットなど)(図2).

図3は，典型的なCBTの介入方法である．問題が起こり，患者が問題を持ってきた場合，まず問題の種類はどうであれ，相手の感情を受け入れる．そして，現実困難のある場合には，行動への介入を考え，現実困難のない場合には，認知への介入を考える．両側への介入もありうるが，介入は奏効したかどうかは，患者の感情変化によってチェックする．

達成目標

●初級

CBTを効果的に実施するためには，患者との協働的な関係構築が重要である．その関係を築いたうえに，実験主義，guided discoveryなどのCBTの諸手法を有効に用いることができる．したがって，初級段階でマスターする必要のある事柄として，以下の数点を挙げることができる．

まず，支持的・共感的な対応と関係作り，危機介入，精神科医としての基本的な薬物療法である．またCBTの基本的なコミュニケーションとして，心を分割し患者のケースに当てはめるというような心理教育やguided discoveryのために質問技法を身につける．また，対象者が若年層の場合には，共通の話題を見つけるなど相手に対する興味と受容をわかりやすく示せるようにする．

●中級

CBTの基本を学習．可能であれば，比較的シンプルなうつ病のケースから始めて，スーパービジョンを受けながら1〜2例事例体験する．

認知的な発達を考慮し，まずは認知的ではない行動的な介入(behavior modification)についての技法を修得することが望ましい．認知行動療法は協働的実験主義なので児童を動機づけたりホームワークなどに工夫を加えたりする必要がある．児童や思春期の患者の場合，親または重要な他者と同居していることがほとんどであるため，親への働きかけや親を巻き込んでの介入が必要不可欠となる．そのため親への心理教育や親のコミュニケーションや子育て技法についても見地を広めておく必要がある．

●上級

症状に特化されたCBT，例えば，全般性不安障害(GAD)，社会不安障害(SAD)，強迫性障害(OCD)などの不安障害や注意欠如・多動性障害(ADHD)，広汎性発達障害(PDD)などの発達障害や統合失調症，双極性障害，摂食障害，行為障害，不眠などについての訓練を受けることが望ましい．または後進の指導にあたりCBT初級者に対するスーパービジョンを実施し，可能であればスーパービジョンのスーパービジョンを受けることが望ましい．

個人だけでなくグループCBTや入院患者のCBTでは多職種と協働してことにあたることになるので多職種とのコミュニケーションや協働的にケースをマネジメントすることを学ぶことが望まれる．

◎引用文献
1) 堀越　勝, 野村俊明：精神療法の基本. pp39-50, 医学書院, 2012

◎推薦図書
1. March JS, Silva S, Petrycki S, et al：Fluoxetine, cognitive-behavior therapy, and their combination for adolescent with depression：Treatment for adolescents with depression study (TADS) randomized controlled trial. JAMA 292：807-820, 2004
2. Ollendick TH, King NJ：Empirically supported treatments for children and adolescent：Advances toward evidence-based practice. In Barrett PM, Ollendick TH (eds.)：Handbook of Interventions that Work with Children and Adolescents：Prevention and treatment. pp3-25, Wiley, New York, 2004
3. March JS：Cognitive-behavior psychotherapy for children and adolescents with OCD：a review and recommendations for treatment. J Am Acad Child Adolesc Psychiatry 34：7_18,review, 1995
4. ロバート・D・フリードバーグ，バーバラ・A・フリードバーグ，レベッカ・J・フリードバーグ(著)，長江信和，元村直靖，大野　裕(訳)：子どものための認知療法練習帳. 創元社, 2006
5. ロバート・D・フリードバーグ，ローリー・E・クロスビー(著)，長江信和，元村直靖，大野　裕(訳)子どものための認知療法練習帳ガイドブック. 創元社, 2008
6. ポール・スタラード(著)，下山晴彦(訳)：子どもと若者のための認知行動療法ワークブック―上手に考え，気分はスッキリ. 金剛出版, 2006
7. ポール・スタラード(著)，下山晴彦(訳)：子どもと若者のための認知行動療法ガイドブック―上手に考え，気分はスッキリ. 金剛出版, 2008
8. 松丸未来，下山晴彦，ポール・スタラード：子どもと若者のための認知行動療法実践セミナー―上手に考え，気分はスッキリ. 金剛出版, 2010
9. J. S. マーチ，K. ミュール(著)，原井宏明，他(訳)：認知行動療法による子どもの強迫性障害治療プログラム―OCDをやっつけろ！. 岩崎学術出版社, 2008
10. 上林靖子(監修)，北　道子，河内美恵，他(編)：こうすればうまくいく　発達障害のペアレント・トレーニング実践マニュアル. 中央法規, 2009
11. 齊藤万比古(総編集)，松本英夫，傳田健三(編)：子どもの心の診療シリーズ(4)，子どもの不安障害と抑うつ. 中山書店, 2010
12. 石川信一：子どもの不安と抑うつに対する認知行動療法―理論と実践. 金子書房, 2013
13. ステファン・G・ホフマン(著)，伊藤正哉，堀越　勝(訳)：現代の認知行動療法―CBTモデルの臨床実践. 診断と治療社, 2012

（堀越　勝）

E 治療介入技法

8 遊戯療法

治療技法の要約

a. 遊戯療法を学ぶ意義

　遊びが表現手段であり交流手段でもある遊戯療法は，子どもの精神療法の代表的な技法の1つであるため，児童精神科医を目指す医師は必ずその概略を理解していることが求められる．実際の臨床では，医師は親面接，心理士は遊戯療法といった形で主治医と治療者を分けた協働の形をとる治療となることがほとんどであることから，遊戯療法がどのような経験を子どもに提供し，何が期待でき，何を避けるべきかといった治療の概略を知らないまま医師が心理士に子どもの精神療法を丸投げするということでは，子どもの治療が成功するはずもなく，また心理士との信頼関係も形成されないだろう．さらに，遊戯療法に治療者として関わる経験は，子どもの心を対象とする医師として子どもとどのように交流し，どのように治療同盟を形成するか，そしてどのように本質的な問題に切り込んでいくのかという主治医として，また治療者として欠くことのできない「感覚（世に"センス"と呼ばれているものとほぼ一致する）」を磨いてくれるトレーニングの機会としても意義深い．

　現在のわが国で実施されている遊戯療法はきわめて折中的な技法といわざるをえない．とはいうものの遊戯療法と呼ぶからには，その基盤に遊戯療法の提唱者であるAxline[1]の「非指示的遊戯療法」の8つの基本原則が治療姿勢として保持されていなければならない．例えば，子どもと同じ高さの目線で遊び心と中立性を持って遊びを見守ること，遊びの空間と時間という治療構造を守ることが治療を守るということ，あるいは遊びは子どもが主導し，治療者は子どもに受け入れられる方法でそれに反応するといった遊戯療法の基本的枠組みは，いずれもAxline流の遊戯療法論に基づいたものであることを承知しておきたい．

b. 遊戯療法と児童分析

　Axlineの遊戯療法以前に，子どもの精神療法としてはKlineやAnna Freudに始まる遊びを媒介とする精神分析技法である「児童分析」が存在していた．現在でも純粋に児童分析を実践しているKline派やAnna Freud派の治療者は存在するが，その一方で現在の遊戯療法家は児童分析が開発してきた技法論や発達論の重要な部分を自らの固有の技法に取り入れていることが多い．治療者の眼前で展開する遊びの象徴的な意味の展開をたどり，そのストーリーを読み取り，それに有効な反応を返すためには，治療者は今ここで(here and now)展開する遊びが表現している内的な願望，防衛，葛藤などの心理機制を各発達段階の特性と照合し，対人的関係性の発達という文脈から再構成するという力動的心理学ならびに力動的発達論を動員することになる．遊戯療法と児童分析の決定的な相違はこうして読み取ったス

トーリーと症状形成との関連，あるいは不適応的人間関係との関連についての解釈を，遊戯療法は遊びの行動として，あるいは遊びに登場する治療者が託されたキャラクターの言葉や行動に託して子どもに返すのに対して，児童分析は基本的に言語的な解釈を行うという点であるだろう．このような折衷性を意識的に自らの技法体系とした児童分析家が Howorth である．Howorth は遊戯療法のなかで遊びの活動を力動的に理解しながら，その理解を基盤とした「返し（reflection）」を登場するキャラクターの言動に託すと同時に，しばしばその読みを「今は返さない」で遊びを見守るという，時機を待つ，禁欲的な姿勢を推奨している．この Howorth の児童分析における姿勢は，非指示的遊戯療法の原則がきちんと守られていると同時に力動心理学的理解に支えられているという意味で文字どおり折衷的である．

c. 遊戯療法（導入期）

　遊戯療法はその時間的経過に従って導入期，作業期，終結期と分類され，その各期には特有な配慮がなされねばならない．導入期は初回セッションとその後の通常 10 回ほどの段階で，子どもが遊戯療法という活動の枠組みを知り，場としての安定性・一貫性（部屋，時間，治療者が固定されていることによって形成される）を実感でき，ここで自分の内面を表現するという腹が決まるまでの時期といってよいだろう．初回にまず行うべきことは自己紹介を行った後に，例えば「ここではあなたは○○時から△△分間，あなたの好きなように遊ぶことができます．ただ，この部屋の物を壊したり，あなたや私がけがをしたりするような遊びはそれ以上プレイを続けられなくなるのでやってはいけません．ここで遊んだものも持ち帰ることはできません．では始めましょう．」といったように枠組みを説明することである．衝動性の高い子どもでは，導入期のプレイは破壊的衝動性を治療の枠に収めるための教育的な関わりが優勢な段階でもある．

d. 遊戯療法（作業期）

　導入期の終盤から徐々に子どもの遊びは奔放さが現れ始め，治療者を攻撃する遊び，競い圧勝する遊び，治療者やプレイルームの玩具（アイテムを汚す，あるいは競う）を汚すといった活動が優勢になる．その頃が次の段階である作業期の開始段階である．作業期を通じて遊びの内容は，競い合い，力を誇示し，圧倒したがるエディプス期的活動，汚したり，ため込んで与えることを拒んだり，それを一気に放出したりといった肛門期的活動，食べ物を作ったり，それを与えたり，むさぼり食ったり，かみついたり，食物を取り上げたりという口唇期的活動が重層的に現れては消えていく．ここでいう「重層的に現れる」ということは複数の幼児期発達段階の活動が同じセッションで出現することである．治療者はこの多様な遊びの活動に流れる複数のストーリーを読み解きながら遊びに加わっていくことになる．

　作業期の遊びはおおむね治療者そのもの，あるいは治療者の託されたキャラクターに対する子どもの直接的な働きかけであることが多いが，やがて作業期の後半に入って治療者とともに冒険の旅に出るような，両者が横並びで何者かに挑むといった活動に展開していくことも多い．作業期の後半は，子どもと治療者が並び立つ遊びであろうと，横並びの遊びであろうと，子どもは同じ遊びのテーマ（ある幼児的発達段階の願望や葛藤に関わる活動）を繰り返すことがみられるようになる．これは精神分析でいう徹底操作の作業にほかならず，このよ

うな活動が優勢になった段階を作業期とは別に徹底操作期と呼ぶこともできる．

　作業期には子どもは遊びに熱中し，想像的であり，万能的であり，当然ながら退行的（文字どおり幼児返り）である．治療者は作業期にもあくまで子どもの遊びを尊重しつつ遊びの相手，あるいは遊びの同伴者となりながら，子どもの活動のストーリーを読み続ける．いうまでもなく，治療者は読み取ったストーリーの理解をすべて子どもに返すわけではない．今がタイミングと感じるテーマを取り上げ，自分の持つキャラクターの台詞や行動に託してそのテーマを深める遊びへの介入を行う．また治療者は子どもが展開し始めた遊びをいきなり中止して他の遊びに移ってしまうとき，それを「遊びの中断」ととらえ，そこに展開しつつあったストーリーが示唆する課題に子どもはまだ近づけないのだということ，しかしいずれはそれが重要な課題となるだろうことを知ることができる．

　作業期，なかでも徹底操作期は子どもが自らの解決したい課題と取り組んでいる課題であり，重要な課題であるからこそ繰り返し取り組まねばならないということを理解していなければならない．

e. 遊戯療法（終結期）

　このような作業が続く経過で，ある時期から以前ほど熱心に遊ばない，どこか飽きた様子を示す，学校の活動や友人との付き合いのほうがよいと口にするようになるなど，それまでの遊びへの没頭ぶりとは異なる，少し白けた姿勢が優勢になってきたことに治療者は気づくことになる．これこそ治療者が最初に終結期の開始を意識する瞬間といえるだろう．もちろんそこでただちに遊戯療法を終わるということは勧められない．こうした姿勢が持続するようであれば親と終結の時期を話し合い決定するタイミングであるだろう．最終回の遊びはこれまでの遊びの内容をサーッ，となぞるような遊びとなったり，相変わらず気乗りしない様子の遊びであったりする．以前に遊んだ遊具や玩具を眺めて懐かしそうにするといった行動もみられるだろう．そして時間となると子どもはいつも以上にあっさりと帰っていく．むしろ，名残惜しそうなのは親のほうである．これは理想的な終結である．子ども自身が別れを非常に惜しみ，せつながるといった反応は未解決な重要課題が残っていることの徴候であるのかもしれない．あっさりと帰っていく子どもに対して，治療者もまた静かに，淡々と，そして温かい視線で子どもを見送るべきである．

　遊戯療法の適応となる精神疾患は多様であるが，不安障害，転換性障害，解離性障害，気分障害，二次障害化した排泄性障害など，以前なら小児神経症や小児心身症と呼ばれた子どもたちが中心となる．発達障害は第1選択とは言い難く，二次障害的な併存疾患に展開した発達障害で初めて適応となると考えるべきだろう．精神病性障害はその急性期には適応とならない．もちろんこれらには例外も多い．さらに適応を左右する重要な要因として年齢がある．遊戯療法は幼児期，学童期（小学生年代半ばまで），ならびに青年期開始期（小学校高学年）では盛んに選択されるが，中学生になると治療抵抗が高まることもあって，あまり選択されなくなる．しかし，中学生はまだまだ言語的交流を通じた精神療法にはなじめないことが多く，「言語的交流を遊戯療法的に」といった感覚で精神療法を実施することになる．

治療介入技法理解へのチェックリスト

- ☐ 遊戯療法のおおまかな内容について説明できる
- ☐ 遊戯療法の適応について説明できる
- ☐ 遊戯療法の基本原則について説明できる
- ☐ 治療構造を守ることができる（遅刻しないなど）
- ☐ 力動的発達論の口唇期の心性について少しは説明できる
- ☐ 同じく肛門期の心性について少しは説明できる
- ☐ 同じくエディプス期の心性について少しは説明できる
- ☐ 遊戯療法の症例を経験したことがある
- ☐ それについてスーパービジョンを受けたことがある
- ☐ 心理士に遊戯療法を依頼したことがある
- ☐ 心理士の行った遊戯療法経過を一緒に検討したことがある

治療技法のための自由ノート

表1　非指示的遊戯療法の基本原理

1. 治療者は，できるだけ早くラポートの確立を目指し，子どもとの温かい親密な関係を発展させねばならない
2. 治療者は，子どもをそのまま受け入れる
3. 治療者は，気持ちを完全に表現する自由が保障されていることを子どもが感じられるようなおおらかな気持ちを治療関係に打ちたてる
4. 治療者は，子どもが表現している気持ちの認知に敏感であらねばならず，その気持ちを子どもが自分の行動への洞察を得られるような方法で返さねばならない
5. 治療者は，自分の問題を解決できる子どもの能力への深い尊敬を持ちつづけ，それが解決するための機会を提供する（ただしそれを選択し実行するか否かは子どもが決めることである）
6. 治療者は，どのようなやり方でも子どもの行動や会話を指示してはならない，すなわち治療は子どもが先導し，治療者はそれに従うのである
7. 治療者は，治療を急がず，治療とはゆるやかに進行するものであることを心得ていなければならない
8. 治療者は，治療を現実の世界に根づかせるのに必要な，そして治療関係における自分自身の責任を子どもに気づかせるのに必要な最小限の制限を設ける

［Axline VM：Play Therapy. Houghton Mifflin, Boston, 1947〔小林治夫（訳）：遊戯療法. pp95-96, 岩崎学術出版社, 1972〕］

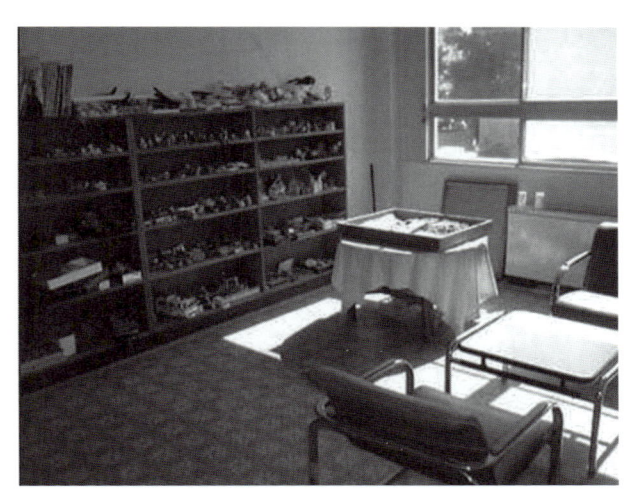

図1　遊戯療法室（プレイルーム）の一例

達成目標

●初級
　他の医師や心理士が行った遊戯療法の検討会に参加し，遊戯療法について聞いたことがある．さらに，遊戯療法についての推薦図書のいくつかを読んだことがある．適応疾患は何か理解しており，遊戯療法の概要について説明できる．

●中級
　遊戯療法の治療者として少なくとも1症例以上の経験をし，少なくとも1症例以上の遊戯療法について指導医あるいは心理士のスーパービジョンを受けた．さらに推薦図書による学習を続けている．

●上級
　自分1人で遊戯療法を実施でき，振り返りができる．他の治療者による遊戯療法症例について系統的にコメントできる．心理士に依頼した遊戯療法症例について，心理士と各セッションの検討を続けながら協働することができる．

◎引用文献
　1）Axline VM：Play Therapy. Houghton Mifflin, Boston, 1947〔小林治夫（訳）：遊戯療法．pp95-96，岩崎学術出版社，1972〕

◎推薦図書
　1．Winnicott DW：Playing and Reality. Tvistock Publications Ltd, London, 1971〔橋本雅雄（訳）：遊ぶことと現実．岩崎学術出版社，1979〕
　2．Haworth MR：A Child Therapy：Hour by Hour. International Universities Press, Madison, 1990〔齊藤万比古（監訳）：ある少年の心の治療―遊戯療法の経過とその理論的検討．金剛出版，1997〕

〈齊藤万比古〉

E 治療介入技法

9 入院治療

治療技法の要約

　入院治療は，精神症状や問題行動が深刻化して危機介入が必要な症例や，家族と分離した治療が必要な症例が主な対象となる技法である．

　外来治療が「限られた時間のなかで」「非日常的な診察室という場で」「単独の治療者として（あるいは少人数のスタッフが）」治療を行う構造であるのに対し，入院治療は「24時間」「病棟や教育施設という日常生活の場を提供して」「さまざまな職種のスタッフがチームとして」，治療を行う構造である．

　外来では，子どもが入院治療に対して抱く，自責感・絶望感・罪悪感・見捨てられ感・入院への不安などのさまざまな感情を汲みながら，子どものなかに入院に対する肯定的な感情が少しでも育つように努める．医療保護入院など子どもにとって不本意な入院になる場合には「これはあなたのための入院」であり，「罰のための入院」や「親を守るための入院」ではないことをしっかりと伝えていく．保護者に対しては，不本意な入院をさせることで生じる子どもの感情を一緒に背負っていく覚悟を共有していくよう支持していく．

　導入期では，子どもが入院生活に適応できるための支援と，子どもの症状や行動特性，対人関係の特徴，家族の課題などをチームで協力して再評価し，治療の目標や起こりうる問題について共有することである．

　作業期では，個人精神療法，薬物療法，集団療法などの構造化された治療により，それぞれの子どもの症状の改善や課題の克服，心理的成長を促していく．また，子ども同士の交流や集団への参加を促進したり，対立やいじめなど子ども間で起こるさまざまな出来事に対しては治療的・成長促進的な介入をしていく．さらに，家族の課題を親面接や合同面接で治療的に取り扱い，家族会なども組み合わせながら保護者の支持機能の回復を促していく．

　終結期ではそれぞれの子どもの症状の改善の状態や，対処能力および対人関係能力の向上，家族関係の改善，家族の支持機能の向上など，さまざまな側面から評価を行い，子どもや家族と退院に向けた準備を開始する．子どもや保護者と，入院に至った課題について振り返ったり，現在の状態について一緒に評価したり，退院後の生活のイメージを話し合っていく．また，退院後の学校生活について原籍校の教師と密接に連携していくことになる．なお，中学3年の3月まで入院を継続する場合には，「進路選択」も重要な作業となる．さらに，子ども本人は退院できる状態まで改善したが，当面は保護者の養育機能が著しく低下した状態が続くことが予測され，自宅には「帰せない」と判断した場合には，児童相談所と密接に連携し，児童養護施設などへの入所も検討することになる．

　一般精神科・身体診療科を問わず，臨床研修の第一歩は，入院患者の担当医となって上級医の指導を受けながら診断や治療について学ぶのが常識である．児童精神科領域では，専門

に入院治療を行える医療機関がきわめて少ないことから，入院治療の研修の機会がなかなか得られないのが現状であるが，児童精神科医を志す臨床医には必須の治療技法である．

治療介入技法理解へのチェックリスト

- [ ] 入院治療に関する精神保健福祉法に習熟している
- [ ] 入院治療の適応を理解し，外来で適切に導入できる
- [ ] 各疾患や状態像ごとの基本的な治療戦略についての知識がある
- [ ] 症例に応じた入院治療の目標や治療プログラムを適切に設定できる
- [ ] 各時期(導入期，作業期，終結期)の経過やスタッフの役割について理解している
- [ ] 入院治療における個人精神療法や問題行動に対する限界設定の方法を理解している
- [ ] 集団療法の意義や技法を理解している
- [ ] 行動制限の技法とその治療的意義を理解している
- [ ] 面会や外泊など，家族との交流を治療的に設定できる
- [ ] 家族支援(親ガイダンス，保護者会の運営など)の技法を理解している
- [ ] 集団力動を理解し，適切に介入できる
- [ ] 病棟運営やチーム医療のマネジメントの方法についての知識がある
- [ ] 教育(院内学級および原籍校)と適切に連携できる
- [ ] 虐待など，症例によって児童相談所と適切に連携できる
- [ ] 退院に向けた環境調整を適切に行える

治療技法のための自由ノート

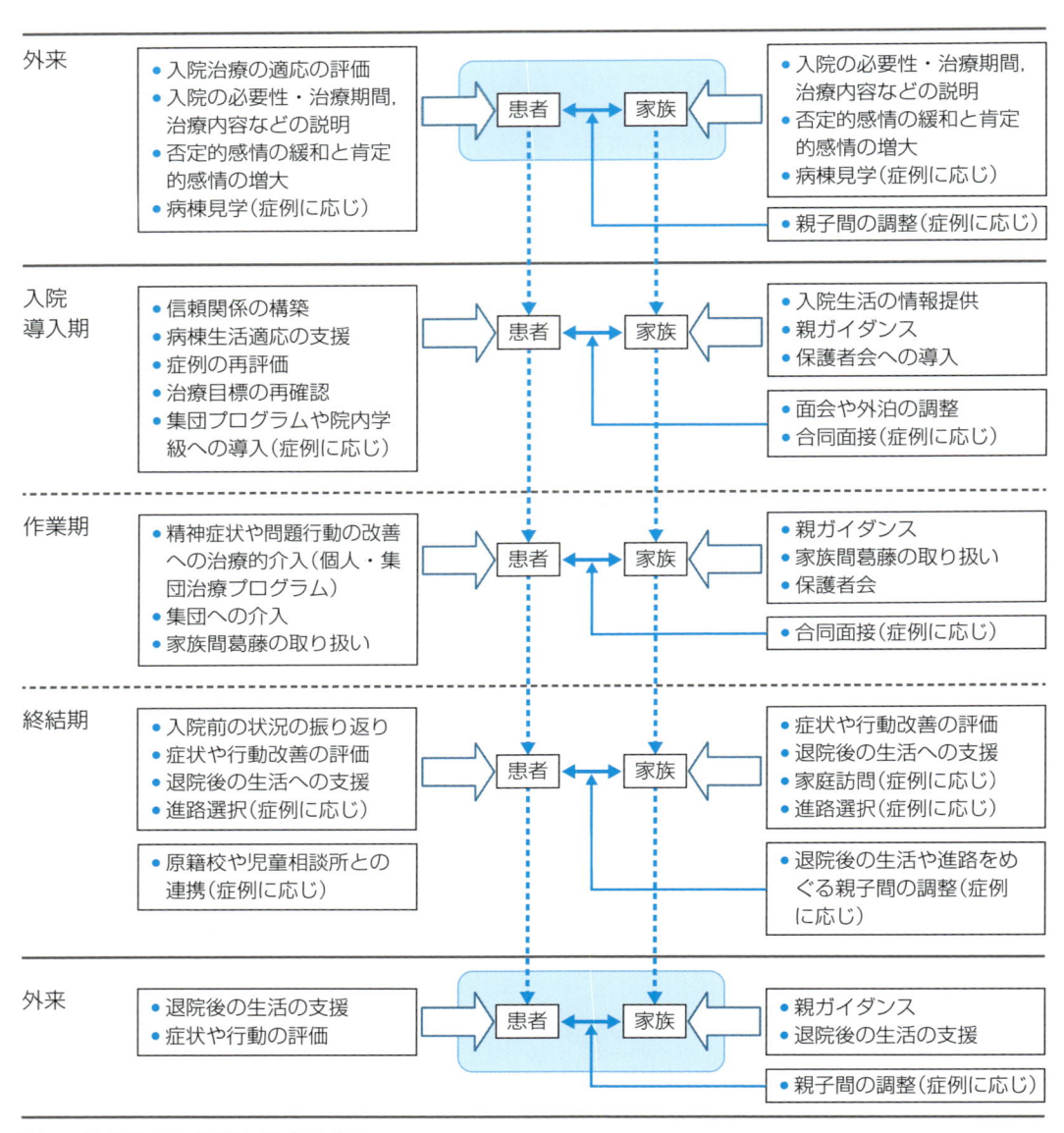

図1 入院治療の経過と治療的介入

段階	患者への介入	家族への介入
外来	・入院治療の適応の評価 ・入院の必要性・治療期間、治療内容などの説明 ・否定的感情の緩和と肯定的感情の増大 ・病棟見学（症例に応じ）	・入院の必要性・治療期間、治療内容などの説明 ・否定的感情の緩和と肯定的感情の増大 ・病棟見学（症例に応じ） ・親子間の調整（症例に応じ）
入院導入期	・信頼関係の構築 ・病棟生活適応の支援 ・症例の再評価 ・治療目標の再確認 ・集団プログラムや院内学級への導入（症例に応じ）	・入院生活の情報提供 ・親ガイダンス ・保護者会への導入 ・面会や外泊の調整 ・合同面接（症例に応じ）
作業期	・精神症状や問題行動の改善への治療的介入（個人・集団治療プログラム） ・集団への介入 ・家族間葛藤の取り扱い	・親ガイダンス ・家族間葛藤の取り扱い ・保護者会 ・合同面接（症例に応じ）
終結期	・入院前の状況の振り返り ・症状や行動改善の評価 ・退院後の生活への支援 ・進路選択（症例に応じ） ・原籍校や児童相談所との連携（症例に応じ）	・症状や行動改善の評価 ・退院後の生活への支援 ・家庭訪問（症例に応じ） ・進路選択（症例に応じ） ・退院後の生活や進路をめぐる親子間の調整（症例に応じ）
外来	・退院後の生活の支援 ・症状や行動の評価	・親ガイダンス ・退院後の生活の支援 ・親子間の調整（症例に応じ）

a. 入院治療の主な治療プログラム

①個人療法：主治医による個人精神療法，遊戯療法を含む心理療法，認知行動療法，個別の精神科作業療法など

②集団療法：集団精神療法，集団による精神科作業療法，ソーシャルスキルトレーニング，入院児童とスタッフによるミーティングなど

③**身体的治療**：薬物療法，経鼻栄養など
④**家族支援**：主治医による親ガイダンス，看護師による面談，精神保健福祉士による相談，家族療法，病棟家族会など
⑤**教育**：院内学級などへの登校，原籍校への試験登校など
⑥**社会体験**：学校と合同で行う野外活動，修学旅行など

b. スキルアップのために必要なこと

①担当していない入院患者の精神病理や行動特性，家族の状況，治療方針などを，診療録やカンファレンスなどで学ぶ．そのうえで以下のような機会を利用して多くの入院患者と接し，介入の技法を学ぶ．
　1)自由時間にデイルームなどで交流する．
　2)集団療法など構造化された集団プログラムに積極的に参加する．
②カンファレンスなどで担当患者の見立てや治療的介入などについて学ぶ．担当外の症例についても学ぶ．
③個人スーパーバイズを受け，精神病理，治療技法，治療者自身の特性などについて理解を深める．
④上級医師や同僚と気軽にケースについて話し合える場を作る．

達成目標

●初級

　入院治療に関する精神保健福祉法に関する知識を身につけている．入院治療の適応や治療経過，治療技法についての知識を身につけている．担当していない入院患者の精神病理や行動特性，家族の状況，治療方針などを，診療録やカンファレンスなどで学び，症例の見立てや各疾患の治療的介入方法についての知識を身につけている．また，集団療法など構造化された集団プログラムに参加したり，自由時間にデイルームで交流するなどして，子どもとほぼ適切に交流できる．指導医とともに症例を数例受け持つ．見立てや治療計画，チーム医療のマネジメント，学校や児童相談所の連携などは，随時指導医と相談する必要がある．指導医も患者を診察する必要がある．また，症例によっては親面接を指導医が担当する必要がある．

●中級

　指導医とともに主治医を数例〜10例程度経験している．入院治療の適応を適切に判断でき，導入期，作業期，終結期の治療目標をほぼ適切に立てることができる．指導医が患者と面接する必要性はほとんどなくなっている．ただし，治療の重要な局面では指導医が面接を行う必要がある．親面接や家族合同面接は指導医と相談しながら行い，指導医も直接参加しなければならないこともある．チーム医療のマネジメント，学校や児童相談所の連携などは，指導医と相談しながら行う必要がある．直面化や限界設定の治療的意義，行動制限の技法とその治療的意義を理解している．主治医以外の患者や集団に対する治療的介入の知識を

身につけている．家族会の意義や運営方法についての知識を身につけている．

● **上級**

　統合失調症，気分障害，強迫性障害，摂食障害，自傷や他害などの二次障害を伴う発達障害など，児童精神科の入院治療の代表的疾患の主治医を経験している．見立てや治療，親ガイダンスについて，カンファレンスや個人スーパーバイズにより間接的な指導は必要とするが，指導医を設定しなくても主治医の役割は果たせる．また，主治医を経験していない疾患についても，大まかな治療戦略をイメージできる．直面化のタイミングや行動制限の必要性の判断をほぼ適切にできる．主治医以外の患者や集団に対しても，ある程度治療的介入ができる．家族会においては，主治医でない家族へのコメントや運営はまだ十分にはできないが，主治医の保護者であればほぼ適切にコメントできる．看護スタッフや精神保健福祉士，心理士など，チーム医療のマネジメントもほぼ適切に行え，学校や児童相談所の連携もほぼ適切に行える．

　◎推薦図書
　1．若林慎一郎，山崎晃資(編)：児童精神科臨床 3 [入院治療 1]．星和書店，1982
　2．藤原　豪，小倉　清(編)：児童精神科臨床 4 [入院治療 2]．星和書店，1982
　3．齊藤万比古：登校拒否の入院治療．精神科治療学 6：1141-1148，1991
　4．成田善弘(編)：青年期患者の入院治療．金剛出版，1991
　5．齊藤万比古：児童精神科における入院治療．児童青年精神医学とその近接領域 46：231-240，2005
　6．山崎　透：児童精神科の入院治療—抱えること，育てること．金剛出版，2010

〔山崎　透〕

E 治療介入技法

10 発達障害への療育

治療技法の要約

　「療育」とは，ドイツ語圏の小児科領域で発展した"Heilpädagogik"をもとに昭和初期の整形外科医である高木憲次が提唱した包括的な概念である．発達に障害のある子どもを対象とし，発達の促進と生活の質の向上を目的とする治療技法であり，その内容には診断と親への告知，治療教育計画の設定，発達促進と保育・教育，家族への支援，成人期の支援などが含まれる[1]．発達障害に対しては，今のところ有効とされるいかなる治療法も発達障害の症状そのものを完全に消失させることはできない．したがって，症状をできるだけ消失させ正常発達に近づける，いわゆる「治癒」を目標とすることをいったん棚上げにし，家庭や学校など日常生活を送る環境に働きかけることによって，二次的な問題の発生を最小限にとどめ，特有の育ち方と生活の質を保障することに目標の重点が置かれるようになっている．

　療育に携わる専門家は，医療，教育，福祉に関する高い専門性を持ちながら，同時に地域社会における子どもの「育ち」や「社会的人生」に多職種チームで多軸的に関与する姿勢が求められる．このような考え方は，リハビリテーションの基本理念と共通し，近年わが国にも多大な影響を及ぼしている米国のTEACCHプログラムの理念も，基本的には同様である．

治療技法理解へのチェックリスト

- ☐ 主な発達障害の症状と経過について理解している
- ☐ 発達障害に関する主要な心理学的仮説について理解している
- ☐ 「療育」概念の由来を知り，通常の医療や教育との異同を理解している
- ☐ 療育によって達成可能な治療目標と，療育の限界を知っている
- ☐ 発達障害の個々の主要な課題に対する療育的アプローチを知っている
- ☐ チーム・アプローチにおける児童精神科医の役割について理解している
- ☐ 療育スタッフが作成した評価書に対するスーパービジョンができる
- ☐ 保護者を対象とした支援プログラムを企画できる

治療技法理解のための自由ノート

表1　多軸ケア・モデルによる療育

Ⅰ軸	子どもの療育と医療
Ⅱ軸	家族の学習支援と心理的支援
Ⅲ軸	インクルージョン強化支援
Ⅳ軸	（福祉）制度・社会資源の活用
Ⅴ軸	先端技術の開発

表2　目標設定

- 本人に対して：自律スキルとソーシャルスキルの獲得促進，二次的問題の発生予防
- 家族に対して：障害特性の理解促進と精神保健
- コミュニティに対して：本人－家族－支援者のネットワークづくり

達成目標

●初級
- 主な発達障害の概念について知っており，それぞれ典型例を10例以上診断した．
- 療育機関で定期的に療育を受けている子どもを10例以上外来でフォローアップしている．
- 療育機関を3か所以上見学したことがある．
- 障害のタイプごとに診断と評価のためのツールとその使用目的を知っている．
- 一般原則としての療育のねらいについて，外来で親に説明できる．
- 療育に関連する職種とその役割について知っている．

●中級
- 問診と行動観察のみで，主要な発達障害の診断ができる．
- 発達障害の症状や生活上の問題について，外来で親に対応法を説明できる．
- 個々の症例に最適な評価バッテリーを選択できる．
- 症例の特性に応じた療育チームおよび関係機関との連携のプランを立てることができる．
- 他職種の支援計画，支援記録，情報提供文書などの書き方についてスーパービジョンできる．
- 支援検討会議で的確にコメントできる．

●上級
- 基礎的な定型発達のパターンを知り，問診と行動観察のみでおおよその発達段階がわかる．
- 7歳前後の子どもを診察して，発達障害の特性と知的水準に関する予後を説明できる．

- 親を対象としたグループワークができる．
- 子どもを対象とした集団療育についてスーパービジョンできる．
- 関連職種を対象とした研修会を企画し，自ら講師を務めることができる．
- 支援検討会議のスーパービジョンができる．

◎**引用文献**

1) 日戸由刈，本田秀夫：療育．「精神科治療学」編集委員会（編）：「精神科治療学」第23巻増刊号：児童・青年期の精神障害治療ガイドライン（新訂版）．pp107-112，星和書店，2008

◎**推薦図書**

1．清水康夫，本田秀夫（編著）：幼児期の理解と支援—早期発見と早期からの支援のために．金子書房，2012

（本田秀夫）

E 治療介入技法

11 ペアレント・トレーニング

治療技法の要約

　ペアレント・トレーニング(PT)は，発達障害の親対象に行われる心理-社会的治療の1つであり，医療機関・家族からの要望の多い治療手技である．現在国内ではさまざまなプログラムが実施されているが，本項では注意欠如・多動性障害(ADHD)の診断治療ガイドライン[1,2]に紹介されている国立精神保健研究所と奈良とで共同開発したプログラムを紹介する．

　PTとは，親が子どもの特性に応じたかかわり方を身につけることで，子どもの不適応行動を減らし，適応行動を増やすことを目的としたグループ療法である．親子関係のやりとりの悪循環(図1)からの脱却や親の養育の自信を増すことも目的に含まれている．対象児はADHD児に限らず，アスペルガー障害や高機能自閉症などの幼児(4歳以上)から小学6年生くらいまでで，言葉でのやり取りが可能な児が望ましい．参加する親については，グループの他のメンバーを攻撃したり，理解力が弱い場合以外は，親自身の参加の意思があれば適応可能である．通常は1グループ6名程度で行われるが，慣れないうちは3〜4人など少人数から始めてもよい．1回のセッションは，「ウォーミングアップ(子どものよかったエピソードの報告など)→前回ホームワーク(HW)報告→テーマ学習(配布資料による)→HW提示」という流れで行う．標準的な10回のプログラムの場合は，おおむね隔週で半年間かけて行うが，個別ブースターセッション(事前事後評価のレポート提示)も持ったほうがよい．

　PTでは，行動を3つに分けて一貫した対応をする(表1)ことで，子ども自身が好ましい行動に気づき，行えるように，親の方からかかわり方を変えていく．治療開始時点で，今の(本人も周りも)困った状態は，本人のわがままや親の養育の失敗によるものではなく，発達のアンバランスによること，そしてかかわり方のツボを押さえて本人のできることを増やしていくことが重要であることを必ず確認しておく．好ましい行動を増やしていくためには，行動療法の理論に基づいて行動の流れ(図2)を観察・記録するようにする．そして，行動そのものでなくその前後の様子にも注目して，「目標行動」を意識して，それができやすいように工夫していくことが肝要である．また，「(この年齢なら)できて当たり前」と見過ごさず，普段からささいな頑張りもほめていくようにする．

　行動観察とほめることが家庭内で定着し，親子関係の悪循環が改善してきたら，指示の出し方を学び，練習していく(図3)．予告するときには，必ず本人の注意をひいて目を合わせて，本人が実行可能で納得できる約束として指示の内容を伝える．一度にたくさんの指示を出すのではなく，短くわかりやすく指示を出し，その際はCCQ(Calm：穏やかに，Close：近づいて，Quiet：静かに)を心がけるようにする．警告やタイムアウトは非常に難しいため，ほめることで好ましい行動を増やしておくこと，上手な無視(ほめるために待つ)で減らしたい行動も少なくしておくことを目指すようにする．無視は本人の存在無視ではなく，好まし

い行動のみ注目を外しつつ，必ずほめることを併用することを親が誤解しないように注意したい．

治療技法理解へのチェックリスト

- [ ] 「行動」とは目に見えて，数えられるものであることを知っている
- [ ] 治療導入時に親の養育方法を否定することなく，参加動機を持たせることができる
- [ ] 応用行動分析のABC（前の状況―行動―結果・対応）から，子どもの行動への介入のヒントを親にアドバイスできる
- [ ] 行動を3つ（好ましい・好ましくない・許しがたい）に分けて，一貫した対応をすることの意味を親に説明できる
- [ ] 親が子どもの好ましい行動を見つけ，ほめられるように支援していくことができる
- [ ] 子どもの目標行動について，親と相談しながら設定できる
- [ ] 指示の出し方のポイント（予告，CCQで指示，ほめて終了）を具体的に説明できる
- [ ] 無視（ほめるために待つ）を誤解されずに親に説明することができる
- [ ] ホームワークシートの書き方を説明できる
- [ ] 親がホームワークシートの報告をする際に，適切なフィードバックができる
- [ ] 子どもとのかかわり方を親自身が考え，実践し，それをセッションで報告できるように支援していくことができる
- [ ] 対象となっている子どもの特性を理解したうえで，親にアドバイスすることができる
- [ ] グループで行うことのメリットを知っている
- [ ] セッション内容が消化しきれず，悩む親に適切に対処，指導することができる

治療技法理解のための自由ノート

表1　行動の3つのタイプ分けとその対応法

好ましい，好きな行動 ＜増やしたい行動＞	好ましくない，嫌いな行動 ＜減らしたい行動＞	危険な，許しがたい行動 ＜すぐ止めるべき行動＞
ほめる 　よい注目を与える 　すぐ，具体的に 　時にごほうび（トークン）で強化	無視（ほめるために待つ） 　余計な注目をしない 　冷静に，中立的に 　（拒絶ではない） 　必ずほめると併用	リミットセッティング 　警告→タイムアウト 　きっぱりと，一貫して 　身体的罰はだめ 　終了したら水に流す

＊これらは，子どもに自分の行動がよくないことを気づかせ，正しい行動が何かを具体的に身につけさせるための方法

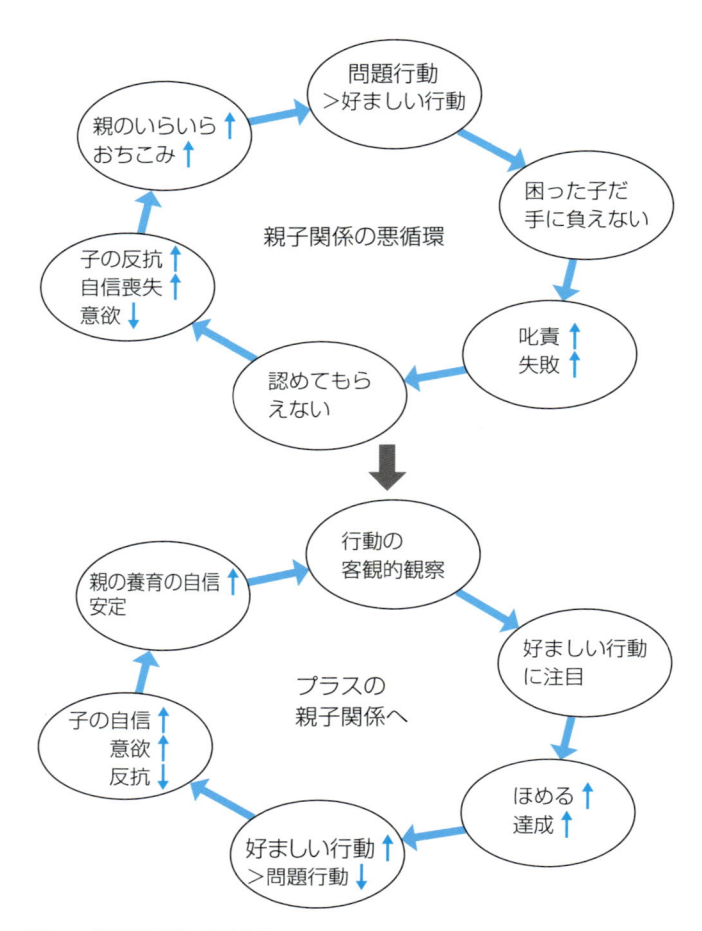

図1 親子関係の悪循環

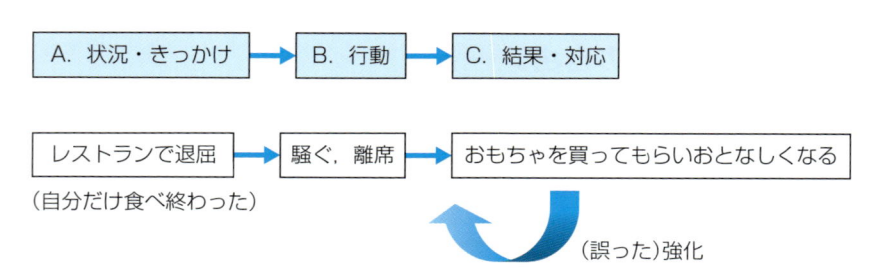

親子関係の悪循環：
問題行動＞好ましい行動 → 困った子だ手に負えない → 叱責↑失敗↑ → 認めてもらえない → 子の反抗↑自信喪失↑意欲↓ → 親のいらいら↑おちこみ↑ → 問題行動＞好ましい行動

↓

プラスの親子関係へ：
行動の客観的観察 → 好ましい行動に注目 → ほめる↑達成↑ → 好ましい行動↑＞問題行動↓ → 子の自信↑意欲↑反抗↓ → 親の養育の自信安定 → 行動の客観的観察

| A. 状況・きっかけ | → | B. 行動 | → | C. 結果・対応 |

レストランで退屈（自分だけ食べ終わった） → 騒ぐ，離席 → おもちゃを買ってもらいおとなしくなる

（誤った）強化

図2 行動のABC

＊前の状況（A）を工夫してみる（例：待たなくてもよいお店に行くなど）
＊「騒ぐ」という不適応行動（B）ではなく，目標となる行動を設定して，その行動に対しての結果（C）として正の注目（ほめる）をして強化していく
（例：「漫画を読みながら座って待つ」目標行動を本人と約束し，できていたらほめて，家族が食べ終わるまで待てたらおもちゃを買うなど）

1. 予告　＜指示を出す前に，本人のそばに行って注意をひいて予告＞
2. 指示　＜CCQ（穏やかに，近くで，落ちついた声で）＞
   → 指示どおりの行動できれば **ほめる**
3. できなければ
   繰り返し指示　＜CCQを保つ＞
   → 指示に従えば **ほめる**
4. できなければ
   無視（ほめるために待つ）
   → 指示に従えば **ほめる**
5. できなければ
   警告　＜具体的に「何をしなければどうなるのか」示す，警告は1回だけ＞
   → 警告に従えば **ほめる**
6. 警告に従わなければ
   タイムアウト　＜ペナルティはきっぱり，短く＞

図3　指示の出し方からタイムアウトまでの流れ
＊予告とほめることが大切
＊指示は何回も出す必要があることを予想しておく

達成目標

●初級

　PTのグループを1度以上見学，あるいはPTの研修会に参加したことがあり，個別診療場面においてPT的対応を親ガイダンスのなかで適用することができる．具体的には，子どもの不適応行動のエピソードを場面が目に浮かぶように親から聞き出し，行動そのものへのかかわりだけでなく，行動が起こる前の状況の調整や行動の後の対応の工夫について提案できる．薬物療法を行いながら，できる行動に注目してほめるところまではアドバイスできる．子どもの行動をほめることの大切さは理解しているが，親に「ほめるところがない」と言い切られると，どのようにアドバイスすればよいのかわからなくなってしまう．

●中級

　PTのグループに1クールの半分以上参加したことがあるか，PTの指導者養成研修会（10時間以上）に参加したことがある．まだグループ運営はできないが，個別診療場面においてPT的対応を親ガイダンスとして応用することができる．具体的には，185頁のチェックリスト全14項目中10項目以上について，個別診療場面（「セッション＝診療場面」と読み換え）で意識しながら親ガイダンスを行うことができる．しかし，親ガイダンスはともすれば一方的な指導となってしまいがちであり，親自身が自発的に考えて実践するところまでは至っていない．

● 上級

　PTのグループに1クールすべてサブスタッフとして参加したことがある．グループインストラクター経験者と一緒であれば，グループ運営にチャレンジすることができる．しかし，レジュメに沿って内容の説明はできるが，うまくできずに悩む親（メンバー）に対してはまだ適切にアドバイスできず，他のメンバーの意見を導き出すところまでは熟練できていない．個別診療場面での親ガイダンスでは，185頁のチェックリスト全14項目をすべて理解したうえで，ガイダンスを行うことができる．さらに，子どもの特性に応じたアドバイスをするときには，親の心理状態や親子関係，そして子どもの中期的な経過についても意識しながら，行うことを試み始めている．また，親の意見をうまく導き出し，親自身が考えて家庭でできたことに対して，適切なフィードバックを行うことができる．

● 初級・中級・上級者共通

　PTについては，その有効性が確認[3,4]されているが，インストラクターが一定の研修を受けていないと効果が出にくい[5]ことも指摘されている．実際にPTグループに参加する機会がどれだけ持てるかについては地域差があると思われるため，PT研修を積極的に受けることが重要である．そのようなPTの研修を通して，親をねぎらい，親の話を聴き，子どもの適応行動を増やしていくための具体的な話し合いをする機会を重ねるとともに，子どもができたこと・できていないが努力していること，親ができたこと・できていないが努力していることについて，小さなことでも注目して，ほめることができるようになる．これらは，PT研修の副次的な目的でもある．

◎引用文献

1）齊藤万比古，渡部京太（編）：注意欠陥/多動性障害—AD/HD—の診断・治療ガイドライン．改訂版，pp153-160，じほう，2008
2）岩坂英巳，清水千弘，飯田順三，他：注意欠陥/多動性障害児への親訓練プログラムとその効果について．児童青年精神医学とその近接領域 43：483-497，2002
3）岩坂英巳：ペアレントトレーニングの現状と今後の展開．児童青年精神医学とその近接領域 51：11-18，2010
4）Kaminski JW, Valle LA, Filene JH, et al：A meta-analytic review of components associated with parent training program effectiveness. J Abnorm Child Psychol 36：567-589, 2008
5）Sonuga-Barke EJ, Thompson M, Daley D, et al：Parent training for Attention Deficit/Hyperactivity Disorder：is it as effective when delivered as routine rather than as specialist care? Br J Clin Psychiatry 43：449-457, 2004

◎推薦図書

1．岩坂英巳，井澗知美，中田洋二郎：AD/HDのペアレント・トレーニングガイドブック—家庭と医療機関，学校をつなぐ架け橋．じほう，2004
2．上林靖子（監）：発達障害のペアレント・トレーニング実践マニュアル．中央法規，2009
3．大隈紘子，伊藤啓介：AD/HDをもつ子どものお母さんの学習室．二瓶社，2005
4．井上雅彦（編）：家庭で無理なく楽しくできる生活・学習課題46．学研，2008
5．シンシア・ウイッタム（著），中田洋二郎，上林靖子（訳）：読んで学べるADHDのペアレントトレーニング．明石書店，2002
6．上林靖子（編）：発達障害の子の育て方がわかる！ペアレント・トレーニング．講談社，2009
7．岩坂英巳（監）：ペアレント・トレーニングロールプレイビデオ．日本イーライリリー
　　HP：https://www.adhd.co.jp/tips/parenttraining/default.aspx
8．岩坂英巳（編）：困っている子をほめて育てるペアレント・トレーニングガイドブック．じほう，2012

〔岩坂英巳〕

E 治療介入技法

12 他機関との連携

治療技法の要約

　われわれ児童精神科医が子どもの診療を行うにあたって，常に考えておかなくてはならないことがある．まず，子どもの診療が子どもの状態を評価するという側面と，支援を行うという側面に分かれていることであり，それぞれが診察室のなかだけではできないということである．子どもの状態を評価するためには，子ども自身だけではなく，子どもが暮らす環境も評価し，それぞれの相互作用について十分に検討しなくてはならない．それは子どもが環境に依存した存在であるということを考えれば当然のことである．前者は子ども自身の発達障害や精神疾患の有無はもちろん，知能や心理発達水準など，横断的かつ縦断的な評価が必要である．後者は家庭（家族関係の問題，親の精神疾患，虐待など），学校（学校の規模や教員の取り組み，友人関係など），地域（地域性，文化やしきたり）など，子どもを取り囲む環境を評価しなくてはならない．そして支援を行うにあたっては，どのような機関がその地域に存在するかを把握し，それぞれの機関の役割や機能を十分に理解したうえで，子どもの支援にとって適切な機関を選択し連携しなくてはならない．

　連携を行うにあたって問題になることは，第1に機関内での意見の相違がある場合，第2にそれぞれの機関の支援の方向に相違がある場合，第3に支援全体を俯瞰し支援の隙間を埋めていく責任者が不在である場合である．マネジメントを行う責任者が不在となってしまう背景には，リーダーシップをとるべき医師が十分な時間が取れないこと，医療的な知識，法的な知識を十分に持ち合わせた人材が限られていることなどが挙げられる．他機関との連携には，相談事業などの相談支援・早期介入，実際の事例に対するケア会議の開催，スクールソーシャルワーカーによるマネジメントなどさまざまであるが，その地域の特性に合わせた体制作りをすることが求められる．そしてその体制が，個々のケースの支援だけで終わるのではなく，普遍的なシステムとして，各機関の相互理解，スキルアップ，子どもの心の診療の啓発・発展などに寄与することが望ましい．

　以上をまとめると，他機関との連携を行うことの意味としては，①適切な評価と支援の構築，②支援機関の相互理解の醸成，③互いのスキルアップ，④それらの啓発・発展，ということができる．

治療介入技法理解へのチェックリスト

- □ 精神科的な治療を引き受けるために，自らの病院がチームとして連携できている
- □ 子どもの心の診療に関わる病院以外の機関の存在とその役割を十分に理解している
- □ 各機関の働きを規定する法律に理解がある（精神保健福祉法，児童福祉法，教育基本法）
- □ 評価に必要な情報を，他機関から得る方法を知っている
- □ 子どもと親の面接の際に，他機関からの情報も加味した多角的な評価ができる
- □ 子どもと親の面接の際に，他機関との連携の意義について説明でき，親の協力も得られる
- □ 虐待などを含む複雑な事例に対してケア会議を招集することができる
- □ ケア会議の際に適切な形での症例呈示ができる
- □ ケア会議の際に一定の支援の方向を示すことができる
- □ 連携を個々の症例で維持することができる
- □ 連携を他の症例でも生かすことができる
- □ その地域にあった，継続性のある支援体制を構築できる

治療技法理解のための自由ノート

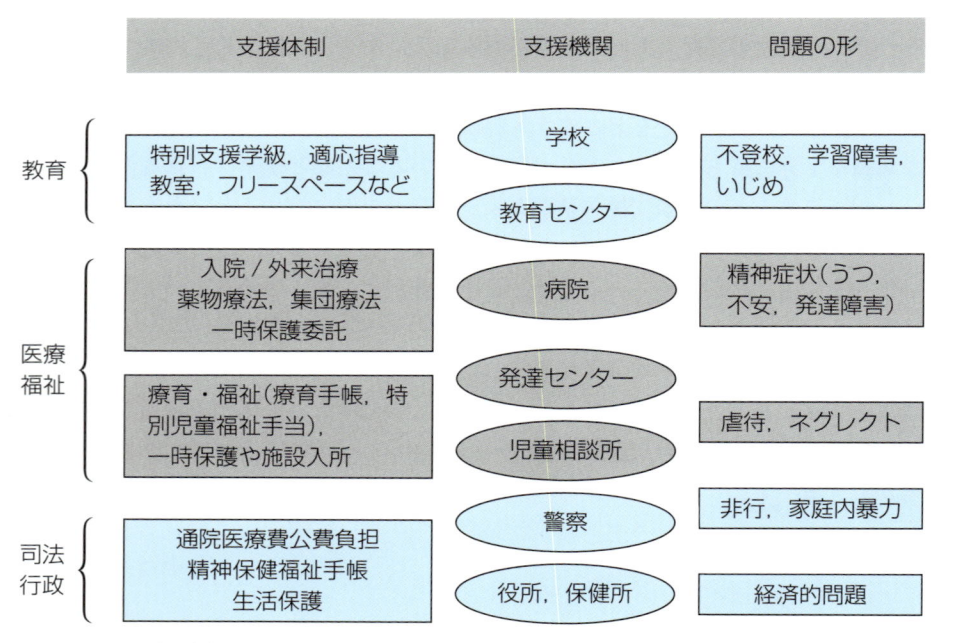

	支援体制	支援機関	問題の形
教育	特別支援学級，適応指導教室，フリースペースなど	学校／教育センター	不登校，学習障害，いじめ
医療福祉	入院／外来治療　薬物療法，集団療法　一時保護委託	病院	精神症状（うつ，不安，発達障害）
	療育・福祉（療育手帳，特別児童福祉手当），一時保護や施設入所	発達センター／児童相談所	虐待，ネグレクト
司法行政	通院医療費公費負担　精神保健福祉手帳　生活保護	警察	非行，家庭内暴力
		役所，保健所	経済的問題

図1　問題の形と支援体制，支援機関の概要
機関間で連絡を取る程度で対応できるものもあるが，問題が複雑な場合はより多くの機関で集まって情報交換や支援体制作りをすることも必要となる．

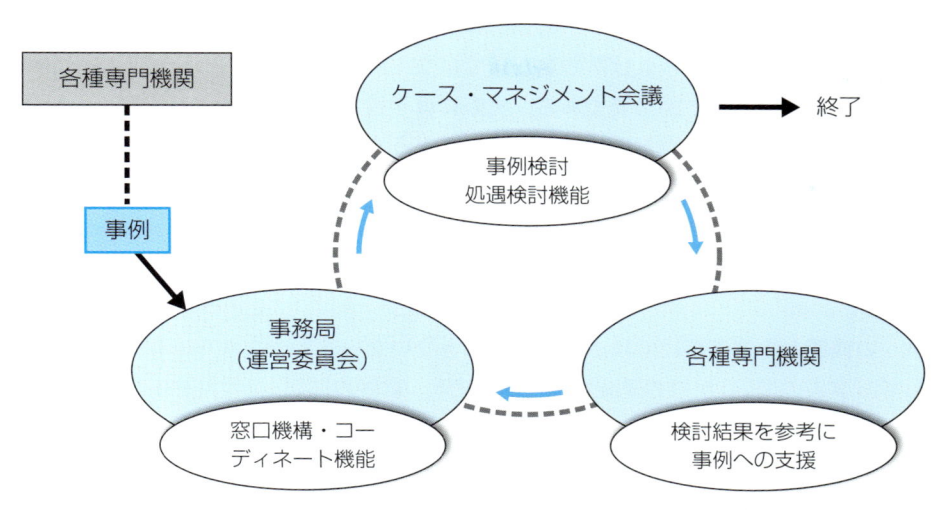

図2　マネジメント機能を含む地域の包括支援活動の例（市川システムより）

市川市では2か月に1回程の割合でケース会議を開催．支援体制の構築と維持につとめている．各専門機関より事例が上がり，事務局がケース会議を設定．その結果を各専門機関に持ち帰り支援を行う．ケースはその後も持続して会議で報告される．
（宇佐美政英：市川市および大分・別府地区における対応・連携システムについて．児童青年期精神医学会とその近接領域 48：294-304, 2007 より引用）

達成目標

●初級

　他機関との連携を行う前に，自らが勤める医療機関内で連携の意義を共有していることが重要である．そのうえで，どのような支援機関があり，どのような役割を請け負っているかを把握する必要がある．そのなかでも教育機関（学校）との連携は連携の基本といってよい．この時期にはまず教育機関との連携を取れるようになることが肝要であろう[1,2]．外来では親から，学校への不満，学校への遠慮，学校への感謝などさまざまな思いを聞くことになる．その際に学校と子どもの関係や，それに対する親の思いについて適切に情報収集をすることができなくてはならない．保護者の辛さは受け止めなくてはならないが，親と学校が反目し合ったままでは事態は好転しないだろう．まずは批判的な評価を避け，互いの関係の決定的な悪化を防ぐことが重要である．そのためには，保護者の許可を取ったうえで，学校の教師と情報交換を行い，問題の構造全体をそれぞれの視点から把握すること，つまり評価を正確に行うことに全力を注がなくてはならない．これが本格的な連携の基礎となる．

●中級

　評価が十分に行えたら，医療機関としてできることを明確にしなくてはならない．また医学的な見地から，好ましい支援についてまず保護者に伝える必要がある．保護者にそれを伝えたのち，保護者が直接学校と話し合うことができるのであれば，保護者に動いてもらうことを優先する．それが困難な場合は，やはり親の許可を取って教師と話し合いの場を持つべきである．これは支援に向けた小さな連携（単機関との連携）といえる．この際注意が必要な

のは，書面による情報提供である．書面による情報提供は，診断名などが一人歩きをして誤解を招く場合が多い．できれば診断名だけではなく，疾患の概念について正確な知識や具体的な対応法を伝えることが必要である．実際には学校で困っていることを始めに聞いたうえで，それに対する具体的な対応法を伝えると事がうまくいくように思う．この時期には同様の小さな連携を学校以外の機関とも行えないといけない．このような小さな連携を通して他機関の役割を十分に把握することができるだろう．

● **上級**

単一の機関との連携だけでは十分に対応できないケースが少なからず存在する．その背景として，本人の問題(疾患の重症度なども関与)，家族の問題(親の精神疾患，虐待やネグレクト，経済的な困窮)，環境の問題(地域の特殊性，社会資源の乏しさ)などが複雑に影響し合っていることが多い．このようなケースでは緊急性が高い場合も多く，それぞれの機関と情報交換をすることは時間のロスともなりうる．適切にトリアージを行ったうえで適切な危機介入を行い，その後に多機関によるケース会議の開催を考えなくてはならない．これは先程述べた小さな連携に対比させると，大きな連携といえる．参加機関の選定も慎重に行わなくてはならない．医療，行政，司法，福祉など多岐にわたる支援が必要な場合には，PSWなどの専門知識を持ったスタッフを確保できるとなおよい[2]．ここで重要なのは，このようなケース会議を複数行う際に，1つのケースだけで終わるのではなく，その地域に合った機能的なケアシステムの構築を念頭に置いて，ケース会議を行わなくてはならないということである．ケース会議を5例以上行った段階で，普遍的なシステムの構築に向けた何らかの提案ができることが望ましい[3]．またこの段階では，各職種の専門性にこだわりすぎずに，他職種の役割を共有できる柔軟性が求められる[1,4,5]．

◎ 引用文献

1) 田中康雄：教育と児童精神医学にある協働を考える．児童青年期精神医学会とその近接領域 48：463-468, 2007
2) 熊本県精神保健福祉協会, (社団)熊本県社会福祉士会：熊本県におけるスクールソーシャルワーカー実践に関する調査研究・活動報告書．2010
3) 三村孝一, 弟子丸元紀, 立石徳隆：こころの健康アドバイザー事業を発足させて．第33回全国学校保健・学校医大会報告集, pp172-177, 2002
4) 近藤直司：児童・思春期のネットワーク支援と人材育成—山梨県立精神保健福祉センターと山梨県福祉保健部としての取り組み．児童青年期精神医学会とその近接領域 48：311-315, 2007
5) 宇佐美政英：市川市および大分・別府地区における対応・連携システムについて．児童青年期精神医学会とその近接領域 48：294-304, 2007

◎ 推薦図書

1. 齊藤万比古, 渡部京太：注意欠如・多動性障害-AD/HD-の診断治療ガイドライン．じほう, 2008
2. 斎藤利郎(訳)：教育カウンセリングと家族システム．現代書林, 2002

〈牛島洋景〉

E 治療介入技法

13 子どもの精神科救急

治療技法の要約

　身体科であれ，精神科であれ，救急医療とは患者の緊急の医療ニーズに即応するシステムであるという点に変わりはないが，あえて対比していえば身体科救急が「救命」を最優先に構築されているのに対し，精神科救急では「安全確保（むろん救命も含む）」「（当事者のみならず関係者への）安心の提供」を最優先に構築されている．このような観点からすると児童精神科救急とは，急性の精神症状や危険な問題提起行動を呈する子どもへの対応（狭義の児童精神科救急）だけでなく，身体的な危機であると同時に精神的な危機にも陥っている子どもへのコンサルテーション・リエゾン活動や，虐待や犯罪被害および加害，自然災害被災などへの対応（広義の救急）も含まれることになる（表1）[1]．この項目においては，特に入院病床をもつ児童精神科病院における救急外来（狭義の児童精神科救急，多くは地域の基幹病院が担っている）で必要となる治療手技や留意点などを中心に述べたい．

　救急外来において何よりも優先されるのは，生命の安全を守ることである．自殺企図や自傷行為，大量服薬については，まず身体科救急を受診させることが原則となる．その際，受診先にこちらから連絡をとり，必要時には往診を行うことや，安全が確保されればこちらで対応する旨を伝えておくと，病院同士の信頼関係に寄与することになる（病病連携）．

　救急外来を受診する子どもの多くが，自ら希望して来院するのではなく，家族らによって

表1　精神科救急の対象となる状態

狭義の精神科救急の対象となる状態
1. 統合失調症の発症による錯乱や精神運動興奮
2. 躁状態（双極性障害）による精神運動興奮
3. 物質乱用による急性中毒症状・離脱症状
4. 各種のパニック（特に広汎性発達障害などの発達障害を背景にもつもの）
5. 危険な行動（示威的な行動や解離性の行動を含む）
6. 深刻な希死念慮の訴え
7. 自傷行為や自殺企図の救命後
など

その他，広義の児童精神科救急の対象となる状態
1. 深刻な触法行為や犯罪をなしたとき
2. 深刻な家庭内暴力や校内（対教師・対生徒）暴力をなしたとき
3. 深刻な事件・事故の被害にあったとき（死別体験も含む）
4. 深刻な事件・事故に遭遇した，目撃したとき
5. 虐待を受けているとき
など

〔塚本千秋，大重耕三：技術としての精神科救急医療　D 特定事例群の救急・急性期医療（児童思春期）．平田豊明，分島　徹（責任編集）：専門医のための精神科臨床リュミエール13 精神科救急医療の現在．中山書店，pp223-229, 2009の本文・表をもとに作成〕

仕方なく(あるいは,無理やりに)連れてこられている.診察医はその点を十分に理解したうえで,細心の注意を払いながら,子どもと向き合い,丁寧に診察することを心がけたほうがよい.救急外来の診察でも,通常の診察と同様に,子どもの問診,身体診察,家族たちからの病歴の聴取,各種臨床検査などを行う.まず誰のニードによる受診なのかを理解するとともに,子どもが受診についてどのように理解しているのかも把握する.子どもと家族が同席し面接にするか,分離した面接とするかの判断も必要である.主訴(あるいは主問題),現症,現病歴,生育歴(養育環境,発達経過も含む),生活歴などを丁寧に聞き取りながら,暫定的な児童精神医学的な評価を固めて今後の治療方針を示す.その際,保護者だけでなく,子どもにも理解できる言葉で説明して同意を得ることとなる.

　幻覚妄想状態を認めても,精神病性障害と決めつけず,小児科医や小児神経科医などと連携して身体疾患による症状性精神病や器質性精神障害の鑑別を行うことが必要となる.例えば,頭部画像検査(CTやMRIなど),脳波検査,内分泌系・自己免疫系なども含む血液検査,髄液検査などを行うことが鑑別に有用となる.近年,抗NMDA受容体脳炎を含む辺縁系脳炎が児童思春期年代においても少なからず認められ,幻覚妄想状態を呈する場合があることが指摘されている[2〜4].また,近年薬物乱用が青少年においても広がりを見せ,若年化が進んでいる.気軽に手に入りやすい脱法ハーブ乱用の問題は深刻である.幻覚妄想,興奮,意識障害などの症状を起こすこともあり,鑑別に挙げておくべきである[5,6].

　子どもの精神運動興奮や希死念慮が激しく,放置すれば,本人や家族に著しい苦悩や危険が予測され,その場での保護が必要と考えられる場合には入院治療を提案する.事態が混乱し,情報不足で外来診察のみでは十分なアセスメントができない場合には,評価のための一時入院を提案することもある.入院は,精神保健福祉法に則って行われる.入院が必要にも関わらず本人の同意能力がないときなどには,医療保護入院などの非自発的入院とすることもあるが,その際には精神保健指定医の判断が必要となる.入院が必要なほど深刻な事態ではなかったり,救急外来での処置で一定の安定が得られたりする場合は,外来での治療となる.

　被虐待や虞犯行為・触法行為がある子どもの場合は,救急外来でのアセスメントに加えて,児童相談所や警察などの司法矯正機関と連携の必要性が出てくる.精神医学的なアセスメントは,他機関が子どもの処遇を検討する際に役立てられることが多い.基本的に,他機関連携は橋渡しではなく,外来入院問わず同時関与の形でなされることが望ましい.また同時に,他機関に対して医療の役割を明確化して伝えることも必要である.

　入院時,興奮が強く暴れ続けるなど制止がきかないときは,①薬物投与による鎮静を行うか,②鎮静せずに意識清明なまま病棟に向かうかの判断が必要となる.子ども本人の安全はもちろん,スタッフの安全にも留意しなければならない.薬物による鎮静の適用は,それぞれの事例の状況や性質に応じて柔軟に決定されるべきことであるが,統合失調症の急性精神病状態においては,幻覚妄想などの病的体験の存在が子どもに強い恐怖を与えており,抗精神病薬などによる鎮静(内服,静脈注射,筋肉注射)が治療的に働くと考えられる.入院時に隔離や身体拘束などの行動制限が必要な場合もある.その際,当然ながら精神保健福祉法の規定に従って精神保健指定医の判断が必要である.

　子どもの精神科救急には,さまざまな倫理的問題をはらむことに留意しなければならな

い．例えば，医療者が大人のニードに従って処遇を決定してしまうことで，入院した子どもの帰る場所がいつの間にかなくなってしまったり，大人たちの思惑のために子どもがたらい回しにされることがないように十分な配慮が必要である．

最後に，子どもの精神科救急システムにかかわる課題に触れておきたい．そもそも，わが国には児童精神科専門病院の数がまだ少ないうえ，関係者や関係機関に助言・指導が行える児童精神科医の絶対数が不足していることもあり，そのシステムのありように地域差が大きい．このシステムづくりには，児童精神科医師の養成や確保が必要であるし，また多職種のコメディカルの人材も必要である．子どものことで困ったときにすぐに相談や受診ができるような体制づくりに，それぞれの地域において知恵をしぼっていくことが現在求められている．

治療介入技法理解のためのチェックリスト

- ☐ 精神科救急の対象となる状態が理解できる
- ☐ 生命の安全を守るために配慮すべきことがわかる
- ☐ 発達障害や精神疾患の診断基準を十分に理解できる
- ☐ 子どもの精神症状をアセスメントし，鑑別診断を挙げ，見通しを立てて，適切な対応ができる
- ☐ 親子のニードや感情状態の差異を見立て，それぞれに配慮した対応ができる
- ☐ 倫理的問題を理解し，子どもの人権擁護に配慮できる
- ☐ 当該地域での児童精神科救急のシステムの実態が理解できる
- ☐ 虐待や虞犯・触法行為があるとき，児童相談所や司法機関などの関係各機関と連携できる

達成目標

● 初級

上級医の診察に陪席して，子どもの精神症状の把握を行う．上級医の指導のもと，子どもや保護者の問診を行うことができる．標準的な子どもの発達段階を理解できる．子どもに関わる機関には，どのようなものがあるかが理解できる．精神保健福祉法を理解している．

● 中級

上級医の指導のもと，救急外来において子どもや保護者の問診ができ，ニードや課題，問題点を的確に把握できる．現病歴，生育歴，家族歴などを聴き取り，精神疾患の診断基準を十分把握して，精神科的なアセスメントを行うことができる．適切な治療構造を提案して，インフォームドコンセントを得ることができる．

● 上級

　診察場面などで子どもの安全に配慮できる．子どもの精神症状にあわせて，必要な検査をしたうえで，鑑別診断を挙げることができる．また診断に応じた治療やケアに熟知している．精神保健福祉法を適切に運用でき，子どもの倫理的問題にも配慮できる．虐待も含む親子関係の問題についても見立てることができる．多職種連携のもとでリーダーシップを発揮し，当該地域にある子どもを支援するネットワークのしくみを理解して，他機関連携ができる．

◎引用文献
1) 塚本千秋，大重耕三：技術としての精神科救急医 D 特定事例群の救急急性期医療（児童思春期）．平田豊明，分島　徹（責任編集）：専門医のための精神科臨床リュミエール 13 精神科救急医療の現在．中山書店，2009
2) 高橋幸利：自己免疫性介在性脳炎・脳症の診断・治療スキーム．臨床神経 52：836-839, 2012
3) 鈴木重明，関　守信，鈴木則宏：辺縁系脳炎の新たな展開：抗 NMDA 受容体脳炎の進歩を中心に．Jpn J Clin Immunol 36：86-94, 2013
4) Kayser MS, Titulaer MJ, Gresa-Arribas N, et al：Frequency and characteristics of isolated psychiatric episodes in anti-N-methyl-d-aspartate receptor encephalitis. JAMA Neurol 70：1133-1139, 2013
5) 舩田正彦・脱法ハーブの成分と行動薬理学的影響．「精神科治療学」編集委員会（編集）：物質使用障害とアディクション臨床ハンドブック．精神科治療学 vol.28 増刊号．pp241-249, 星和書店，2013
6) 和田　清（編集）：依存と嗜癖―どう理解し，どう対処するか．医学書院，2013

〈大重耕三〉

E 治療介入技法

14 子どものリエゾン精神医学

治療技法の要約

　小児やその家族を対象としたコンサルテーション・リエゾン精神医療（Consultation-Liaison Psychiatry；CLP）が行われている医療機関は，わが国ではわずかしかない．CLPが成立するためには，小児科病棟，児童精神医学をオリエンテーションとする精神科医，そして，両者の協調的な関係が欠かせない．一般的な児童精神科外来（PTSD）に比べて，CLPでは，適応障害，非メランコリー型の大うつ病性障害，心的外傷後ストレス障害といった「心因性」精神障害の比重がより大きい．また，身体疾患の経過や治療に関する知識が欠かせないという点も，CLPの特徴である．CLPが積極的に行われている医療機関では，指導的なCLP医をロールモデルとして，CLPについて学ぶことができる[1]．

　小児外科領域の疾患や小児癌では，患児は身体疾患の治療のために入退院をしばしば繰り返しており[2]，このような状況が家族，特に母親で精神的な不調を引き起こしやすいことはよく知られている[3]．すなわち，患児と家族のいずれもがCLPの対象となりうる．米国での調査によると，小児癌のCLPにおける主たる治療対象の一つが母親である．

a. アセスメント

　CLPのアセスメントでは，カテゴリカルな診断（例：大うつ病性障害）を行うだけに留まらず，患児の身体疾患の病状，患児や家族の精神医学的既往歴，社会的背景などに基づいて，患児や家族に関する事例定式化を行い，病棟スタッフと共有すべきである．患児や家族が精神科医との面接や治療を望まない場合は，その意向を尊重しつつ，病棟スタッフやカルテから情報を収集して，自傷他害や虐待のリスクを評価し，対応を協議するのが実際的である．

b. 治療

　上記の結果として，病棟スタッフによる経過観察が選択されることも多いが，同意が得られ，かつ，それを要する状態であれば，患児かつ/または家族に対する精神療法，患児に対する薬物療法が開始される．精神療法や薬物療法を行う場合は，保険診療でのコストをどのように算定し，面接内容を誰のカルテに記載するか（例えば，母親のカルテを作るか否か）といった実務的な側面について，CLPスタッフと病棟スタッフは決定しなければならない．

- **薬物療法**：患児が抑うつや不安を呈しているとき，抗うつ薬による薬物療法が選択肢となる．カテゴリカルな診断をDSM-5などの操作的診断基準に基づいて行い，適応を厳密に判断すべきであろう．抗うつ薬は抑うつや不安を速やかに消退させるが，有害事象の頻度や程度，薬剤相互作用の観点から選択的セロトニン再取り込み阻害薬が好まれている[4]．疼痛が著明な患者では，オピオイドと併用して，向精神薬が鎮痛補助薬として使われることがある．

- **精神療法**：認知行動療法や対人関係療法のように，現実的な課題に焦点づけた短期療法が多くの場合有益であろう[5]．さまざまな短期療法の中核的技法の一つである問題解決療法について，SOLVE プロジェクト（http://pst.grappo.jp/）がワークショップを提供している．短期療法は，効果を生じるまでに必要とされるセッション数が少なく，より多くの患者を CLP で対応できるという利点もある．

治療技法理解へのチェックリスト

- ☐ 患児や家族の診断と治療を受ける権利，受けない権利を尊重できる
- ☐ 主治医，看護師，カルテ，患児や家族から精神医学的な事例定式化のための情報を収集できる
- ☐ 大うつ病性障害，神経性食思不振症，適応障害といったカテゴリカルな診断を診断基準に基づいて行える
- ☐ 自らのオリエンテーションに基づいて，患児や家族に関する事例定式化を行える
- ☐ 診断と事例定式化に関して，主治医や看護師にわかりやすく説明し，共有できる
- ☐ 診断と事例定式化に基づいて，精神療法や薬物療法を適切に選択できる
- ☐ さまざまな身体疾患の病態や治療法を理解できる
- ☐ オピオイドおよび鎮痛補助薬の適応と使用法を理解できる
- ☐ 身体疾患の治療薬と向精神薬の相互作用を理解し，よりリスクの少ない薬剤を選択できる
- ☐ 抗うつ薬を適切に使用できる
- ☐ 精神療法として，現実的な課題に焦点化された短期療法を行える

治療技法のための自由ノート

表1　CLP でよく出会う障害または状態と最初に行うべき対応

障害または状態	最初に行うべき対応
適応障害，抑うつを伴うもの 適応障害，不安と抑うつを伴うもの 大うつ病性障害（MDD） 気分変調性障害	→自殺リスクの評価，精神療法，MDD や気分変調性障害の基準を満たせば抗うつ薬を検討
適応障害，情緒と行為の混合した障害を伴うもの 適応障害，行為の障害を伴うもの 反抗挑戦性障害	→明確な指示と構造化
身体的虐待 性的虐待 ネグレクト 代理ミュンヒハウゼン症候群	→ソーシャルワーカーと協議し，児童相談所へ通告
家族による病棟スタッフへの暴言や暴力	→院内暴力対策マニュアルに基づいた対応，警察への通報

達成目標

●初級

　CLPでよく扱われる身体疾患に伴う心理反応(＝適応障害)，睡眠障害，不安障害，軽症の気分障害，身体因性の精神障害について，エビデンスに基づいた診断と治療を行うことができる．自らのオリエンテーションに基づいて，患者の事例定式化を行い，主治医，看護師，栄養士などのスタッフと定式化を共有することができる．

●中級

　短期療法を効果的に行うことができ，薬物療法に反応しにくい事例やより困難な事例に対応できる．アセスメントや治療に同意しない精神病やうつ病の症例，スタッフへの暴力を伴う症例などの困難な症例に対して，患者とスタッフの安全を守り，児童相談所などの関係諸機関と連携して，現実的かつ適切な対応を行うことができる．

●上級

　地域の医療機関と相互連携を行って，信頼関係を構築し，外来患者を適切に逆紹介するなど，困難な症例に対するCLPを行うための現実的な業務時間を確保できる．診療報酬に直接的に反映されにくいCLPの意義を，院内外への広報活動や学会活動を通じて，病院スタッフ，病院上層部，行政，社会に向けて情報発信し，また，CLPに従事する初級・中級の精神科医を指導できる．オピオイドおよび鎮痛補助薬の適応と使用法を理解し，緩和医療に積極的に関与できる．

◎引用文献

1) 山脇成人, 佐伯俊成, 和田　健：コンサルテーション・リエゾン精神医療のさらなる推進に向けて. 臨床精神医学 36(6)：703-707, 2007
2) 本多奈美, 天江新太郎, 西功太郎, 他：小児外科でのこころのケアのこころみ. 臨床精神医学 38：1257-1262, 2009
3) Nagata S, Funakosi S, Amae S, et al：Posttraumatic stress disorder in mothers of children who have undergone surgery for congenital disease at a pediatric surgery department. J Pediatr Surg 43：1480-1486, 2007
4) Pao M, Ballard ED, Rosenstein DL, et al：Psychotropic medication use in pediatric patients with cancer. Arch Pediatr Adolesc Med 160(8)：818-822, 2006
5) Mufson L, Dorta KP, Moreau D, et al：Interpersonal Psychotherapy for Depressed Adolescents, 2nd ed. Guilford Press〔鈴木　太, 永田利彦(監訳)：思春期うつ病の対人関係療法. 創元社, 印刷中〕

〈鈴木　太〉

E 治療介入技法

15 ARMSへの支援

治療技法の要約

　統合失調症は小児期から青年期にかけて発症する精神障害のなかで最も重篤な疾患の1つである．いまだにその病因は特定されておらず，その症状も幻覚や妄想から意欲の低下や感情の平板化など病期によって多彩である．特に，重篤例の経過や奇異な症状から偏見の対象となることや一般人口のなかでの生涯発症率の高さから，倫理社会的にも医療経済的にも多くの問題を抱えている精神障害である．また，小児期発症の場合，精神発達途上にあることなどから，たとえ幻覚や妄想が認められても，その対象や内容が不明確であったり，表現が曖昧であることからその診断が成人発症例より困難であるといわれている．さらに，15歳以下の発症は全統合失調症の約4％と少数であるが，この時期に発症した統合失調症は成人発症例に比べてより重症であることも治療的介入を検討する際に注目すべき点である．

　現在，本症の診断は，成人，小児を問わず通常米国精神医学会あるいは世界保健機関が定める診断基準（DSM-Ⅳ-TR，ICD-10）により行われている．しかし，近年その治療・支援の対象を「統合失調症を中心とする精神病性障害」と広くとらえ，精神病状態の初発後，可能な限り早期に発見し，包括的初期治療を集中的に行うための精神病早期支援サービスが世界各地で展開されるようになった．その背景として，精神病未治療期間（duration of untreated psychosis；DUP）が予後に及ぼす影響と臨界期仮説が挙げられる．精神病状態の出現から治療開始までのDUPが短ければ短いほど予後がよく，DUPが長期化することによって，①治療抵抗性増大，②症状重症化，③社会機能やQOLの低下などの問題が指摘されている[1]．また，今日までに統合失調症の長期追跡研究の結果が複数報告され，病初期2〜5年以内の病状がその後の長期予後を強く予測することが明らかとなってきた（臨界期仮説）[2]．これらの理由から統合失調症の診断が確定する以前の精神病状態を呈する時点（初回エピソード精神病）から集中的な治療的介入を行うことが強く推奨されている．

　さらに，初回エピソード精神病の初発以前から当事者はさまざまな精神的苦痛にさらされていることなどを考慮して初回エピソード精神病以前の前駆期をある程度定める基準を作り，より早期の支援サービスが検討されるに至った．この精神病発症危険状態（at risk mental state；ARMS）への支援はあくまで精神病発症以前であることを考慮し，精神病性障害そのものへの治療ではなく，「発症の予防的支援」「本人および家族への心理教育的支援」「随伴する種々の精神症状への支援」「発症後の精神科治療の中断を最小限にするための工夫」および「精神病性障害以外の精神的問題への支援」などの視点が必要とされ，薬物療法に関しても特に抗精神病薬については慎重な使用が求められている．

治療介入技法理解へのチェックリスト

- ☐ 統合失調症の発症機序として，神経発達障害仮説・神経変性仮説の概略を説明できる
- ☐ 統合失調症の場合，精神病状態の出現から治療開始までのDUPが短ければ短いほど予後がよいことを理解できている
- ☐ 診断基準により統合失調症の診断が確定されるより以前の前駆期に，弱い精神病症状や非特異的な精神症状があることを理解できている
- ☐ 統合失調症の前駆状態について，精神病発症の危険性が高い一群をARMSといい，その基準の概略を挙げることができる
- ☐ ARMSへの支援には，精神病発症を視野に入れた支援と実際には発症しない人々への支援を想定する必要があることを理解できる
- ☐ 対象者が医療不信からくる治療抵抗や治療中断につながらないような細心の注意が最優先されるべきであることを理解できる
- ☐ ARMSへの薬物療法の考え方，具体的な薬剤の使用のガイドラインを説明できる
- ☐ ARMSへの支援では，精神病発症を予防する視点として，認知療法的アプローチ，患者の生活支援に加えて，自殺リスクへの配慮，本人および家族に対する精神病に関する心理教育などの非薬物療法が重要であることを知っている

治療技法理解のための自由ノート

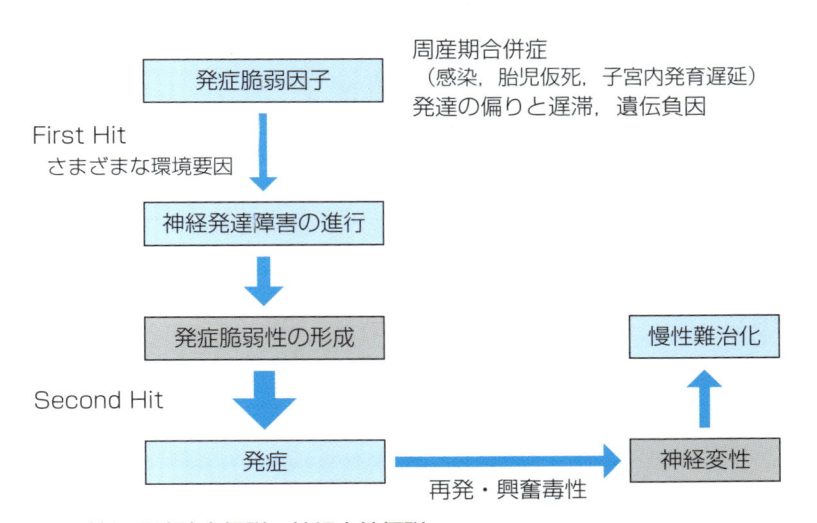

図1　神経発達障害仮説・神経変性仮説

統合失調症の背景にある脳の一次的な変化は臨床症状が発現するかなり前の脳の発達期に生じる．遺伝的素因と環境因子が相まって神経発達障害を引き起こし，神経変性過程が進行することによって病状が進行する．再発を反復することが病状を悪化させる．
〔Hollis C：Schizophrenia and allied disorders. Rutter M, Taylor E（ed）：Child and Adolescent Psychiatry, 5th ed. pp737-758, Blackwell Publishing Ltd, Oxford, 2008 より引用〕

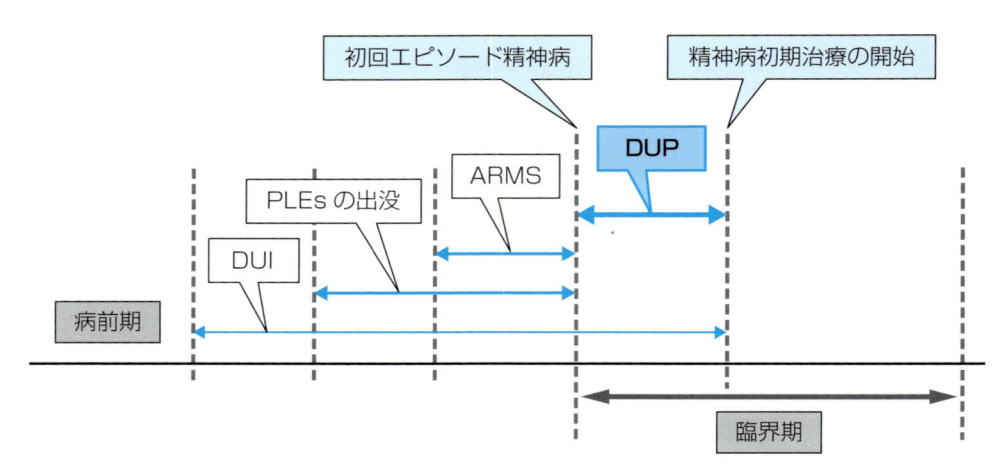

図2 統合失調症を中心とする精神病性障害の臨床病期
①病前期：精神症状や機能低下なし
②DUI(duration of untreated illness)：抑うつ・不安など非特異的な精神症状を伴うが治療や支援につながらない期間
③PLEs(psychotic like experiences：精神病様症状体験)：「自分の心のなかを誰かに読み取られる」「テレビやラジオからあなただけにメッセージや暗号が送られてきた」「誰かに後をつけられたり，こっそり話しを聞かれたりされていると感じたことがある」「他の人には聞こえない声を聞いたことがある」などの精神病様症状体験
④ARMS(at risk mental state：精神病発症危険状態)：PLEsの体験，遺伝負因やシゾイドパーソナリティ，社会的機能の低下などを認める一群
⑤DUP(duration of untreated psychosis)：顕在発症後，治療につながるまでの期間(未治療期間)
⑥臨界期(critical period)：初回エピソード精神病から2〜5年の期間．DUPを含む
(西田敦志：第1回横浜こどもの精神医療研究会2009．資料を改変して引用)

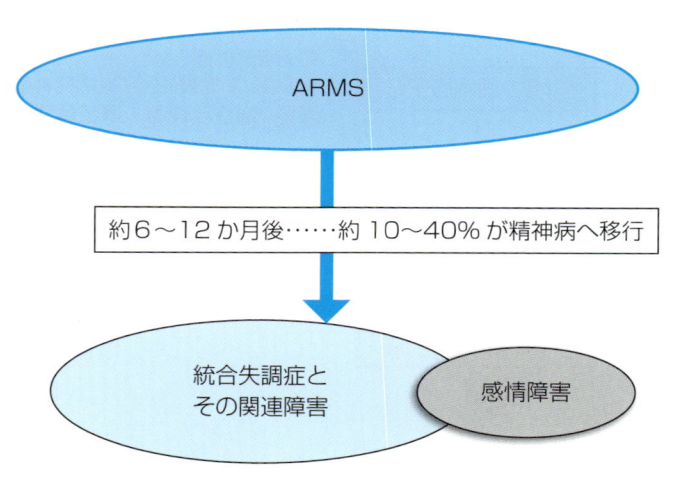

図3 ARMSから精神病への移行率
(Fusar-Poli P, Bonoldi I, Yung AR, et al：Predicting Psychosis Meta-analysis of transition outcomes in individuals at high clinical risk. Arch Gen Psychiatry 69：220-229，2012より引用)

達成目標

●初級

　統合失調症の成人例は外来通院治療，入院治療ともに数例以上の経験がある．

　統合失調症はその精神症状として，幻覚症状や妄想が特徴的で，時に人格水準の低下をもたらす重症の精神障害であることは理解している．その診断にはDSM-IV-TR，ICD-10などの操作的診断基準を使用することは知っている．また，統合失調症の発症には現在のところ「神経発達障害仮説」が病態の説明に最も有力な仮説であることは理解しているが，小児期の発症事例についての経験はなく，成人例に比較して時に精神症状が非特異的，あるいは不明確で確定診断が困難であることは理解できていない．また，統合失調症の発症に先立つ前駆状態の存在は知っているが十分理解できておらず，その診断もできない．

●中級

　小児期発症の統合失調症の事例を担当あるいは陪席により数例以上経験している．特に年少児の場合，統合失調症の診断がDSMやICDなどの診断基準を満たさなくとも臨床的に疑わしい事例や精神病発症の前駆状態であると思われる事例が多いことも経験している．

　精神病状態の出現から治療開始までのDUPが短ければ短いほど予後がよく，さらに病初期2～5年以内の病状がその後の長期予後に強く影響することを知っている．しかし，逆にそれらの事例に対して，時に精神病の過剰診断あるいは疑い診断から抗精神病薬の性急な投与を行い，副作用などから患者および家族の医療への不信や治療中断を誘発することがある．また，本人や家族への心理教育的アプローチも未経験であり，本人や家族の持つ精神病への偏見や治療抵抗に対して修正し，包括的な支援に導くことはできない．

●上級

　統合失調症を中心とする精神病性障害の前駆状態として，ARMSがあり，これらの状態にある小児期青年期の人々には精神病発症後の人々とは異なる支援が必要であるという認識は持っている．このARMSには一定の基準が提唱されていることも知っている．これらの人々には精神病発症を予防する目的でのストレスコーピングに関する支援や環境調整などが有効であり，精神科相談を継続的に行うことが最優先されることを理解している．特に薬物療法は原則として，抗不安薬や抗うつ薬を中心に本人の納得のうえで処方し，状況により非定型抗精神病薬を使用する場合でも低用量にとどめるなど精神病発症時点とは異なる点を知っている．

　精神病発症の際にはできるだけ迅速な治療導入ができるような体制作りを心がけた相談・診療を行うことの必要性を理解していて，家族・本人にもその重要性を説明し偏見などからの治療中断を防ぐ工夫ができる．また，ARMSはその本来の成り立ちは精神病発症のハイリスク群の同定にあり，すべてのARMS事例が精神病に移行するわけではないことを理解し，ARMSの基準を満たす事例のなかに広汎性発達障害[3]や解離性障害をはじめとする非精神病性の精神障害が数多く含まれている可能性を考慮した対応をすることができる．特に症状が非特異的であったり，不明確で精神病の確定診断が難しい年少事例の場合，ARMSへ

の対応を基準とした関わりが有用であることを理解している[4].

◎引用文献
1) Perkins D O, Gu H, Boteva K, et al：Relationship between duration of untreated psychosis and outcome in first-episode schizophrenia：a critical review and meta-analysis. Am J Psychiatry 162：1785-1804, 2005
2) Birchwood M, Todd P, Jackson C：Early intervention in psychosis, The critical period hypothesis. Br J Psychiatry 172(suppl 33)：53-59, 1998
3) Sprong M, Becker HE, Schothorst PF, et al：Pathways to psychosis：a comparison of the pervasive developmental disorder subtype Multiple Complex Developmental Disorder and the "At Risk Mental State". Schizophr Res 99：38-47, 2008
4) 新井　卓：統合失調症を中心とする精神病性障害の診断と治療—前駆状態と初回エピソード精神病を中心に．小児科臨床 64：861-869, 2011
5) Hollis C：Schizophrenia and allied disorders. *In*：Rutter M, Taylor E(ed)：Child and Adolescent Psychiatry, 5th ed. pp737-758, Blackwell Publishing Ltd, Oxford, 2008
6) Fusar-Poli P, Bonoldi I, Yung AR, et al：Predicting Psychosis Meta-analysis of transition outcomes in individuals at high clinical risk. Arch Gen Psychiatry 69：220-229, 2012

◎推薦図書
1. 松本英夫，飯田順三（責任編集）：子どもの心の診療シリーズ(8)，子どもの精神病性障害．中山書店，2009
2. Jackson HJ, McGorry PD(ed)：The Recognition and Management of Early Psychosis：A Preventive Approach, 2nd ed. Cambridge University Press, 2009〔水野雅文，鈴木道雄，岩田仲生（監訳）：早期精神病の診断と治療．医学書院，2010〕

（新井　卓）

F 今後期待される治療介入技法

1 アウトリーチ的介入

治療技法の要約

a. アウトリーチとは？

アウトリーチ（outreach）とは訪問を主体としたソーシャルワークの活動であり，医療，福祉，保健などのサービスを必要とするところにソーシャルワーカーが直接出向き，サービスの直接提供や，本人のニーズにあったサービスについての情報を届ける訪問活動である．対象は当事者，家族だけでなく，本人を支える人々，さらには近隣，学校など本人の生活や活動の場に対しても行われる．また，サービスのニーズがすでに明確なものだけでなく，サービスは必要と思われるが自力で情報を得ることができず，サービスから取り残されている，いわゆる潜在的なニーズを持ったものにも，積極的に関わりサービスの利用を勧めることで，サービスからの孤立を防ぐ重要な役割を持つと考えられる．

b. アウトリーチの対象

精神医療・保健・福祉分野におけるアウトリーチは，精神医療の脱施設化の流れにより広がりを見せた．ひきこもりや対人関係の苦手さから医療や福祉のサービスになかなかつながりにくいケースが援助を受けられず孤立しないように，生活の場に赴きケアマネジメントを行い，ニーズの確認と必要なサービスの導入により満足できる地域生活の獲得を目指すものである．対象は，未治療・治療中断によりサービスにつながっていない精神障害者から，長期のひきこもり，また最近ではearly intervention for psychosis（精神病早期介入）などが挙げられる．

c. 医療機関で行うアウトリーチの意義

アウトリーチは，医療，福祉，保健（行政）の各サービスで実施されるが，特に医療機関で行われるアウトリーチの場合には次のような特徴がある．
①精神医学的なアセスメント
生活の場でのアセスメントにより，より本人の能力や困難点，また環境要因などをアセスメントすることが可能になる．

②治療的な介入（緊急時の対応，リハビリテーション，家族関係への介入）

不調などの緊急時に迅速に介入することが可能である．また生活支援とともにリハビリテーションを行うことができるため，より実生活に則したものとなる．さらに，家族間のコミュニケーションスキルの強化など家族関係の調整が図りやすい．

d. 多職種チームアプローチ

アウトリーチは生活に密着した幅広い支援が必要で，かつ多くの問題を抱えるケースへの介入はスタッフの負担も大きく燃え尽きを防ぐためにも，多職種によるチームアプローチが有効である．多職種チームアプローチは大きく2つのタイプがある．

- Multidisciplinary team：各職種が職種に応じたそれぞれの役割を果たし，これらが協働してチームアプローチを行う．
- Transdisciplinary team：コメディカルすべての職種が，利用者に対して同じ役割（例：ケアマネジャー）として機能し，さらに各職種の特性を各々のサービスに生かしてチームアプローチを行う．

アウトリーチの場合には，各職種の機能分化が明確な Multidisciplinary team より，どの職種のスタッフでもケアマネジメントを行う Transdisciplinary team のほうがより適していると考えられる．

e. アウトリーチによるアプローチ

①関係性の構築

アウトリーチの対象者は対人関係が不得手な場合が多く，信頼関係の構築には慎重かつ丁寧なアプローチが必要である．頻回かつ短時間の訪問など，侵襲性の少ない接触を繰り返し，本人の環境の一部になることを目指す．また本人や家族にとって安心感を送り届けられる存在になるように心がける．

②アセスメント

本人との関係性が少しずつ構築されるのと並行して，本人や本人を取り巻く環境についての情報収集を行う．家族や他の関係者など多方面からの情報収集で質・量ともに豊富な情報を獲得するほかに，何気ない会話のなかから得られた情報を積み重ねていくことも大切である．

③具体的な支援の提供

アセスメントから，本人や家族のニーズを見つけ出し具体的な支援について本人や家族と一緒にプランを立てる．支援の内容は危機介入，心理教育，家族介入などの医療支援から，家事支援，日中の活動や社会参加の援助などの生活支援，関係機関（福祉，教育機関など）との調整，経済問題への支援など多岐にわたる．

支援においては，本人の意向に沿った支援であるか，本人のペースで支援が進んでいるかなどに配慮することが大切である．緊急な支援の要請に迅速に対応すること，また生活上の困難に対して一緒に取り組むことなどが，さらに信頼関係を深めることとなるので，チャンスを生かすようにしたい．

f. アウトリーチの留意点

　本人や家族が自らサービスを求めて訪れる医療・福祉施設での関わりと違い，アウトリーチによる介入は，その目的や意義を十分に検討して行わないと「押し付け」や「おせっかい」なサービスになりうる．また，リスクに対して十分に配慮された病院がホームとするとアウトリーチはアウェイでの介入であり，リスクも高いことを理解して慎重に介入をする必要がある．

①訪問先の家のルールを尊重する

　訪問先の家庭にはそれぞれいろいろなルールがあり，訪問の際にはそのルールを尊重することが大切である．支援者はあくまでも訪問するお宅にとっては「客」であり，その家のやり方に従うことが大切である．訪問の際に支援者の価値観を押し付けるようなことがないように(例えば「あの家は汚い」など)心がけたい．また本人や家族には訪問に対して「歓迎する」気持ちと「踏み込まれた」気持ちの両方が存在することを念頭に置いて配慮することが大切である．

②リスクを十分に検討する

　アウトリーチの場合，暴力や性的なトラブル，金銭的なトラブルなどのリスクに対して病院などの施設よりもさらに慎重にアセスメントや対応を考慮しながら介入する必要がある．また，訪問後の本人の混乱や動揺を考慮して，訪問時間やタイミング，介入の内容などを検討することが求められる．

◎推薦図書
1．特集　アウトリーチで変わる精神科臨床サービス．精神科臨床サービス 11(1)，2011
2．高木俊介，藤田大輔(編)：実践！アウトリーチ入門．こころの科学増刊，日本評論社，2011

（佐竹直子）

F 今後期待される治療介入技法

2 PCIT

治療技法の要約

　Parent-Child Interaction Therapy（PCIT：親子相互交流療法）は，1970年代にフロリダ大学のEyberg教授によって開発された行動療法である．当初は，破壊的行動の問題を持つ2～7歳の子どもとその親が対象であったが，次第に対象が広がり，素行障害，反抗挑戦性障害，広汎性発達障害や注意欠如・多動性障害（ADHD）に伴う問題行動，家庭内暴力による養育困難家庭などの子どもへの有効性が確認されている[1～3]．また，親子だけでなく，子どもと養父母や里親の関係性についての効果も認められている．PCITは，親の養育能力を高めることにより，親子の関係性を改善させることを目的としている．

　PCITでは，親子がプレイルームで遊んでいる間，治療者が隣の観察室からマジックミラー越しにトランシーバーで，イヤホンをしている親に直接コーチングを行う．このようにして，治療者が親子の交流にリアルタイムに介入し，親の行動修正を行い，親子関係の改善を図りながら子どもの行動を改善していくことがPCITの大きな特徴の1つである．PCITは通常12～20回，各60～90分で行われる．治療は子ども指向相互交流（child-directed interaction：CDI）と親指向相互交流（parent-directed interaction：PDI）に分かれており，それぞれの治療フェーズの前に必要な技術を親に教示する．CDIでは親子の関係性の強化，PDIでは適切なしつけ技能の発達を目的としている．各セッションの間には宿題があり，学んだことを家庭で継続することが求められる．PCITを行う際に使用されるおもちゃは，組み立てて遊ぶ創造的なもので，破壊の心配のないもの，例えば，ブロック，積み木，レゴ，人形セット，おままごと，粘土，クレヨンなどが推奨される．

　CDIでは，親が子どものリードに従って遊び，適切な行動，社会的に好ましい行動に対して正の強化を行い，不適切な行動は積極的に無視し注意を与えないようにする（表1）．PDIではCDIの技能を継続して用いながら，親の指示や命令に正しく従う方法を学んでいく．PDIに先立ち親には，適切な命令の出し方，怒りのコントロール法，子どもの服従の有無への結果の与え方など，が具体的に教示される．子どもの問題行動の改善が終結の指標となる．

　PCITは，複数の無作為化比較試験によって効果が示されており，子どもの行動の改善は治療後も継続されることや[4]，その効果が治療を受けていない兄弟に及ぶこと[5]も示されている．また，米国と豪州で行われた報告のメタ解析によると，PCITの効果量（effect size）は大きく，「よく確立された治療法（well-established treatment）」であると結論づけている[6]．

　現在，PCITは豪州，ドイツ，日本，香港，ノルウェー，オランダ，韓国，台湾でも研究が行われている[1]．日本語版PCITは，2005年に加茂らによってDV家庭向けに若干改変されたものを翻訳して作成された．同施設ではトライアルを実施し，家庭内暴力被害を受けた

親子を対象に実施し，子どもの症状改善と親の抑うつ症状の改善がみられたと報告している[7]．

PCIT は米国で作成されたため，日本語と英語による細かいニュアンスの違いや，子育てに対する文化の相違などのため，検討課題は残されているが，今後家庭内暴力被害を受けた母子に対する有力な治療法となることが期待される．

治療技法理解のための自由ノート

表1　CDI に用いられるスキル

1. PRIDE skills
    Praise　ほめる
    Reflect　繰り返す
    Imitate　まねる
    Describe　ことばで説明する
    Enjoyment　楽しい雰囲気で
2. Don't skills　避けること
    ×命令
    ×質問
    ×批判的な発言
3. 無視の方法
    ・不快な行動は無視する（だだをこねる，大声を出す）
    ・破壊的な行動は遊びを中止する（親を叩く，物を壊す）

◎引用文献

1) Bjorseth A, Wormdal A, Chen Y：PCIT around the world. In：McNeil CB, Hembree-Kigin TL (ed)：Parent-Child Interaction Therapy. 2nd ed, pp421-428, Springer, 2010
2) Timmer SG, Urquiza AJ, Zebell NM, et al：Parent-child interaction therapy：application to maltreating parent-child dyads. Child Abuse & Neglect 29：825-842, 2005
3) Borrego J Jr, Gutow MR, Reicher S, et al：Parent-Child Interaction Therapy with Domestic Violence Populations. J Fam Violence 23：495-505, 2008
4) Hood K, Eyberg SM：Outcomes of parent-child interaction therapy：Mother's reports on maintenance three to six years after treatment. J Clin Child Adolesc Psychol 32：419-429, 2003
5) Brestan EV, Eyberg SM, Boggs SR, et al：Parent-child interaction therapy：Parent perceptions of untreated siblings. Child Fam Behav Ther 19：13-28, 1997
6) Thomas R, Zimmer-Gembeck MJ：Behavioral outcomes of Parent-Child Interaction Therapy and Triple P-Positive Parenting Program：a review and meta-analysis. J Abnorm Child Psychol 35：475-495, 2007
7) 加茂登志子：ドメスティック・バイオレンス被害母子の養育再建と親子相互交流療法（Parent-Child Interaction Therapy：PCIT）．精神経誌 112：885-889, 2010

（細金奈奈）

G 病院以外での子どもの心の診療

1 児童相談所

施設・施設業務の要約

a. 児童相談所とは

　児童相談所は児童福祉法に基づく行政機関で，全国に205か所設置されている．18歳未満の児童に関する相談を受け，「……医学的，心理学的，教育学的，社会学的及び精神保健上の判定を行うこと」（児童福祉法第十一条の二）とされ，チームアプローチによる福祉的支援を目指している．主な職員としてケースワークを担当する児童福祉司，心理判定・ケアをする児童心理司，そして医師（小児科，精神科），児童指導員（保護所）などが配置されている．
　2004年の児童福祉法改正で児童相談の窓口は市町村へ移りその役割が強化される一方，児童相談所は，より専門的な知識・技術を必要とする事例への対応や市町村の後方支援に重点化されてきている．
　児童相談所で受ける相談としては，養護相談（親の傷病，虐待），障害相談，非行，育成相談，里親に関する相談など種々あるが，今日の子どもの虐待相談件数の増加と悲惨な虐待報道が社会の関心を集めるなか，特にその困難事例への対応は重要課題となっている．被虐待児の安全を確保するための職権による一時保護という強力な権限を持ち，その後の施設入所措置，保護者への指導と家庭復帰支援まで，長期のケースワークを担っている．また家庭機能不全が背景にあることの多い低年齢の非行事例にも早期から関わる立場にある．

b. 社会的養護

　児童相談所が中心的役割を担っている社会的養護とは，従来親が育てられない子どもへの施策であったが，現在は被虐待児や非行児，発達障害も含めた何らかの障害のある子どもなどへの支援を行う施策へと役割が変化している．一般児童人口の減少にもかかわらず，社会的養護にある児童の数はこの10年で1割増加し，虐待相談の著増により今後もさらに増えることが想定されている．これらの子どもたちは高い割合で精神医療の対象となることが知られており，早い時期から適切な精神医学的なアセスメントと治療が求められている．しかし，このニーズの変化に，児童相談所だけでなく，乳児院，児童養護施設，児童自立支援施設など現場のハード・ソフトの変革が遅れている現状にある．

c. 児童相談所の医師

医師は医学的アセスメントや療育手帳（愛の手帳）の判定，「継続指導」として必要な事例への治療的ケアを行っている．特に最近は被虐待児や発達障害児へのアセスメントや治療に加え，対応困難な虐待加害の親への治療などに，医師の一層の関与が期待されている．

児童相談所では地域や学校などの関係機関と連携して，相談意思のない家庭や子どもに直接的に働きかけができる．また非行・虐待など家族機能に重篤な問題を持つ事例にも長期的な対応が可能である．そのような意味から福祉機関ではあるものの子どもの地域精神保健の重要な担い手にもなっており，そのなかで児童の心の問題に精通した医師の果たす役割は増えている．

施設・施設業務理解へのチェックリスト

- [ ] 児童相談所は児童福祉法に基づく行政機関で，広く18歳未満の児童に関する相談を受けていることを理解している
- [ ] 児童相談所には，児童福祉司，児童心理司，医師などが配置され，それぞれの専門性を発揮してのチームアプローチを行っていることを理解している
- [ ] 2004年の児童福祉法改正により，児童相談の窓口は市町村に移り，児童相談所はより高い専門性が必要な困難事例に対応するようになったことを理解している
- [ ] 虐待相談件数は増加の一途であるため，虐待介入は現在の児童相談所の重要課題となっていることを理解している
- [ ] 児童相談所は虐待の通告先に指定され，保護者の同意のない一時保護ができるという強力な権限を持つため虐待の介入の中心に位置することを理解している
- [ ] 児童相談所が中心的役割を担う社会的養護にある子どもたちは，もともと精神医療の対象となる割合が高いことを理解している
- [ ] 虐待，非行，発達障害など難しい問題を抱えた子どもが社会的養護のなかで増え，早期からの適切な医学的アセスメントと医療ケアが一層求められていることを理解している
- [ ] 社会的養護を提供する児童養護施設など児童福祉機関は，この急激な子どものニーズの変化に十分対応できる体制が整っていないことを理解している
- [ ] 児童相談所は福祉機関ではあるものの，地域の子どもの精神保健の重要な担い手になっており，児童の心の問題に精通した医師の役割は増えていることを理解している

施設・施設業務理解のための自由ノート

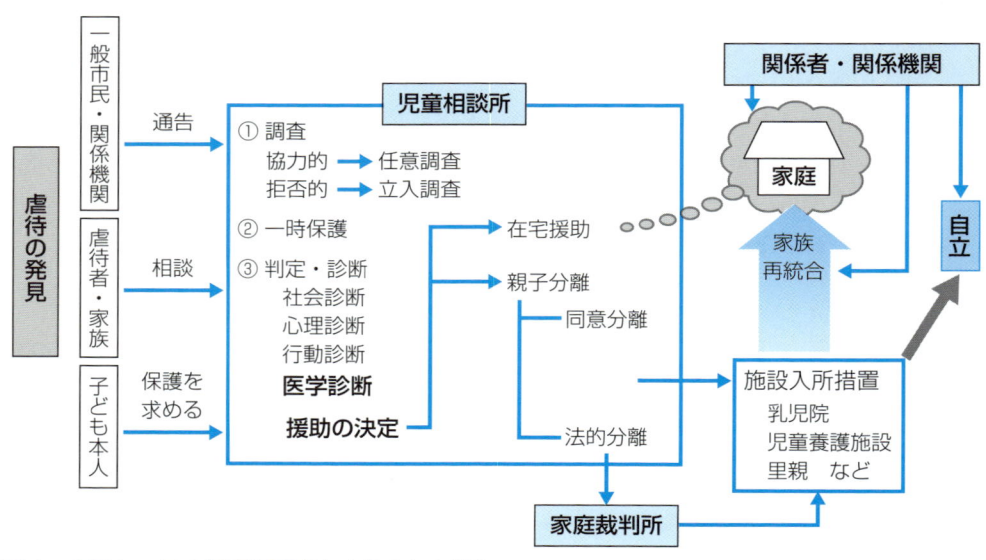

図1 虐待ケースの児童相談所を中心とした流れ
〔東京都「みんなの力で防ごう児童虐待——虐待相談のあらまし(2013年度版)」より改変して引用〕

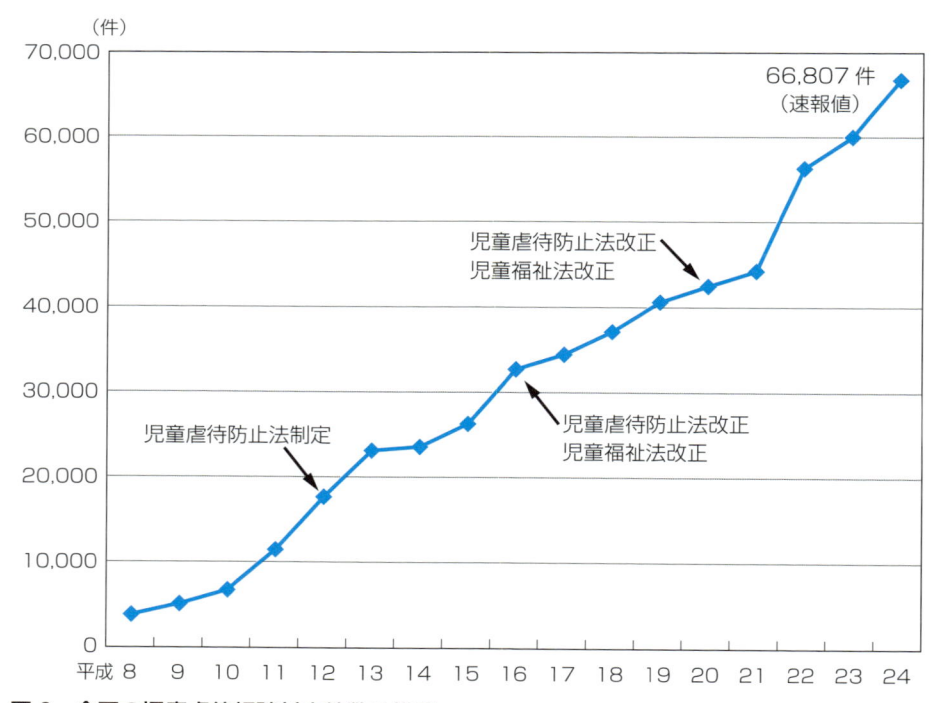

図2 全国の児童虐待相談対応件数の推移
(厚生労働省:平成24年度の児童相談所での児童虐待相談対応件数より引用)

(伊東ゆたか)

G 病院以外での子どもの心の診療

2 児童自立支援施設

施設・施設業務の要約

　児童自立支援施設とは，厚生労働省管轄の児童福祉施設である．都道府県には設置義務があり，全国に58施設が存在する．対象は「不良行為をなし，あるいはなすおそれのある児童」「家庭環境その他の環境上の理由により生活指導等を要する児童」と児童福祉法上に規定されている．基本的には非行少年（注：女児のことも少年と呼ぶ）のための居住型の施設であり，施設内に学校機能も有するため，入所した児童は退所までのほとんどの時間を施設内で過ごすことになる．在所期間は1〜2年ほどである．その歴史は少年院よりも古く，明治時代には「感化院」と呼ばれていた．最近の全国での在籍数は2,000人ほどであり，少年院のそれが3,100人ほどであることから，日本における非行少年の施設内処遇の3分の1以上を担っていることになる．児童は児童相談所あるいは家庭裁判所から措置あるいは送致されるが，前者が多い．国立の2施設には児童精神科医が常駐するほか，地方の施設にも嘱託として精神科医が配置されている．

　入所少年の特徴として，①年齢が低いこと，②非行初発年齢が低いこと，③生育環境がきわめて劣悪であること，④精神科的診断がつく児童が多いこと，などが挙げられる．①入所年齢の上限は18歳であり，下限はない．施設によっては小学校低学年の児童が入所している場合もあるが，中学生年齢の児童が最も多い．②男子の国立施設である武蔵野学院では，初発非行が10歳未満の児童が約半数を占める〔DSM-Ⅳでいう小児期発症型の素行（行為）障害にあたる〕．初発非行が4，5歳である児童もまれではない．③武蔵野学院の場合，実父実母がそろっている児童は4分の1以下であり，両親がいてもいわゆる崩壊家庭であることがほとんどである．少年院入所者も家庭環境が悪いことが知られているが，児童自立支援施設の児童のそれはさらに劣悪である．④最近では武蔵野学院入所児童の4〜5割に精神科的診断がつく．注意欠如・多動性障害（ADHD）が全体の25％ほど，広汎性発達障害が10〜15％を占める．もちろん，素行障害の診断はほぼ全員につく．また，全国の入所児童の6〜8割が被虐待経験を持つことが知られている．そのため，非行の問題に加えて，発達障害と愛着の問題を複合的に抱えた児童がきわめて多いことになる．

　このような児童に対し，小舎と呼ばれる定員10名ほどの寮を比較的少人数の職員が担当し，疑似家族的な環境を与えることで改善しようとするのが，児童自立支援施設の最大の特徴である．明治期に創始された際，非行の原因は劣悪な家族環境にあると見て，実際の夫婦が少人数の寮を担当するしくみが作られており，施設の成り立ちそのものが被虐待児のための治療構造なのだといえる（現在も約3割の施設が夫婦制である）．この基盤のうえで，集団・開放処遇し，比較的長期にわたり安定した生活を送らせることで児童の成長を図る，生活モデルをとる．近年では，上記のような複合的な問題への対応のために，児童精神科医に

213

よるサポートが強く望まれている.

施設・施設業務理解へのチェックリスト

- ☐ 児童自立支援施設の対象者が主に非行児童であることを知っている
- ☐ 児童自立支援施設が福祉施設であることを知っている
- ☐ 日本における非行少年の施設内処遇の約3分の1を児童自立支援施設が担っていることを知っている
- ☐ 非行少年の多くが被虐待経験を持つことを知っている
- ☐ 入所児童の半数近くに精神科的診断がつくことを知っている
- ☐ 各都道府県に児童自立支援施設があることを知っている
- ☐ 少年院における処遇と大きく異なることを知っている
- ☐ 生活モデルに基づいて,開放・集団処遇を行う施設であることを知っている
- ☐ 3割の施設では、今も夫婦小舎制という,特異な処遇形態をとっていることを知っている

施設・施設業務理解のための自由ノート

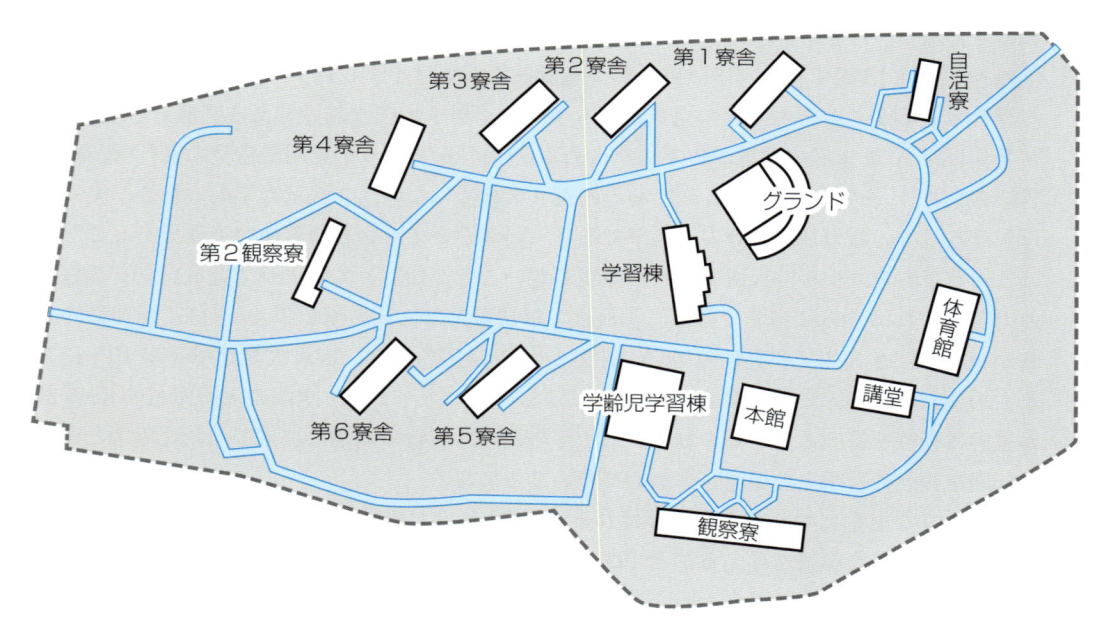

図1　武蔵野学院敷地図（建物配置図）
　　　広大な敷地に定員12名の小舎（寮）が点在している.
　　　（国立武蔵野学院紹介パンフレット.2011）

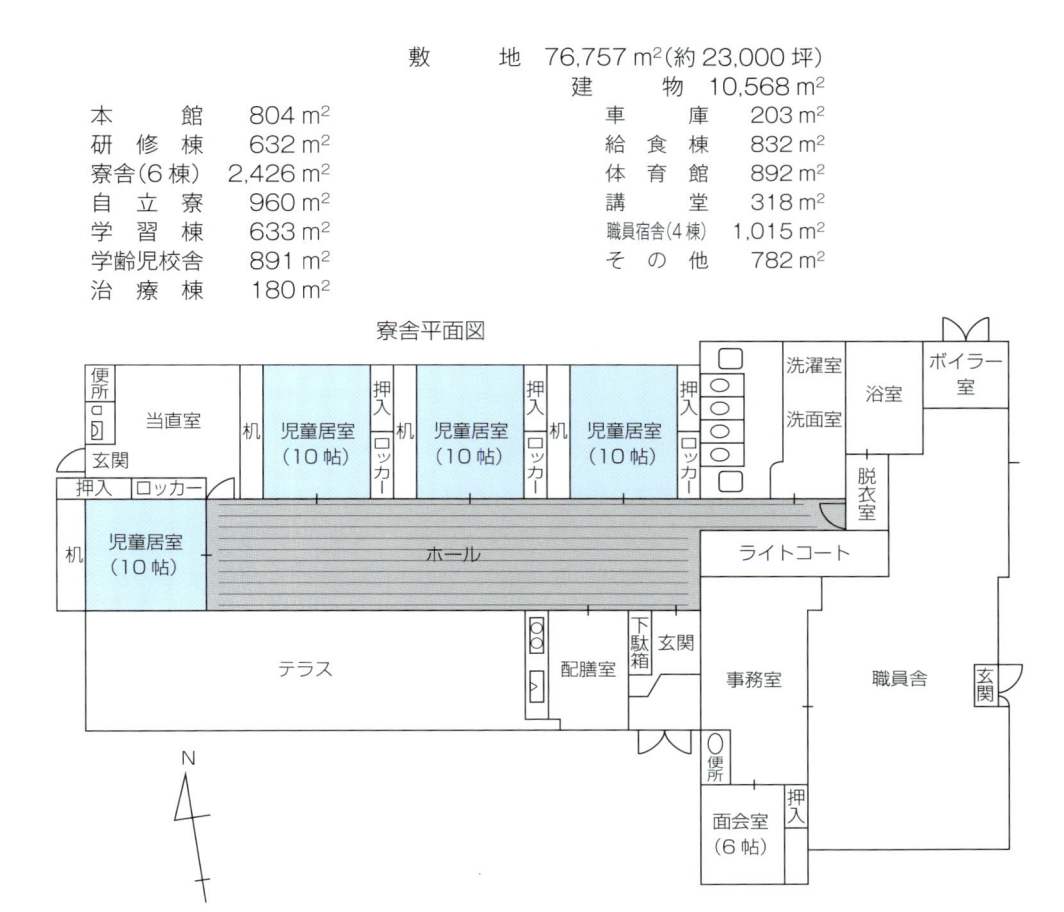

敷　　　地　76,757 m² (約 23,000 坪)
建　　　物　10,568 m²

本　　館	804 m²	車　　庫	203 m²
研　修　棟	632 m²	給　食　棟	832 m²
寮舎 (6 棟)	2,426 m²	体　育　館	892 m²
自　立　寮	960 m²	講　　堂	318 m²
学　習　棟	633 m²	職員宿舎 (4 棟)	1,015 m²
学齢児校舎	891 m²	そ　の　他	782 m²
治　療　棟	180 m²		

図2　きぬ川学院寮舎平面図
児童の居住スペースと職員の家族の居住スペースが事務室を挟んで1つ屋根の下にある．また，できるだけ死角がないように設計されている．
（国立きぬ川学院紹介パンフレット．2012）

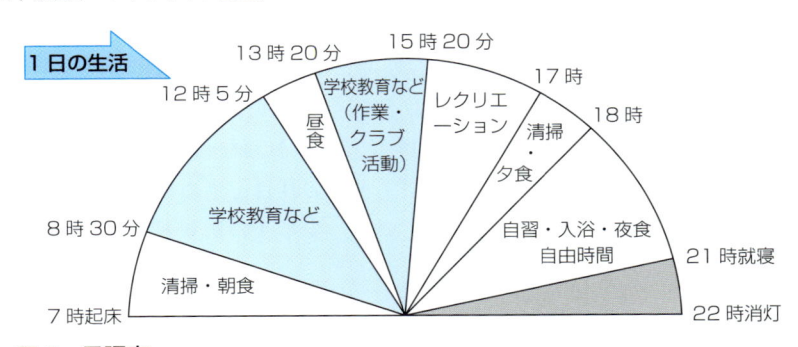

図3　日課表
基本的にルーチンな生活を送っている．1年以上の間ほとんど施設内で過ごす非行少年のガス抜きのため，行事は多い．
（国立武蔵野学院紹介パンフレット．2011）

◎推薦図書
　1．田中康雄 (編)：児童生活臨床と社会的養護．金剛出版，2012

（富田　拓）

G 病院以外での子どもの心の診療

3 医療少年院

施設・施設業務の要約

a. 少年院とは

　少年院は，家庭裁判所における審判において保護処分を受けた少年を主として収容し，矯正教育を行う法務省所管の施設である（少年法，少年院法）．全国に52施設が存在している．少年院と少年院における処遇においては「保護と教育」がキーワードであり，少年院は教育施設であることを認識しておきたい．したがって少年院において処遇を主に担当するのは法務教官である．これらの点が刑罰を科することを目的とした刑務所（処遇を主に担当するのは刑務官である）とはまず性質を異にしている．

　非行少年の司法手続きを概説する．わが国の場合，全件送致主義をとっているため，嫌疑の認められる非行少年（14歳以上なら犯罪少年，14歳未満なら触法少年と呼ばれる）や触法行為に発展する可能性のある虞犯少年は基本的にほぼ全員が家庭裁判所に送致される．家庭裁判所は審判に必要と認めた場合，観護措置をとり少年を少年鑑別所に送致する．少年鑑別所においては心理技官や医師が少年の資質や背景を調査し，その結果と今後の処遇に対する意見を家庭裁判所に提出する．その結果も参考にして家庭裁判所が審判を行い，少年院送致などの処分を決定する．重大犯罪などでは検察官送致（いわゆる逆送）となり，成人と同様の刑事処分が下される場合もある．一般事件や虞犯にて審判される少年のうち，少年院送致となるのは約4％程度であり，90％以上は社会内処遇が選択される．

　少年院は被収容少年の年齢や非行傾向，心身の状態によって区分されるほか，家庭裁判所や少年鑑別所が勧告・決定する処遇区分（収容期間による区分）や処遇課程（少年院で主に何を中心に処遇・教育をするかという区分）によって区分される．収容される少年の最低年齢は2007（平成19）年の少年法の改正によって「14歳」から「おおむね12歳」に引き下げられた．過去数回にわたって少年法は改正されてきたが，世間の耳目を集める少年事件が起こると世論の高まりが起こり厳罰化が徐々に進んできている．少年法のあり方については議論が続いており，今後も注目していくべきである．

b. 医療少年院とは

　医療少年院は全国に4施設存在しており，処遇課程のうちで「医療措置課程」を担当する2施設（関東医療少年院，京都医療少年院）と「特殊教育課程」を担当する2施設（神奈川医療少年院，京都医療少年院）に区分される．医療措置課程は心身に疾病を抱え，専門的治療を要する少年を対象としており，2施設は医療法上の病院ともなっている．医師や看護師の定員も多い．それに対して特殊教育課程は知的障害や情緒的未成熟によって社会不適応が著しい

少年を対象としており，知的障害や自閉症スペクトラム障害などを抱えた少年が多く，いわば少年院における特別支援学校的な役割を担っている．2施設は医療法上の病院ではなく，附属して診療所を持っている形態となっており，医師や看護師数も少ない．しかし，どちらの処遇であっても医療少年院は専門的医療と矯正教育の両方を並行して行う機関であり，少年個々のニーズに応じて立案された個別的処遇計画に従って，医療部門と教育部門が緊密に連携して治療と教育を行っている．

　少年院送致においては懲役刑における刑期のようなものが存在しないため，少年達は1人ひとりに立てられた目標に向かって努力・前進すれば，新入時教育 → 中間期教育 → 出院準備教育と進級していき，仮退院となる．仮退院後はほとんどのケースで保護観察がつき，社会復帰にあたっては保護観察所(保護観察官，保護司)が少年を処遇していくこととなる．さまざまな障害を抱えた少年が入所していることもあり，退所後の社会での受け皿が見つからず，帰住に難渋する少年も多いが，福祉支援が必要な少年の場合，近年では地域生活定着支援センターと連携して帰住先を確保し，支援を継続するケースも増えてきている．

施設で行われる基本的治療技法

- 認知行動療法
- 薬物療法
- 作業療法
- その他の心理療法

施設・施設業務理解へのチェックリスト

- ☐ 少年法の趣旨や概要を理解できる
- ☐ 非行少年の司法手続きを理解できる
- ☐ 少年院と刑務所の違いについて理解できる
- ☐ 本人や関係者に対して，適切な相談機関(警察の青少年センター，少年鑑別所など)を紹介できる
- ☐ 非行少年について必要に応じて，児童相談所や警察に通告・相談ができる
- ☐ 少年院内における処遇の流れを理解できる
- ☐ 少年院から仮退院してきた少年について，保護観察所や児童相談所と連携しながら診療を行える

218　各論　G 病院以外での子どもの心の診療

施設・施設業務理解のための自由ノート

平成23年における人員

検察庁
新規受理人員　13万4,947人

家庭裁判所
(終局処理人員　13万1,253人)
検察官送致　　　　　5,480人
保護処分　　　　　2万7,459人
(うち児童自立支援施設等送致　281人)
知事・児童相談所長送致　214人
不処分　　　　　　2万3,982人
審判不開始　　　　7万4,118人

少年鑑別所
入所人員　1万3,189人

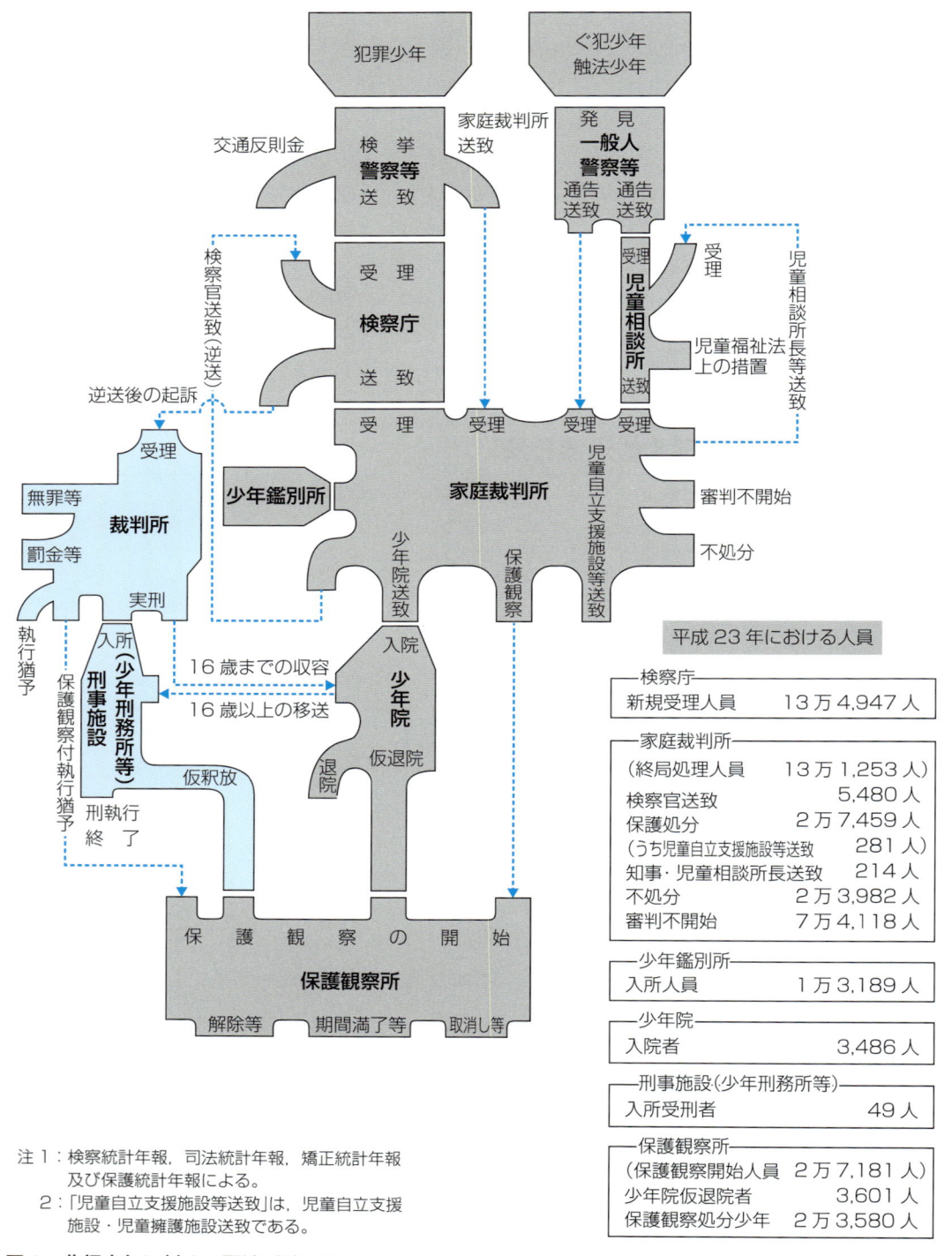

少年院
入院者　3,486人

刑事施設(少年刑務所等)
入所受刑者　49人

保護観察所
(保護観察開始人員　2万7,181人)
少年院仮退院者　3,601人
保護観察処分少年　2万3,580人

注1：検察統計年報，司法統計年報，矯正統計年報及び保護統計年報による．
　2：「児童自立支援施設等送致」は，児童自立支援施設・児童擁護施設送致である．

図1　非行少年に対する司法手続の流れ
(平成24年版「犯罪白書」より引用)

◎**推薦図書**
 1. 法務省法務総合研究所(編)：平成 24 年版 犯罪白書. 法務省, 2012
 2. 奥村雄介, 野村俊明：非行精神医学. 医学書院, 2006

(桝屋二郎)

G 病院以外での子どもの心の診療

4 情緒障害児短期治療施設

施設・施設業務の要約

　1961(昭和36)年児童福祉法(注1)に「情緒障害児短期治療施設」(以下"情短")が盛り込まれ成立した．当時は年少児の非行への対策と考えられていた．児童福祉法の「軽度の情緒障害」とは精神疾患名ではなく，法的な援助概念ととらえ，養育状況から生じた不適応状態とし，生下時にあったと考えられる疾患群と区別している．他の社会的養護の児童福祉施設と異なって，治療を目的に医師が常勤でいることやおおむね12歳未満を対象にしていたこと，短期間(3~6か月)の入所などが求められていた．対象となった児童の課題はその後，不登校から被虐待，最近では軽度発達障害へと変化がみられるなど，「軽度の情緒障害」の枠にとどまらなくなっており，その時代の対応の難しい子どもたちへと推移している．特に児童虐待の増加とともに，その治療的施設として厚労省の積極的な啓発(注2)もあり，2000(平成12)年以降各自治体において設置が進められ，2013年現在38施設に増加している．

　情短の特徴は「総合環境療法」といわれ，生活指導と心理および医学的治療と学校教育がそれぞれの専門性を活かし，協働し，子どもたちの治療目標を達成していこうとしている点である．とりわけ子どもたちの発達や課題を踏まえた見立てに応じて生活環境を整え，育ち直りを支えていくことが情短の基本的あり方と考える．治療は子どもにとどまらず，家族療法を早期から取り組み家族支援を行っている．それらの機能は児童福祉法の改正によって，心理職やファミリーソーシャルワーカーの採用など，他の児童福祉施設へ拡大している．社会的養護を担う児童福祉施設に入所している子どもやその家族の課題が，情短と大きく変わらないという現状を踏まえてのことである．

　2000年前後より情短では被虐待児童や軽度発達障害児童の増加による治療の困難さや問題となる行動の激しさ，また家族支援の難しさなどによって，職員が疲弊し施設崩壊の危機と向き合っていた．30年以上変わっていない最低基準(職員と子どもの比率)もその一因と考えられていた．

　今後の情短のあり方を検討しているなかでは，最低基準の改善や治療機能を活かした社会的養護施設横断的なサービス提供などが準備されている．さらに情短における常勤医師の減少が懸念されていることについては，施設に診療所機能が併設されるなど医学的治療が欠かせないという理解が増加への足がかりになると考えられる．

　　注1)現在の児童福祉法43条の5
　　　　情緒障害児短期治療施設とは，「軽度の情緒障害を有する児童を，短期間，入所させ，又は保護者の下から通わせて，その情緒障害を治し，あわせて退所したものについて相談その他の援助を行うことを目的とする施設とする．」
　　注2)「健やか親子21」には，2010年までに各自治体に一つ以上情短を設置することが目標に掲げられた．

施設・施設業務理解へのチェックリスト

- ☐ 社会的養護施設と家庭的養護施設について知っている
- ☐ 児童相談所の機能について理解している
- ☐ 児童虐待について理解している
- ☐ 虐待によって受ける子どもの心身への影響について理解している
- ☐ 虐待を受けた子どもへの治療的関わりの困難さを理解している
- ☐ 情短の「総合環境療法」について理解している
- ☐ 多職種職員間のチームワークの重要性について理解している
- ☐ 情短の医師の役割について理解している
- ☐ 家族支援(家族療法)の重要性について理解している
- ☐ 施設内虐待が起こる背景やその防止について理解している
- ☐ 退園に向けた流れとアフターケアの必要性について理解している
- ☐ 通所治療に広汎性発達障害の子どもが多いことを知っている

施設・施設業務理解のための自由ノート

医師の役割として以下のものがある(常勤医師の場合).

1. 児童の健康管理(プライマリケア)と精神医学的見立てと治療
2. 職員との情報交換(カンファレンスへの参加やスーパーバイズ)
3. 施設全体の危機管理(職員のメンタルヘルスケア)
4. 保護者との面接(薬物治療の説明と相談,ときに親の治療)
5. 児童相談所や学校との連携
6. 外部医療機関との連携(診療依頼や入院治療の打診と紹介)
7. 入・退所の準備(児童相談所との調整会議やインテーク面接とリービングケア)
8. 退所後のアフターケア(精神科治療の継続や紹介)

※医師の役割として重要なことは,医師の存在そのものが施設の子どもや職員の安全・安心の基礎になっていることであろう.

(高瀬利男)

あとがき

　児童精神科医療に携わるようになって，もうすぐ15年近くが経とうとしています．成人の精神科医療に携わっている旧知の先輩医師に会った際には「専門は児童精神科になったんだね」と言われます．それに対してはもちろん首肯しつつも，いつも一定の違和感を感じてきました．児童精神科の臨床を毎日こなしているはずなのに，「専門」とは感じられない違和感です．あくまで個人的なイメージですが，小児科医師が専門を「小児循環器」にしようと決心した際に，内科の医師から「先生の専門は小児科なんだね」と言われ，「循環器の研究をしています」と答えるようなシチュエーションに似ているかもしれません．"子どもの心の診療"に携わる医師があまりに少ないために何でも対応をしなければいけないのは事実ですが，正直各領域の理論・立場はさまざまで，全領域の情報を常にアップデートしていくのは不可能ではないかと思えるからです．

　そのような違和感を持ちつつも，毎年新しいレジデントと出会い，指導をしていかなければならない日々が続いておりました．彼らから要所要所で「ちゃんと基本的な理屈を講義してほしい」と言われることがあり，当時の指導医たちでどうしようか話し合ったのが，今回のテキストに向けての第一歩だったように記憶しています．同じ機関で教育を受けてきた児童精神科医同士ですので，多少の興味の差はありますが，結局得意領域は似ているわけです．そのような状況のなかでの"全領域的な講義"の実施には，ためらいを感じざるをえませんでした．

　そうしていたところ，国立成育医療研究センターの奥山眞紀子先生が主任をつとめられた「子どもの心の診療に関する診療体制確保，専門的人材育成に関する研究」(2008〜2010年)の分担研究を齊藤万比古先生が引き受けることとなり，「1コマ30分で網羅的な系統講義を提供する」という計画を立ち上げることとしました．結果的には受講者からの評価は良好だったため，2010年度からは「こころの健康づくり対策事業；思春期精神保健対策医療従事者専門研修」の形に切り替えて，現在まで続けてきております．本テキストはその研修会の講師の方々を中心とし，さらなる内容の拡充を図ったうえで完成致しました．

　今回完成したテキストを一望し，全領域で"上級"の水準を満たしていると確信できる医師はほとんどいないのではないかと思っております．上述したように"子どもの心の診療"は実に幅広い（基本的には成人の精神科領域と同程度と感じます）ということを確認してもらえるだけでも意義があるのではないかと思っております．幅広いことに気づかず，すべて自分の得意な領域だけで説明をしようとすると，診断が単一化していくことは当然の流れです．時々「うちはほとんどの患者が自閉圏」「うちはトラウマの患者ばっかり」といったことを言う方もお見かけしますが，やはりその医師が専門を自閉症療育なり，トラウマ治療なりにしているということと，患者診断のほとんどが自閉症関連疾患なりトラウマ関連疾患になってしまうということとは，別の問題でなければいけないと思います．そこをある程度学問的に区分

していかないと，このところ吹いていた"子どもの心の診療"領域への順風は，いつか逆風へとかわってしまうのではないかと個人的には危惧しております．

そのような経緯・思いで今回の発刊へと至りました．本書によって今後"子どもの心の診療"領域に興味を持つ医師が増え，また現在"子どもの心の診療"に携わる医師たちの思考が整理される一助となればと考えております．また心理士やケースワーカー，看護師など協働している各職種の専門家のお役にも立つならば，なお喜ばしいと思っています．

最後になりましたが，研修会の講師に始まり本書の執筆までご協力・ご尽力頂きましたすべての著者の皆様に心より感謝を申し上げるとともに，多数の著者との粘り強いやり取りを通して本書の刊行まで導いて下さいました医学書院のスタッフの皆様に深く感謝致します．

2014 年 3 月

小平雅基

索引

和　文

あ

アウトリーチ　205
アスペルガー障害　25
愛着行動　13

い

位相の逆転　122
医療少年院　216
医療措置課程　216

う・え

ウェクスラー式知能検査　132
運動チック　65
エビデンス　20

お

汚言症　65
親子相互交流療法　208
親指向相互交流　208
音声チック　65

か

家族療法　153
過量服薬　117
画像検査　128
解離性障害　88
拡散テンソル画像　128
学習障害　34
学童期　2
活動集団療法　156
鑑別診断，大うつ病性障害と双極性障害の　47

き

気分障害　45
虐待への介入　210
救急外来　193
共同注意　24
強迫性自傷　117
強迫性障害　60

け

ケース・フォーミュレーション　135

幻覚・妄想　194

こ

コプロラリア　65
コンサルテーション精神医療　197
子ども虐待　105, 129
子ども指向相互交流　208
広汎性発達障害　24, 141
行動分析　161
行動療法　161
極低出生体重児　113

し・す

ジェノグラム　155
ジョイニング技法　153
自傷行為　117
自閉症スペクトラム障害　24
児童自立支援施設　213
児童相談所　210
思春期　3
社会的養護　210
周産期関連の問題　113
習癖　65
集団療法　156
重症型自傷　117
少年院　216
衝動性自傷　117
常同型自傷　117
情緒障害児短期治療施設　220
心身症　78
心的外傷後ストレス障害　84
心理検査　132
心理-社会的治療　140
心理的虐待　105
身体疾患，精神症状を引き起こす　10
身体的虐待　105
神経性大食症　55
神経性無食欲症　55
神経発達障害仮説・神経変性仮説　201
進行性神経発達障害　51
人格検査　132
診断，解離性（転換性）障害の　89
睡眠関連障害　70

せ

性的虐待　105
青年期　3
精神科救急，子どもの　193

精神発達　2, 8
──，早期幼児期の　13
精神病発症危険状態　200
精神病未治療期間　200
精神療法　198
摂食障害　55

そ

素行障害　40
双極性障害　45
早産児の発育　113

た

多職種チームアプローチ　206
対人相互的反応　24
大うつ病性障害　45

ち

チック障害　65
治療
──，解離性（転換性）障害の　90
──，子どもの心の　140
治療ガイドライン，気分障害の　47
知的障害　95
知能検査　95
注意欠如・多動性障害　29
超低出生体重児　113

て

てんかん　100
低出生体重児　113
適応障害　47
転換性障害　88

と

トゥレット症候群　65
トラウマ　84
統合失調症　51, 200
導出　122
特異的読字障害　34
特殊教育課程　216
特定不能の広汎性発達障害　25
突発性異常波　122

に・ね

入院治療　176
乳幼児期　2

乳幼児期の精神発達　2
認知機能検査　132
認知行動療法　166
認知発達理論，Piagetの　13
ネグレクト　105

の

脳血流SPECT　128
脳波　122

は

バウンダリー　156
パーソナリティ障害　74
発達及び知能検査　132
発達障害　141
　──への療育　181
発達性ディスレクシア　34
反抗挑戦性障害　40

ひ

ヒステリー　88
ひきこもり　109
非行少年　216
微笑反応　13
表層型/中等度自傷　117
病病連携　193

ふ・へ・ほ

不登校　109
賦活　122
複雑チック　65
分離-個体化過程　2
ペアレント・トレーニング　184
母子関係の精神保健　16

や・ゆ

薬物乱用　194
薬物療法　146, 197
　──，てんかんの　100
遊戯療法　171

り

リエゾン精神医学　197
力動的精神療法　149
律動　122
療育，発達障害への　181
臨界期仮説　200

欧 文

A

activity group therapy(AGT)　156
adolescence　3
at risk mental state(ARMS)　200
attention-deficit/hyperactivity disorder(ADHD)　29
autism spectrum disorder(ASD)　24

B・C

boundary　156
case formulation　135
child-directed interaction(CDI)　208
cognitive behavioral therapy(CBT)　166
conduct disorder(CD)　40
CT　128

D

developmental dyslexia　34
diffusion tensor imaging(DTI)　128
disruptive mood dysregulation disorder(DMDD)　45
duration of untreated psychosis (DUP)　200

E・F

Evidence-Based Medicine(EBM)　20

functional MRI(fMRI)　128

I・J

intellectual disability　95
joint attention　24

L

learning disabilities(LD)　34
learning disorders(LD)　34

M

MRI　128
multidisciplinary team　206

O

oppositional defiant disorder(ODD)　40
outreach　205

P

parent-child interaction therapy (PCIT)　208
parent-directed interaction(PDI)　208
PDD-NOS　25
phase reversal　122
positron emission tomography (PET)　128
post-traumatic stress disorder (PTSD)　84
progressive neurodevelopmental disorder　51
PTSD関連障害　84

S・T

single photon emission computed tomography(SPECT)　128
specific developmental disorders of scholastic skills　34
transdisciplinary team　206